보건의료통계학

보문각

정 상 진

- 조선대학교 보건학박사
- 한양대학교 행정학(병원행정)석사
- 광주보건대학교 보건행정과 교수

박 일 순

- 조선대학교 보건학석사
- 조선대학교 보건학박사
- 광주보건대학교 외래교수

보건의료통계학

초판발행 2022년 09월 16일
초판인쇄 2022년 09월 13일

지은이 정상진·박일순
펴낸이 이호동
발행처 보무각
블로그 http://bomungak.blog.me
e-mail bomungak@naver.com
주소 서울시 서초구 바우뫼로7길 8
등록번호 302-2003-00085
전화 02)468-0457
팩스 02)468-0458

값 27,000원

ISBN 978-89-6220-451-3 93510

머리말

이 책의 저술 배경은 저자들의 병원 실무경력을 바탕으로 현재 이루어지고 있는 각종 보건의료통계에 입문하는 학생들이 쉽게 공부할 수 있는 자료로 만들고 싶어서 시작하게 되었다. 그리고 학생들 입장에서 보건의료통계가 외우는 공식이 아닌 이해하는 방향으로 학습할 수 있도록 저술하였고, 이로 인해 보건의료통계가 기피하는 과목이 되지 않았으면 한다.

보건의료통계 본연의 의미는 과거 자료를 근거로 불확실한 미래를 예측하고, 이를 바탕으로 미래의 보건의료 계획과 대책을 수립하는 데 있어 기초자료를 제공하는 것에 의의가 있다고 할 수 있다. 저자들도 기존의 여러 유형의 통계 실적의 표를 바탕으로 미래에 발생할 의료 예측 및 의료기관 경영정책 수립에 도움이 되고자 하였다.

이 책을 쓰면서 중점을 두었던 방향은 다음과 같다. 첫째, 의무기록 통계 및 병원행정을 하는 학생을 대상으로 하였다. 둘째, 실무 위주의 예제를 바탕으로 공식을 외우는 것이 아니라 쉽게 이해하게 하였다. 셋째, 의료기관 경영통계에 대해 기존 어느 책에서도 다루지 않은 분야를 접근하였다. 넷째, 보건의료 인적자원의 효율적인 지표를 정의하였다. 다섯째, 기본 통계를 통해서도 환자수를 산출할 수 있다는 점을 강조하였다.

이 책은 모두 13장으로 구성하였다. 제1장에서는 보건의료통계의 개념에 대해 정의하였고, 제2장에서는 외래, 입원, 퇴원, 신생아, 사망관련 진료실적 단위 용어에 대해 설명하였다. 제3장에서는 외래환자 통계, 제4장에서는 입원환자 통계, 제5장에서는 병원수익과 관련이 있는 진료수익 통계, 제6장에서는 의무기록 시험관 관련된 각종 사망률 통계 및 병원감염관련 통계, 제7장은 병원인적자원에 관련된 정의 및 직종별 적정 소요인력 산정기준을 제시하였고, 추가로 의료기관 인증평가 적정 인력 산정기준을 제시하였다. 제8장은 병원 경영분석 통계로 경영분석의 기초 자료 및 재무제표 지표, 생산성 지표에 대해 설명하였고, 병원 건립계획의 분성을 보완하여 기술하였다. 제9장은 보건 역학 통계에 대해 설명하였고, 제10장에서는 보건의료통계 및 데이터 시각화에 대해 기술하였고, 제11장은 기술통계, 제12장은 추론통계에 대하여, 마지막으로 제13장은 보건의료정보관리부서 통계에 대하여 기술하였다.

이 책은 앞서 나온 여러 교재를 참고하여 재정리하였음을 밝혀두며, 먼저 교재를 출간한 여러 저자분들께 깊은 감사를 드린다. 그리고 보건의료통계를 공부하는 학생과 보건의료통계 실무자 여러분께 조금이나마 도움이 될 수 있기를 희망한다. 이 책은 보건의료 관련 통계로서, 보건의료정보관리사 국가시험 및 병원행정사와 건강보험사 등의 자격시험을 준비하는데 도움이 되고자 노력하였다. 저자들 나름대로 내용 구성에 충실하려고 노력하였으나 오류와 미비한 부분은 꾸준히 연구하여 보완하도록 약속하며 아낌없는 지도와 편달을 부탁드린다.

마지막으로 이 책이 나올 수 있도록 힘이 되어 주신 동료 교수님과 가족들, 그리고 끝까지 원고를 완성할 수 있도록 수고해 주신 보문각 이호동 사장님과 편집부 여러분께 감사한 마음을 전한다.

신창골에서

저자 일동

제1장 보건의료통계

제2장 진료실적 단위 용어

제12장 추론 통계

제13장 보건의료정보관리사의 통계

표&그림

제1장 학습목표

제1장을 공부한 후 보건의료통계의 개념을 이해하고 보건의료통계의 작성과정, 병원 관련 용어, 병원 환자의 분류 기준을 알아야 한다.

① 보건의료통계의 개념을 이해한다.

② 보건의료통계 산출 목적을 설명할 수 있다.

③ 보건의료통계의 작성과정을 설명할 수 있다.

④ 병원통계 관련 용어를 이해한다.

⑤ 병원 환자의 분류 기준을 이해한다.

제1장 보건의료통계의 개념

제1절 보건의료통계의 개념

1. 보건의료통계의 의의

의료법 제3조에 의한 의료기관에서 환자에게 제공하는 의료서비스와 관련된 모든 산출물을 숫자로 표시 하고, 이를 다시 계량화하고 분석하여 병원의 현재 상태를 여러 가지 측면에서 파악 하는 것이다. 또한 전년도·전분기·전월과 비교해 더 나은 병원의 미래를 계획하고, 급변하는 의료 환경에 대처할 수 있는 병원의 경영정책을 세우는 데 목적이 있다. 병원 보건의료통계는 과거자료를 근거로 불확실한 미래를 예측하고, 장래의 병원운영계획과 장기전략을 수립하고 환자에게 양질에 의료서비스를 제공하고자 기초자료를 제공하는데 있다.

병원에서 작성하는 통계는 크게 행정과 진료 통계로 나눈다. 행정통계에는 경영 통계, 원무통계, 재무통계, 회계통계, 인적자원통계, 시설통계 등이 있다. 진료통계는 환자와 관계있는 통계로 외래통계와 입원통계로 나누는데 표준화된 서식과 공식으로 산출한다. 특히 과학적이며 효율적인 환자의 치료와 병원의 경영을 위해서는 보건의료통계의 중요성이 더 증가하고 있다. 일반적인 통계의 개념은 집단행동에 대한 구체 적인 양적기술을 반영한 숫자를 의미하고, 학문적으로는 계량적인 자료를 수집·분석·설명·제시하는 것과 관련 있는 수학의 한 분야를 통계학이라고 한다.

2. 통계학의 분류

일반적으로 통계학이란?

우리 일상생활과 관련이 있는 다양한 문제들을 해결하기 위해서는 이와 관련된 산재된 **자료를 체계적으로 수집하고, 정리하여 이를 분석하여 유의한 정보를 제공하는 것**이라고 할 수 있다.

우리 일상과 관련 있는 자료는 그 자체로는 의미가 없을지라도, 어떤 문제를 해결하기 위해서는 의미 없는 자료들을 가공처리 할 경우 양질의 정보를 생성하여 활용하는 과정을 통계학이라고 한다.

일반적으로 통계학은 크게 두가지로 분류되며, **기술통계학과 추리통계학**으로나누어 분류한다.

1) 기술통계 (Descriptive statistics)란?

수집한 데이터를 요약, 묘사, 설명하는 통계 기법을 의미한다. 기술통계는 표본 자체의 속성을 파악하는 데 주안점을 두는 데이터 분석통계이며, 주로 표본에 속한 대상자들의 인구통계학적 속성과 함께 연구문제나 연구가설에 포함된 개별적 변인에 대한 표본 대상자의 응답, 즉 데이터의 속성을 특정한 통계량을 사용해 요약해 준다.

2) 추리통계 (Inferential statistics)란?

수집한 데이터를 바탕으로 추론, 예측하는 통계 기법을 의미하며, 표본에서 얻은 어떤 특성의 통계치를 기초로 표집에 따른 오차를 고려하면서 모집단의 모수치를 확률적으로 추정하는 통계적 방법을 말한다.

기술통계는 주어진 집단을 기술·요약하는 데 관심이 있을 뿐 이 집단에서 얻어진 결과를 가지고 다른 어떤 집단의 특성을 추정하는 데는 관심이 없다. 반면에 추리통계는 표본의 자료를 토대로 가설을 검증하거나 앞으로의 사상을 확률적으로 예측하는 데 관심이 있다. 기술통계와 추리통계의 근본적인 차이점은 연구결과의 일반화에 있다. 연구결과를 일반화하려면 일반화시킬 수 있는 모집단이 있어야 하므로 추리통계에서는 표집방법이 고려되어야 한다.

3) 기술통계와 추리 통계 차이점

기술통계학은 특정 집단의 자료를 요약·정리하기 위해서 자료의 중심적인 값인 평균, 중앙값,최빈값, 자료의 흩어져 있는 정도를 파악하는 분산, 표준편차 등, 자료의 분포 정도를 파악하는 왜도, 첨도 등을 파악하는 것이 기술통계이다.

추리통계는 표본자료를 통하여 모집단의 특성을 통계적으로 추정하고 가설을 검정하는 방법으로 예측하는 통계가 추리통계로서 내용으로는 추정(estimation)과 가설검증(hypothesis test)이며, 용어로는 모집단(Population), 표본(sample), 통계량(statistics), 모수(parameter), 오차의 용어가 사용된다.

3. 보건의료통계의 요건

보건의료통계가 역할을 다하고 병원의 목적을 달성하고, 효과적으로 사용하기 위해서는 다음의 요건을 갖추어야 한다.

1) **적시성** : 통계의 작성과 산출 시기가 활용시점과 같아야 한다.
2) **명확성** : 통계의 작성 목적과 기준, 자료출처 등이 명확해야 한다.
3) **간결성** : 이해관계자가 통계의 내용과 서식을 쉽게 이해할 수 있도록 간결해야 한다.
4) **정확성** : 통계의 정보와 내용, 계수가 정확해야 한다.

특히 병원의 경영을 분석하려면 다음과 같은 전제 조건을 갖추어야 한다.

1) **통계의 공개성** : 통계자료를 병원 내부의 구성원과 외부 이해관계자에게 공개할 수 있어야 한다.
2) **통계의 진실성** : 통계자료는 의도적으로 조작하거나 변경하는 등 원자료를 손상시키지 말아야 한다.
3) **통계의 통일성** : 통계는 정확성을 전제해야 하며 비교·해석하려면 각 항목에

표준기준을 지속적으로 적용해야 한다.

4) 통계의 계속성 : 통계는 회계기간 내에 지속적, 계속적으로 자료가 축적되어야 한다.

5) 경영여건의 비교성 : 산출된 통계는 병원의 규모별·지역별 등 상대 병원과 경영 여건을 비교할 수 있어야 한다.

4. 보건의료통계 산출시 주의할 점

보건의료통계를 작성할 때 산출된 자료의 출처와 이 통계를 이용할 곳이 어디인지 정확히 파악하고 통계 사용자가 사용목적에 부합되도록 산출해야 하며, 통계 산출자와 이용자가 공통의 개념을 가질 수 있어야 한다. 진료통계의 많은 부분은 의무기록과에서 수집 분석해 이용하고, 경영통계는 행정부서에서 산출한다. 그러므로 통계 산출자는 사실에 입각한 자료를 토대로 통계를 산출해야 하며, 산출된 통계는 여러 측면에 활용, 사용하는 것을 중요하게 인식해야 한다. 또한 보건의료통계에 대한 충분한 지식과 통일된 용어를 사용해 병원 내부와 외부에서 요구하는 통계자료를 제공할 수 있도록 통계체계를 확립하고 개발해야 한다. 따라서 보건의료통계를 작성하는 이유와 용도, 자료의 출처 등을 검토해 필요한 자료를 수집하고 있는지, 이용하는 목적에 맞는 자료를 제공하는지를 1년에 1회 이상 검토해 보완해 나가야 한다.

제2절 보건의료통계 작성과정

보건의료통계를 산출할 때는 여러 가지 과정이 있지만 대개 다음과 같은 과정을 거친다.

1. 자료수집

보건의료 자료에는 원천자료인 일차자료(primary data)와 일차자료로부터 발췌하여 데이터베이스나 등록시스템에 입력된 이차자료(secondary data)로 구분된다.

1) 1차 자료

일차 자료(primary data)는 특정 목적으로 연구자가 직접 수집한 자료로서 인구집단을 대상으로 설문조사와 신체계측, 생체시료 검사 등을 시행하여 수집한다. 일차 자료는 연구자의 조사에 대한 역량과 노력으로 자료의 질적 수준이 결정된다. 환자의 의무기록, 매 5년마다 조사하는 인구조사, 국민건강증진법에 의해 시행하고 있는 국민건강영양조사, 지역보건법에 의한 지역사회건강조사 보건의료비용과 의료비 지출 수준을 파악하기 위한 한국의료패널 조사 등이 있다.

2) 2차 자료

이차 자료란 연구가 아닌 다른 목적으로 수집되거나 신고·보고되고, 조사된 자료 중 연구자가 역학 연구에 활용하는 자료로 인구자료와 사망자료, 건강보험자료, 병원자료, 감염병 신고자료, 등록 자료와 국가가 시행하는 국민건강조사 등이 있다. 이차 자료는 연구하고자 하는 건강 관련 사건의 특성에 따라 그 가치가 달라지므로 이차 자료를 이용하거나 결과를 해석할 때는 해당 자료원의 대상 집단에 대한 특성과 자료의 질적 수준을 고려하여야 한다. 일차 자료로부터 수집한 데이터를 체계적인 데이터베이스로 구축해 놓을 것을 말한다. 이차 자료 데이터베이스로 대표적인 것은 국민건강보험공단 및 건강보험심사평가원의 건강보험청구 및 심사자료, 국립암센터 중앙암등록본부의 암등록 자료, 주요 만성질환 및 손사에 대한 지속적이고 체계적인 국가단위의 보건의료통계를 생산하여 국민건강증진 및 보건의료정책에 필요한 기초자료로 활용하고자 하는 퇴원손상심층 조사 등이 있다.

2. 분석

통계 작성목적에 맞게 어떤 자료가 필요한지를 결정, 자료를 분석(anaiysis)하고 필요한 결과를 얻을 수 있는지를 결정한다. 그리고 미리 정해놓은 분석항목 서식에 수집한 자료를 한건 한건 서식에 맞추어 분석하고 누계하여 필요한 일보·월보·연보를 작성해 나간다.

3. 자료해석과 결과제시

자료해석과 결과제시(interpretation and presentatin)는 분석한 내용을 여러 가지 방법으로 정리해 작성하며 도표나 그래프화하는 과정이다. 보고서의 서식이나 도표, 그래프 등은 미리 정해놓은 서식을 이용해야 한다. 보건의료통계자료를 제시하는 서식은 누구나 쉽게 이해할 수 있고, 통계가 정확해야 하며 보건의료통계의 이용자의 이해를 돕기 위한 참고 설명 또는 도표와 그래프 등의 해설 등이 반드시 있어야 한다.

4. 산출하는 방법

1) 마감 환자수 산출하기

① 정의 : 매일 전날 자정 0시를 기준으로 환자의 수를 마감해 환자의 수가 바뀌지 않도록 고정시켜야 한다. 이렇게 마감한 후에는 환자의 수가 바뀌더라도 바뀌기 전의 숫자로 산출하게 되어 오랜 시간이 지나도 동일한 수를 유지할 수 있어야 한다.

② 방법 : 외래와 입원 환자를 기간을 설정해 환자수를 마감한다.

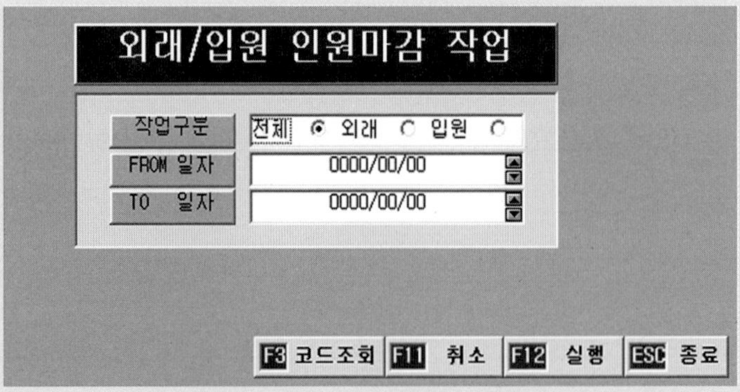

[그림 1-1] 마감 환자수 산출하기

③ 예제 : 마감 후에는 다음 형식으로 당일 환자수 현황을 산출해 매일 보고 할 수 있다.

[표 1-1] 마감 환자수 산출하기

진료과/구분	외래환자수				입원환자	퇴원환자	재원환자		병동별 재원환자수 현황			
	초진	재진	연인원수	전일외래	당일입원	당일퇴원	당일재원	전일재원	W31	W32	W33	ICU
순환기내과	18	134	152	148	3	5	20	22	8	7	3	2
호흡기내과	8	61	69	74	4	2	33	31	18	6	6	3
류머티스내과	9	42	51	52	2	3	9	10	3	1	5	-
내분비대사내과	16	120	136	130	3	2	12	11	2	2	8	-
신장내과	10	67	77	84	2	1	21	20	1	17	1	2
감염내과	17	42	59	52	1	2	17	18	3	1	10	3
외 과	15	54	69	68	12	10	46	44	3	38	3	2
정형외과	25	88	113	110	14	14	98	98	15	8	75	-
흉부외과	25	41	66	77	1	2	19	20	17	1	1	-
신경외과	21	83	104	95	10	11	95	96	74	4	5	12
성형외과	10	25	35	30	3	5	25	27	-	25	-	-
비뇨기과	12	41	53	48	2	2	30	30	2	27	-	1
이비인후과	22	47	69	56	3	3	9	9	-	-	9	-
산부인과	11	65	76	66	7	6	21	20	-	5	-	16
안 과	11	25	35	41	2	2	11	11	3	-	8	-
응급의학과	45	38	83	81	1	2	1	2	-	-	1	-
정신건강의학과	7	82	89	79	1	1	18	18	-	-	18	-
재활의학과	4	42	46	42	1	2	10	11	10	-	-	-
신경과	8	159	167	158	5	6	34	35	-	26	4	4
소아청소년과	35	133	168	160	7	5	26	24	-	-	26	-
피부과	21	58	79	72	1	2	4	5	-	2	2	-
합 계	350	1,447	1,796	1,723	85	88	559	562	159	170	185	45
가동병상수	전체 600		일반병동 병상수 554		특수병동 병상수 46				180	184	190	46
병상가동률	전체 93.2		일반병동 가동률 92.8		특수병동 가동률 97.8				88.3	92.4	97.4	97.8

2) 실시간 Date값 산출

① 정의 : 마감해서 산출하는 방법과 다르게 조회일 기준으로 환자수를 산출하는 방법이다. 즉 환자수가 바뀌면 바뀐 환자수로 산출한다.

② 방법 : 산출할 기간을 입력한 후 진료과나 의사 등을 설정하는 방식으로 한다.

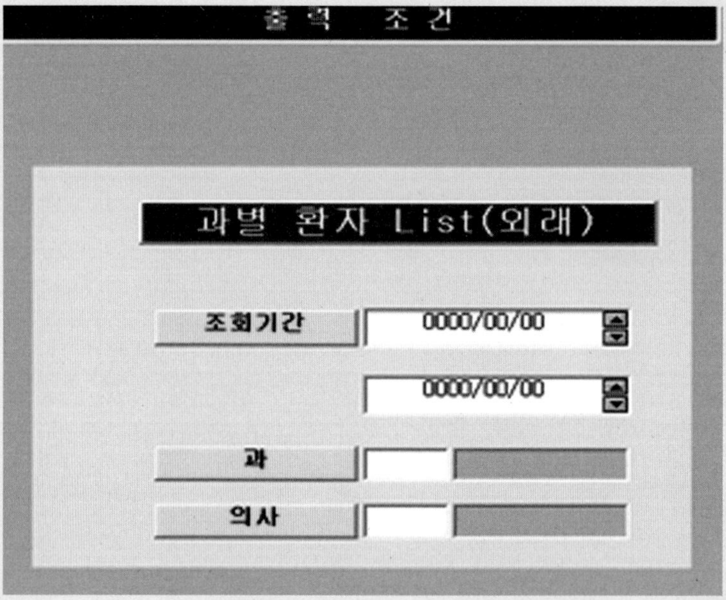

[그림 1-2] 실시간 Data값 산출방법

순번	등록번호	성 명	sex/age	유형	감면	접수	초/재진	상병코드	상병명	내원일
1	711	한	F/78				초진(9C			2016/01/13
2	80	최	F/46				재진			2016/01/15
3	776	신	M/1				신환			2016/01/21
4	488	박	M/36				과초진	00.0	정상	2016/01/13

[그림 1-3] 실시간 Data 결과값

3) SQL을 이용한 Date값 산출(마감 환자수나 실시간 Date값 산출)

SQL(structured query language)는 구조화된 질의어로 데이터베이스 하부 언어를 말한다. 이 SQL를 이용해 각종 통계를 산출할 수 있다.

```
Query statement                                     2012/12/24 13:47:20
select a.bunho,
       a.suname,
       a.toiwon_date,
       A.RESIDENT,
       b.sang_code,
       FN_DOC1001_SANG_NAME(b.sang_code),
       c.susul_code,
       FN_CHT_LOAD_SUSUL_NAME(c.susul_code)

  from cht4001  a,
       cht4002  b,
       cht4003  c

 where a.toiwon_date between '01-JAN-08'
                         and '31-MAR-12'
   and a.bunho              =  b.bunho
   and a.toiwon_date       =  b.toiwon_date
   and C.bunho             =  b.bunho
   and C.toiwon_date        =  b.toiwon_date

   and substr(b.sang_code ,1,3) IN ('H40')
```

[그림 1-4] SQL를 이용한 Data값 산출방법

4) EMR 및 OCS상에서 체크 박스를 이용한 명단 산출방법(마감 환자수·실시간 Date값 산출)

외래환자 통계 산출

조회기간 2016/01/01 - 2016/02/28

☑ 등록번호	☑ 성명	☑ 성별	☑ 나이
☑ 교수	☑ 오전/오후	☑ 요일	☐ 국적
☐ 지역	☑ 진료과	☑ 내원일자	☑ 내원시간
☐ 예약일자	☑ 급종	☐ 초진/재진 구분	☐

등록번호	성명	성별	나이	내원일	내원일시	진료과	교수	요일	초재진	급종	오전오후구분
17	민*태	M	42	2011-01-01 00:00:00	0928	EM	EM003	SAT	재진	보험	오전
18	황*숙	F	70	2011-01-01 00:00:00	1621	EM	EM003	SAT	재진	보험	오후
31	이*녀	F	63	2011-01-01 00:00:00	0829	KD	KD002	SAT	재진	보호	오전
36	이*돌	M	63	2011-01-01 00:00:00	0841	KD	KD002	SAT	재진	보호	오전
55	최*주	M	57	2011-01-01 00:00:00	1930	EM	EM003	SAT	재진	보험	오후
60	민*식	M	51	2011-01-01 00:00:00	0839	KD	KD002	SAT	재진	보험	오전
62	허*순	F	51	2011-01-01 00:00:00	0831	KD	KD002	SAT	재진	보호	오전
65	양*열	M	61	2011-01-01 00:00:00	1228	PS	PS062	SAT	재진	보험	오전
71	이*순	F	43	2011-01-01 00:00:00	0834	GY	GY006	SAT	재진	보험	오전
89	허*천	M	67	2011-01-01 00:00:00	0840	KD	KD002	SAT	재진	보험	오전
301	정*훈	M	47	2011-01-01 00:00:00	1101	PS	PS063	SAT	재진	보험	오전
90	안*도	M	61	2011-01-01 00:00:00	0825	KD	KD002	SAT	재진	산재	오전
102	강*자	F	68	2011-01-01 00:00:00	0842	KD	KD002	SAT	재진	보험	오전
139	이*연	F	68	2011-01-01 00:00:00	0836	KD	KD002	SAT	재진	보험	오전
131	송*희	F	71	2011-01-01 00:00:00	0838	KD	KD002	SAT	재진	보험	오전
166	김*덕	F	57	2011-01-01 00:00:00	1037	KD	KD002	SAT	재진	보호	오전

[그림 1-5] 체크박스를 활용한 Data값 산출방법

제3절 병원 관련 용어

1. 의료기관

1) 의료기관 소재지

(1) 정의 : 의료기관이 개설 허가된 소재지를 말한다(출처 : 의료법 시행규칙 25조 1항, 별지 14호 서식, 제27조 1항, 별지 16호 서식).

(2) 사용목적 : 지역별 의료기관의 분포를 파악하는 데 사용한다.

(3) 사용현황 조사내용

① 병원경영 분석 : ㉮서울 ㉯광역시 ㉰중소도시 ㉱기타 지역의 5가지로 분류한다.

② 병원경영 지표조사 항목 : 대도시 지역(특별시, 광역시), 중소도시 지역(기타도시), 읍면 지역으로 분류한다.

(4) 자료수집 방법 : 대한민국의 행정구역 기준을 이용해 파악한다.

2) 의료기관의 구분

의료기관의 구분은 의원급 의료기관, 조산원, 병원급 의료기관으로 구분한다. 의원급 의료기관은 의사, 치과의사, 한의사가 주로 외래환자를 대상으로 각각 그 의료행위를 행하는 곳으로, 의료기관 종류는 의원, 치과의원, 한의원이 있다. 조산원은 조산사가 조산과 임부·해산부·산욕부 및 신생아를 대상으로 보건활동·교육·상담을 하는 의료기관을 말한다. 병원급 의료기관은 의사, 치과의사, 한의사가 주로 입원환자를 대상으로 의료행위를 행하는 곳으로 의료기관 종류는 병원, 치과병원, 한방병원, 요양병원, 종합병원 등이 있다.

의료법 제3조에서 의료기관을 다음과 같이 규정하고 있다.

(1) 의료기관이란 의료인이 공중이나 특정 다수인을 위해 의료나 조산의 업(이하 의료업이라 한다)을 하는 곳을 말한다.

(2) 의료기관은 다음과 같이 구분한다.

① **의원급 의료기관** : 의사, 치과의사, 한의사가 주로 외래환자를 대상으로 각각 그 의료행위를 하는 의료기관으로 종류는 다음과 같다.

㉮ 의원

㉯ 치과의원

㉰ 한의원

② **조산원** : 조산사가 조산과 임부·해산부·산욕부·신생아를 대상으로 보건활동·교육·상담을 하는 의료기관을 말한다.

③ **병원급 의료기관** : 의사, 치과의사, 한의사가 주로 입원환자를 대상으로 의료행위를 하는 의료기관으로 종류는 다음과 같다.

㉮ 병원

㉯ 치과병원

㉰ 한방병원

㉱ 요양병원(「정신보건법」 제3조 제3호에 따른 정신의료기관 중 정신병원, 「장애인복지법」 제58조 제1항 제2호에 따른 의료재활시설로서 제3조의2의 요건을 갖춘 의료기관을 포함한다. 이하 같다.)

㉲ 종합병원

(3) 보건복지부장관은 보건의료정책에 필요하다고 인정하는 경우 의원급 의료기관, 조산원, 병원급 의료기관별로 표준업무를 정해 고시할 수 있다.

○ **의료법 제3조의2(병원 등)**

병원·치과병원·한방병원 및 요양병원(이하 병원 등이라 한다)은 **30개 이상의 병상**(병원·한방병원 해당) 또는 요양병상(요양병원은 장기입원이 필요한 환자를 대상으로 의료행위를 하기 위해 설치한 병상)을 갖추어야 한다.

○ **의료법 제3조의3(종합병원)**

1. 종합병원은 다음 각 호의 요건을 갖추어야 한다.

① **100개 이상의 병상**을 갖출 것

② **100병상 이상 300병상** 이하인 경우에는 **내과·외과·소아청소년과·산부인과 중 3개 진료과목, 영상의학과, 마취통증의학과와 진단검사의학과 또는 병리과를 포함한 7개 이상의 진료과목**을 갖추고 각 진료과목마다 전속하는 전문의를 둘 것

2. **300병상을 초과하는 경우**에는 **내과, 외과, 소아청소년과, 산부인과, 영상의학과, 마취통증의학과, 진단검사의학과 또는 병리과, 정신건강의학과 및 치과를 포함한 9개 이상의 진료과목**을 갖추고 각 진료과목마다 전속하는 전문의를 둘 것

① 종합병원은 제1항 제2호 또는 제3호에 따른 진료과목(이하 이 항에서 필수진료과목이라 한다) 외에 필요하면 추가로 진료과목을 설치·운영할 수 있다. 이 경우, 필수 진료과목 외의 진료과목에 대해서는 해당 의료기관에 전속하지 아니한 전문의를 둘 수 있다.

○ **제3조의4(상급종합병원 지정)**

1. 보건복지부장관은 다음 각 호의 요건을 갖춘 종합병원 중에서 중증질환에 대해 난이도가 높은 의료행위를 전문적으로 하는 종합병원을 상급종합병원으로 지정할 수 있다.

① 보건복지부령으로 정하는 20개 이상의 진료과목을 갖추고 각 진료과목마다 전속하는 전문의를 둘 것

② 전문의가 되려는 자를 수련시키는 의료기관일 것

③ 보건복지부령으로 정하는 인력·시설·장비 등을 갖출 것

④ 질병군별(疾病群別) 환자구성 비율이 보건복지부령으로 정하는 기준에 해당할 것

2. 보건복지부장관은 제1항에 따른 지정을 하는 경우, 제1항 각 호의 사항 및 전문성 등에 대해 평가를 실시해야 한다.

3. 보건복지부장관은 제1항에 따라 상급종합병원으로 지정받은 종합병원

에 대해 **3년마다** 제2항에 따른 평가를 실시해 재지정하거나 지정을 취소할 수 있다.

4. 보건복지부장관은 제2항 및 제3항에 따른 평가업무를 관계 전문기관 또는 단체에 위탁할 수 있다.
5. 상급종합병원 지정·재지정의 기준·절차 및 평가업무의 위탁 절차 등에 관해 필요한 사항은 보건복지부령으로 정한다.

○ 제3조의5(전문병원 지정)

1. 보건복지부장관은 병원급 의료기관 중에서 특정 진료과목이나 특정 질환 등에 대해 난이도가 높은 의료행위를 하는 병원을 전문병원으로 지정할 수 있다.
2. 제1항에 따른 전문병원은 다음 각 호의 요건을 갖추어야 한다.
   ① 특정 질환별·진료과목별 환자의 구성비율 등이 보건복지부령으로 정하는 기준에 해당할 것
   ② 보건복지부령으로 정하는 수 이상의 진료과목을 갖추고 각 진료과목마다 전속하는 전문의를 둘 것
3. 보건복지부장관은 제1항에 따라 전문병원으로 지정하는 경우 제2항 각 호의 사항 및 진료의 난이도 등에 대해 평가를 실시해야 한다.
4. 보건복지부장관은 제1항에 따라 전문병원으로 지정받은 의료기관에 대해 3년마다 제3항에 따른 평가를 실시해 재지정할 수 있다.
5. 보건복지부장관은 제1항 또는 제4항에 따라 지정받거나 재지정 받은 전문병원이 다음사항에 해당하는 경우에는 지정 및 재지정을 취소할 수 있다. 다만, 제1호에 해당하는 경우에는 지정 및 재지정을 취소하여야 한다.
   ① 거짓이나 그 밖의 부정한 방법으로 지정 또는 재지정 받은 경우
   ② 지정 또는 재지정의 취소를 원하는 경우
   ③ 평가결과 요건을 갖추지 못한 경우
6. 보건복지부장관은 전문병원 지정에 따른 평가업무를 관계전문기관 또

는 단체에 위탁할 수 있다.

7. 전문병원 지정·재지정의 기준, 절차와 평가 업무의 위탁 절차 등에 관해 필요한 사항은 보건복지부령으로 정한다.

3) 병원 설립주체와 운영형태별 분류

의료기관의 설립운영 주체에 따른 분류는 국립·공립·사립 병원으로 구분하며, 대한병원협회에서는 더 세밀하게 분류하고 있다.

(1) 국(공)립병원(Pulic Hospital) : 국가·지방자치단체·공공단체에서 설립·운영하는 병원을 말하며 종류는 다음과 같다.

① 국립의료원·경찰병원 등 국립병원

② 시·도립병원

③ 지방공사의료원

④ 보건의료원인 공립병원

⑤ 서울대학교 등 국립대학병원인 특수법인병원

(2) 사립병원(Private Hospital) : 민간법인이나 개인이 설립·운영하는 병원을 말하며 종류는 다음과 같다.

① 학교법인병원 : 사립학교법에 근거한 사립대학부속병원으로 연세의료원, 동아의료원, 조선대학교병원, 건양대학교병원 등이 해당한다.

② 재단법인병원 : 일정한 목적을 위해 설립된 법인으로 재산이 실질적 주체로서 법률상의 권리로 설립 운영하는 병원으로 부산 메리놀 병원, 부산 성모병원 등이 해당한다.

③ 사단법인병원 : 일정한 목적을 위해 회원으로 구성된 집단이 권리주체인 병원으로 부산 해양병원, 대한 나관리협회 부속병원, 목포 노동병원 등이 있다.

④ 사회복지법인병원 : 사회복지사업법에 의해 설립된 병원으로 복지사업을 근거로 정부나 지방단체의 보조금에 의존하는 경우가 많으며, 초정노인병

원, 세명정신병원 등이 있다. 서울아산병원, 삼성서울병원도 사회복지사업법에 의해 설립·운영되고 있다.

⑤ 회사법인병원 : 의료기관 개설특례규정에 따라 소속직원이나 종업원, 가족의 건강관리를 목적으로 설립된 병원으로 한국전력공사의 한일병원과 대우중공업 부속병원(인천)이 해당한다.

⑥ 의료법인병원 : 의료업을 목적으로 설립한 법인이 운영하는 병원으로, 개인병원에 비해 각종 세제 혜택이 있으며, 우리나라 대부분 법인병원이 여기에 속한다.

⑦ 개인병원 : 의료법 제 33조에 의거 의사·치과의사·한의사 등 개인이 설립한 병원을 말한다.

4) 병원 경영분석 지표에 의한 분류

① 병원 유형 : 일반병원, 정신병원(정신 병상수가 전체 병상수의 60%가 넘거나 정신과 입원환자수가 전체 입원환자수의 60%가 넘는 병원), 전염성병원(결핵병원, 나병원), 한방병원, 치과병원으로 구분한다.

② 공공성 여부 : 민간병원, 공공병원(국공립병원, 특수법인, 지방공사 등 공공성이 짙은 병원)을 구분한다.

5) 의료 전달체계별 분류(Health care delivery system)

의료자원을 효율적 활용하고 지역이나 의료기관 간의 균형적인 발전을 유도하려는 목적으로 시행 중인 의료 전달체계는 의료기관의 진료수준을 기준으로 다음과 같이 구분한다. 국민건강보험의 경우 요양급여는 1단계 요양급여와 2단계 요양급여로 구분하며, 가입자 또는 피부양자(가입자)는 1단계 요양급여를 받은 후 2단계 요양급여를 받아야 한다.

또한, 의료급여의 절차는 제1차 의료급여기관, 진료 후 제2차 의료급여기관, 제3차 의료기관에서 단계별로 의료급여를 받도록 정하고 있다.

① 1단계 진료(1차 진료) : 1단계 요양급여는 상급종합병원을 제외한 요양기관에

서받는 요양급여(건강진단 또는 건강검진을 포함한다)를 말한다.

② 2단계 진료 : 진료권내 고도의 전문화된 외래 및 입원진료를 제공할 수 있는 일정규모 이상의 종합병원을 중심으로 지정된다. 전반적인 의료기술수준의 향상과 의료 전달체계를 정립하기 위해 환자의 진료이용형태, 전문과목별 진료능력, 교육연구기능을 갖춘 전문성이 인정된 일정규모 이상의 대학병원과 대형병원으로 상급종합병원으로 인정을 요한다. 2단계 요양급여는 상급종합병원에서받는 요양급여를 말한다.

6) 의학 교육기능의 범위에 따른 분류

병원의 또 다른 기능인 교육실시 여부를 기준으로 분류하는데 ①대학병원(University Hosptial) ②수련병원(Training Hosptial) ③비교육병원(Non−Teaching Hosptial) 등이 있다.

7) 보건복지부 통계연보에 의한 분류

병원 관계 당국인 보건복지부에서 통계연보 제작 시 사용하는 기준을 말하는데 ①종합병원 ②병원−일반병원(치과병원, 한방병원, 요양병원)과 특수병원(정신병원, 결혈병원, 나병원)으로 구분하고 있다.

8) 영리성에 의한 분류

병원이 추구하는 목적에 있어 영리성 유무에 따른 분류방법으로 ①영리병원(Profit Hospital) ②비영리병원(Not−For−Profit Hospital)으로 분류할 수 있으나 우리나라의 경우 개인병원을 제외하면 의료법 시행령 제20조에 명시된 것과 같이 영리를 추구할 수 없다.

9) 입원기간에 의한 분류

입원기간에 따른 분류방법으로 ①장기병원(Long−term Hospital) ②요양병원(Nursing−home) ③단기일반병원(Short−term General Hospital)으로 구분한다.

10) 병원 경영분석에 의한 분류

조사대상 병원의 특성 및 병상규모, 설립 형태, 소재지에 따라 다음과 같은 기준으로 분류하고 있다. 병원 특성 및 병상규모별 분류(Hospital type) 및 허가병상 규모 및 수련병원별 특수성에 따라 일반병원과 특수병원으로 구분한다. 일반병원은 ①상급종합병원 ②500병상 이상 ③300병상 이상 ④200병상 이상 ⑤100병상이상의 5가지 유형으로 분류하고, 특수병원은 단일전문과목 레지던트 수련병원인 ①정신과 ②재활의학과 ③안과 ④결핵과로 분류한다.

2. 병상 관련 용어

병상이란 입원치료를 받는 환자에게 24시간 동안 의료서비스를 계속 제공하기 위한 시설이다. 의료기관의 서비스 유용성과 수준(규모)에 대한 자료를 산출할 때 필요하다.

1) 관련 용어

(1) 일반병상(수)

일반병상과 특수병상(ICU, NCU, 1일 수술입원실)이 포함된 병상으로 응급실(ER), 분만실(DR), 수술실(OR) 병상은 제외된 병상을 의미한다. 병상이용률을 계산할 때 포함하는 병상은 일반병상이나 중환자실의 병상 등 한 환자에게 배정된 병상을 말하며, 검사실·분만실·수술실 등의 병상과 같이 검사나 처치 목적으로 자기 병상 이외에 이용하는 병상은 제외한다. 침대없이 온돌방을 병상으로 사용하는 경우도 있을 수 있다.

(2) 특수병상(수)

① 신생아병상(수) : 신생아용 병상(Incubator, Bassinets)을 말하며, NICU(중환자실)에 있는 모든 신생아용 병상을 포함한다. 베지넷(bassinets)이란 영아를 위한 시설로, 신생아용 베지넷(new-born infant bssinets)과는 다르다. **일반 베지넷**은 입원치료를 위해 마련한 별도의 병상으로, 일반 병상과 구분해 **병상수로 계산**하나 **신생아용 베지넷**은 임산부의 분만에 따른 부수적인 수용시설로 병상수 계산에서 제외되며, NICU의 병상은 포함한다. 이밖에도 조숙아용 보육기(incubator)가 있다. 소아청소년과 병동에서 일

시적인 치료용으로 사용하는 보육기는 병상수에 포함되지 않으나 조산아의 발육을 위해 장기간 사용하는 보육기는 병상수에 포함한다.

② 베지넷(hospital newborn bassinets) : 병원 신생아 입원환자를 위해 음식, 세탁, 병원유지관리 같은 보조 서비스가 제공하는 시설로서 신생아실(new-born nursery)에는 베지넷(bassinets), 보육기(incubator), 격리병상(isolattes)이 포함되며, **베지넷(Bassinet)**은 영아를 위한 병상시설로서 점유 형태에 따라 **일반용 Bassinet(신생아 환아)**과 **정상 신생아용 Bassinet**으로 구분한다. 일반용 Bassinet(신생아 환아)은 입원치료를 위한 별도의 시설로 병상수로 포함되나 정상 신생아용 Bassinet은 임산부의 분만에 따른 부수적인 수용시설로 병상수에 포함되지 않는다.

③ 응급병상(수) : 응급환자를 위해 고정으로 배정된 응급실 병상을 의미하며, 시설허가 기준에는 응급병상은 특수병상으로 분류되어 일반병상에서는 제외된다. 현재 우리나라에서 응급의료센터는 권역, 지역으로 지정·운영되고 있으며, 응급실, 응급 의학과 등으로 과별명칭을 사용한다.

이때 응급의학과에서 입원과 퇴원이 이루어지는 경우와 환자상태에 따라 진료과 의사를 호출하여 진료가 이루어지는 경우 응급의학과 통계로 산정해야 하는지? 혹은 진료과로 통계를 산정해야 하는지에 대한 지침이 명확하지가 않다. 응급환자의 흐름을 파악하는 자료로써 응급실의 인력과 장비를 사용한 실적을 산출하기 위해서는 응급실 통계로 산정해야 하나, 진료과 의사별 진료실적을 산정하는 경우는 응급실 통계와 진료과 의사별로 구분하여 두 가지 통계를 산정하는 것이 바람직하다. 즉, 응급실에 입실하고 퇴실한 지표를 산정하고, 진료과로 별도의 통계양식에 의거해 산출해야 할 것이다. 이때 병동에 병실이 없어 응급실에 며칠간 체류(입원)한 경우 응급실 통계로만 산정해야 하는지? 진료과로 산정해야 하는지? 이다. 응급실에서 이루어진 진료는 응급실 통계로 산정하되, 응급실 통계를 진료과별로 분류해 과별 진료건수가 반영될 수 있도록 해야 한다. 그리고 병상가동률은 일반병상 가동률과 별개로 응급병상 가동률을 계산해야 할 것이다.

(3) 가동병상

① 정의 : 개설허가를 받은 병상으로 관련기관에 신고한 병상수보다 작게 혹은 많게 운영하는 실제 병상수로 병원의 실정에 따라 운영되고 있는 병상(응급실, 수술실, 정상 신생아용 신생아실, 회복실, 기타 침상수는 제외)을 의미한다.

② 사용목적 : 허가병상수와는 별개로 실제 운영하는 병상을 파악함으로써 개별병원의 병원의 운영실태를 알 수 있으며 국가나 지역별 단위에서는 병상수급의 기초자료로 이용될 수 있을 것이다.

③ 해설 : 가동병상률은 허가병상보다 운영하는 가동병상이 작을 때는 문제가 되지 않겠지만 많을 때는 100%보다 더 많게 운영될 수 있다. 즉, 병상으로 확보하지 못한 보조침대가 활용되었을 경우(대형사고, 혹은 허가된 병상수보다 환자가 급증한 경우) 일시적인 경우도 있을 수 있으나 환자수 증가로 인한 병상수급이 이루어지지 않아 시설을 확보하지 못한 상태에서 운영하는 경우에 이러한 통계수치가 산출될 수 있다.

(4) 허가병상

① 정의 : 의료법 시행규칙 25조 및 27조에 의한 의료기관에서 개설신고 및 허가를 받은 병상수를 말한다.

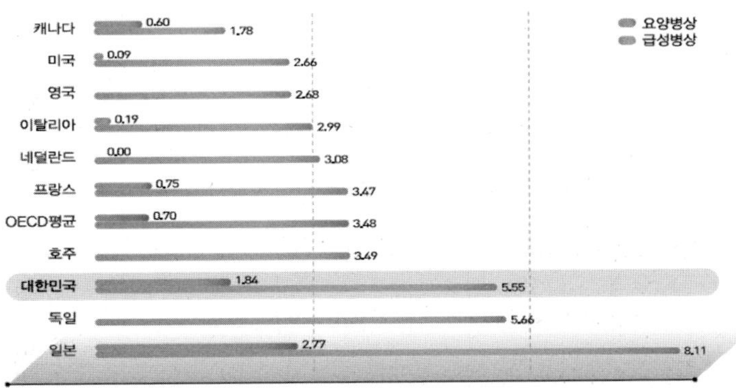

[그림 1-6] OECD 주요 국가의 병상수(인구 : 천 명당)

[표 1-2] OECD Health Statistics 2021 요약표

분야	지표명	한국	OECD 평균[1]	최대		최소	
건강수준	기대수명(년)	83.3	81.0	84.4	일본	75.1	멕시코
	영아사망률 (출생아 천 명당, 명)	2.7	4.2	17.3	콜롬비아	1.1	아이슬란드
	회피가능 사망률 (인구 십만 명당, 명)[2]	144.0	199.7	405	라트비아	97.0	룩셈부르크
	자살사망률(")[2]	24.7	11.0	24.7	한국	2.6['16]	터키
건강 위험요인 (건강의 비의료적 결정요인)	주류 소비량 (15세 이상 인구 1인당, ℓ)	8.3	8.8	12.9	라트비아	1.3	터키
	흡연인구 비율 (15세 이상 인구, %)	16.4	16.4	28.0	터키	4.2['18]	코스타리카
	남성 흡연인구 비율(〃)	28.5	20.4	41.3	터키	5.4['18]	코스타리카
	과체중 또는 비만인구 비율 (〃)	33.7	59.9	75.2['18]	멕시코	27.2	일본
보건의료자원	의학계열 졸업자 (인구 십만 명당, 명)	7.4	13.5	24.8	아일랜드	7.1	일본
	임상 의사 (인구 천 명당, 명)	2.5	3.6	5.3	오스트리아	2.4['17]	폴란드
	간호 인력(인구 천 명당, 명)	7.9	9.4	18.0	스위스	2.9	멕시코
	간호사 임금소득(US$, PPP)	40,050.1['16]	48,369.2	100,109.7	룩셈부르크	22,839.1	슬로바키아
	평균 임금 대비 간호사 임금 비율(%)	1.1['16]	1.2	1.74	멕시코	0.85	스위스
	총 병원병상 (인구 천 명당, 개)	12.4	4.4	12.8	일본	1.0	멕시코
	CT 스캐너 (인구 백만 명당, 대)	39.6	28.4	111.5['17]	일본	6.1	콜롬비아
	MRI 장비 (인구 백만 명당, 대)	32.0	18.1	55.2['17]	일본	0.2	콜롬비아
보건의료이용	외래 진료 횟수 (국민 1인당, 건)	17.2	6.8	17.2	한국	2.3	코스타리카 멕시코
	평균재원일수 (병원 입원환자 1인당, 일)	18.0	8.0	27.3	일본	4.2	터키
	급성기 치료 평균재원일수 (병원 입원환자 1인당, 일)	7.3	6.5	16.0	일본	4.1	터키
	CT 스캐너 (인구 천 명당, 건)	248.8	154.8	278.5	미국	38.4	코스타리카
	MRI 장비 (인구 천 명당, 건)	73.9	80.2	128.0	미국	51.3	호주
보건의료비용	GDP대비 경상의료비(%)	8.2	8.8	16.8	미국	4.3	터키
	1인당 경상의료비 (US$ PPP)	3,406.3	4,087.5	10,948.5	미국	1,133.0	멕시코
의약품	의약품 판매액(US$ PPP)	690.9	532.9	844.8	벨기에	197.8	멕시코
장기요양	장기요양 병상 및 침상 수 (65세 이상 인구 천 명당, 개)	60.4	45.6	81.6	룩셈부르크	4.1	그리스

주 1) 2019년 기준. 다만, 2019년 수치가 없는 국가는 과거 2개년까지 인접정보로 대체함.
2) 사망률은 회원국의 전체적인 자료 제출 여건에 따라 2018년을 기준으로 함

※ 본 자료는 「OECD Health Statistics 2021」에 수록된 보건통계지표 중 사회적 관심이 높고, OECD 회원국 대부분이 제출하여 비교가 가능한 통계를 선정하여 정리함

출처: OECD 보건통계로 보는 우리나라의 보건의료

[표 1-3] OECD 보건통계로 보는 우리나라 보건의료

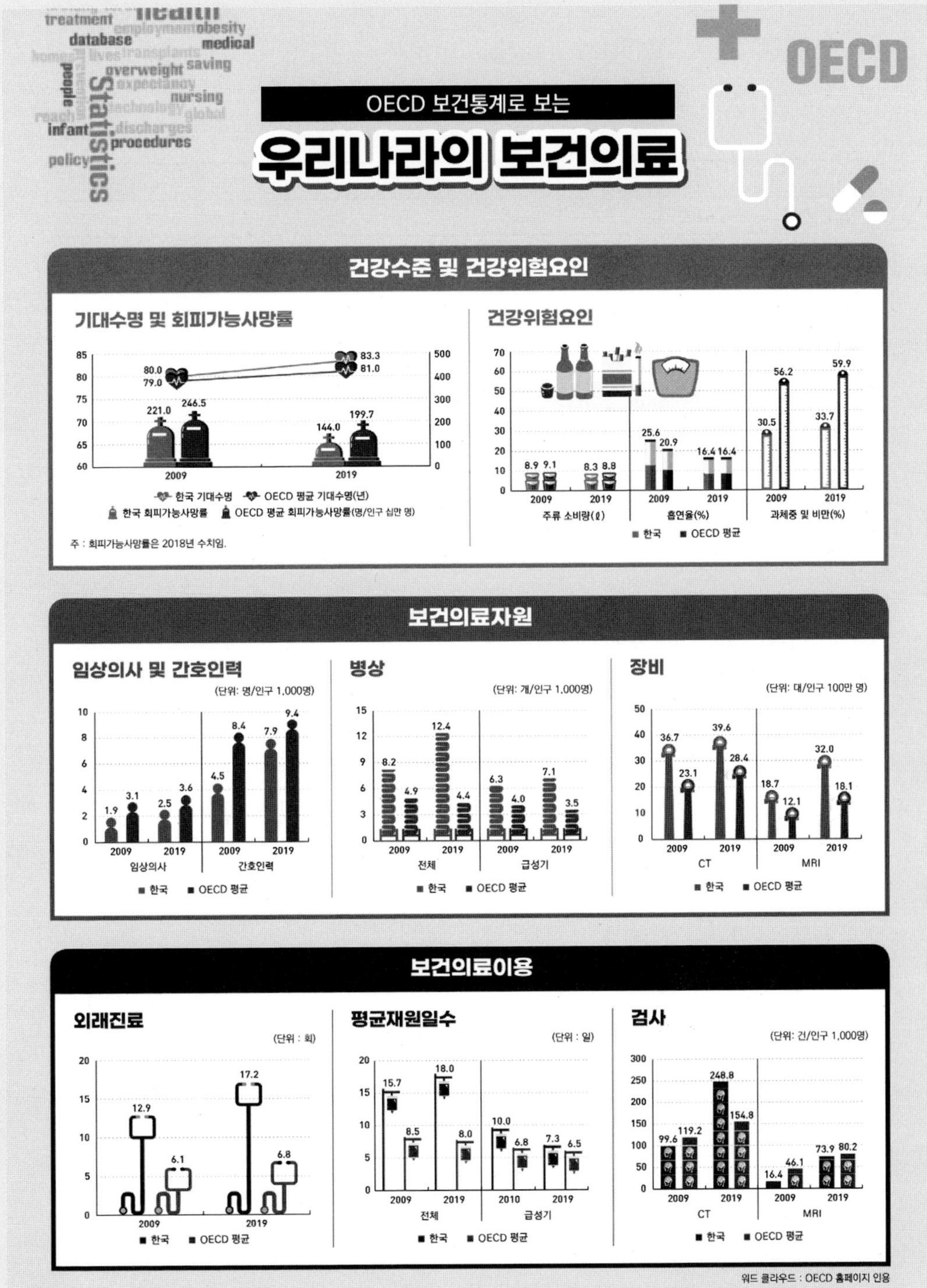

출처, OECD 보건통계로 보는 우리나라의 보건의료

[표 1-4] OECD 국가별 의사수

【임상 의사 수 (2019)】

(단위: 명/인구 1,000명)

	독일	프랑스	일본	한국	미국	멕시코	OECD 평균
임상의사 수	4.4	3.2	2.5	2.5	2.6	2.4	3.6

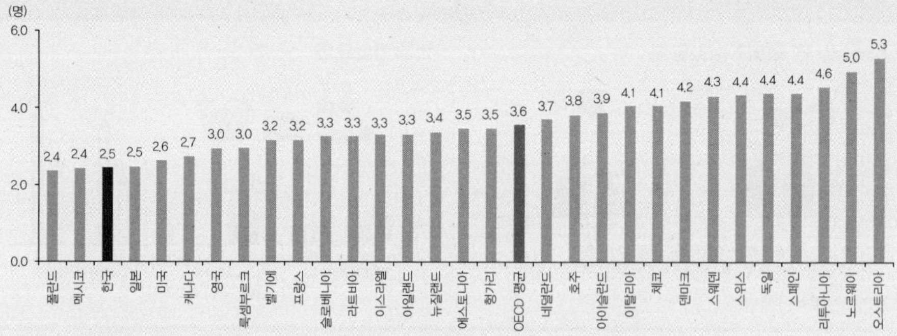

주: 룩셈부르크, 폴란드는 2017년 수치, 덴마크, 일본, 스웨덴은 2018년 수치
출처, OECD 보건통계로 보는 우리나라의 보건의료

② 사용목적 : 지역 및 국가단위에서 의료기관의 병상수급 계획을 수립하는데 필요한 병상수로 의료기관 개설·인가 시 허가받은 병상수

③ 해설 : 의료기관이 시설을 개설할 때 시설과 장비, 인력배치를 근거로 운영

[표 1-5] OECD 국가별 간호사수

【간호 인력(2019)】

(단위: 명/인구 1,000명)

	독일	영국	일본	한국	캐나다	멕시코	OECD 평균
간호인력 전체	14.0	8.2	11.8	7.9	10.0	2.9	9.4
간호사	11.8	6.6	9.4	4.2	7.1	1.7	7.9

주: 일본은 2018년 수치
출처, OECD 보건통계로 보는 우리나라의 보건의료

[표 1-6-1] OECD 국가별 병상수

【병원 병상 수 (2019)】

(단위: 개/인구 1,000명)

	독일	프랑스	일본	한국	미국	멕시코	OECD 평균
병상 수	7.9	5.8	12.8	12.4	2.8	1.0	4.4
급성기 치료 병상 수	6.0	3.0	7.7	7.1	2.5	-	3.5

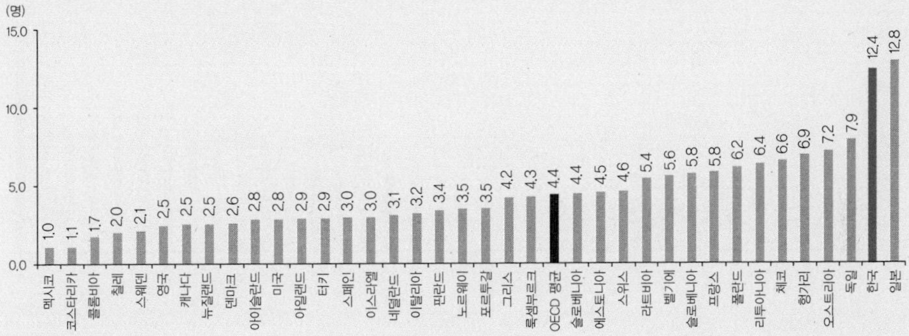

주: 미국은 2018년 수치
출처, OECD 보건통계로 보는 우리나라의 보건의료

[표 1-6-2] OECD 국가별 의료장비 보유대수

【주요 의료장비 보유 대수】

(단위: 대/인구 100만 명)

	독일	프랑스	일본	한국	미국	멕시코	OECD 평균
MRI	34.5	15.4	55.2	32.0	40.4	2.9	18.1
CT	35.3	18.2	111.5	39.6	44.9	6.4	28.4

주: 일본은 2017년 수치, 독일은 2018년 수치
출처, OECD 보건통계로 보는 우리나라의 보건의료

[표 1-7-1] OECD 국가별 외래 진료 횟수

【국민 1인당 의사 외래 진료 횟수 (2019)】

(단위: 회)

	독일	프랑스	일본	한국	캐나다	멕시코	OECD 평균
진료 횟수	9.8	5.9	12.5	17.2	6.6	2.3	6.8

주: 독일, 미국은 2018년 수치

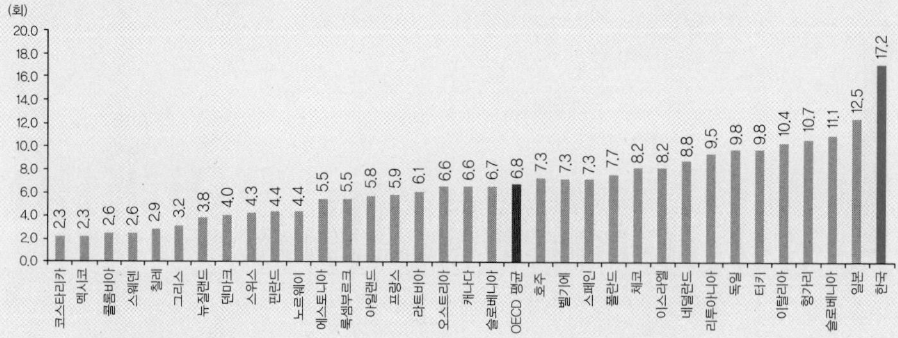

주: 뉴질랜드, 스페인, 스위스는 2017년 수치, 프랑스 일본은 2018년 수치
출처, OECD 보건통계로 보는 우리나라의 보건의료

[표 1-7-2] OECD 국가별 병상수

【입원환자 1인당 평균재원일수 (2019)】

(단위: 일)

	독일	프랑스	일본	한국	미국	멕시코	OECD 평균
입원 전체	8.9	8.8	27.3	18.0	6.1	4.4	8.0
급성기 치료	7.5	5.4	16.0	7.3	5.5	-	6.5

주: 독일, 미국은 2018년 수치

【우리나라 입원환자 1인당 평균재원일수 추이 (2009 ~ 2019년)】

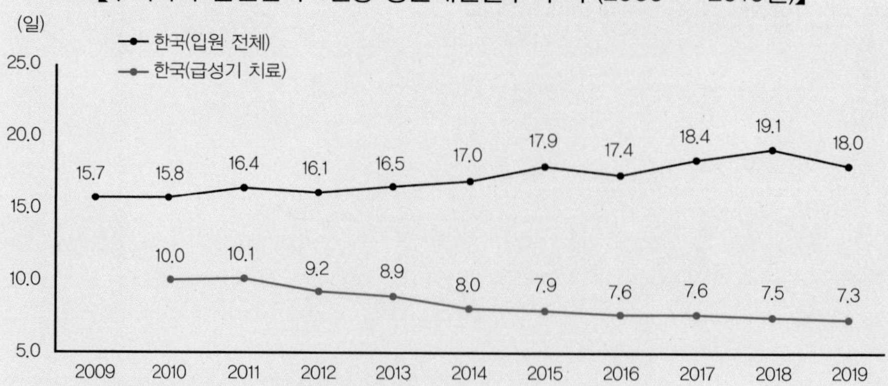

주: 급성기 치료 재원일수는 2010년부터 산출
출처, OECD 보건통계로 보는 우리나라의 보건의료

[표 1-7-3] OECD 국가별 의료장비 이용량

【주요 의료장비 이용량 (2019)】

(단위: 건/인구 1,000명)

	독일	프랑스	호주	한국	미국	칠레	OECD 평균
MRI	145.1	123.1	51.3	73.9	128.0	12.5	80.2
CT	144.7	199.0	140.9	248.8	278.5	82.2	154.8

주: 독일은 2018년 수치

【우리나라 주요 의료장비 이용량 추이 (2009 ~ 2019년)】

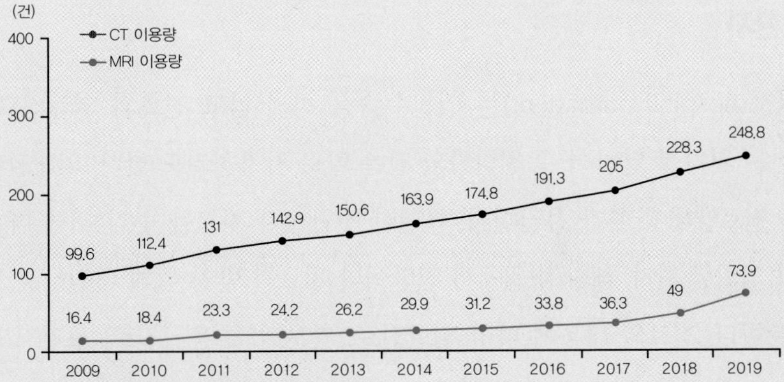

출처, OECD 보건통계로 보는 우리나라의 보건의료

병상으로 허가받은 병상을 말하며, 입원진료가 필요한 환자에게 즉시 제공 가능한 병상(가동병상)을 말한다. 즉, 1일 24시간 비워 있든 채워져 있든 실제로 입원환자를 위해 배정된 병상을 의미한다. 수술대, 회복대, 분만대, 신생아용 간이침대, 정상적으로 인정되지 않은 응급 들것과 병상, 허가되지 않은 환자보호를 위해 지정된 병상, 어떤 이유로 폐쇄된 병동의 병상(주중에만 가능하거나 주말에만 사용하지 않는 병상)은 제외한다.

▼ 예제 : A병원은 3월 1일부터 3월 10일까지 680병상으로 운영하였고, 3월 11일부터는 720병상으로 운영하였다. 이 병원의 3월 평균 병상수는?

제4절 병원 환자의 분류

병원 환자(hospital patient)란 병원에 내원해 일정한 절차를 밟고 진료를 마치기 전까지의 환자로, 병원의 책임 하에 진료와 의료서비스를 받는 개인을 말한다. 병원에서 진료나 의료서비스를 받지 않았더라도 내원해 일정한 절차(진료접수)를 밟은 환자는 병원 환자로 계산한다.

1. 외래환자

외래환자(hospital outpatient)는 입원수속을 하지 않고 진료과 외래진료실에서 진료를 받는 환자를 말하며, 통원환자와 같은 말로 사용하기도 한다. 외래환자는 **내원동기나 진료양태**에 따라 응급환자, 특별한 진단이나 치료를 받기 위해 다른 의료기관에서 의뢰한 환자, 해당 병원에서 진단이나 치료를 받기 위해 내원하는 일반 환자로 구분한다. **진료의 내용에 따라** 일반진료, 전문진료, 응급진료, 보건지도, 건강지도 등으로 구분한다. **내원 경험에 의한 외래환자를 분류**하면 **신환과 구환**으로 구분되며, 국민건강보험 **진찰료 산정기준**에 의하면 **초진환자와 재진환자**로 구분한다.

신환자란 내원 병원에 환자의 정보가 처음으로 등록된 환자를 말한다. 그 병원에 처음 내원해 환자등록번호가 내원당일 처음으로 부여하는 환자를 말하고, **구환**은 이미 내원한 병원에 환자의 정보가 등록되어 있고 해당 병원에 내원한 경험이 있는 환자를 구환이라 한다.

또 **초진환자**는 해당 상병으로 동일 의료기관의 동일 진료과 의사에게 진료를 받은 경험이 없는 환자를 말하고, 재진환자는 해당 상병으로 동일 의료기관에서 동일 진료과 의사에게 계속 진료를 받는 것을 말한다. 해당 상병의 치료가 종결된 후 동일 상병이 재발해 내원한 경우에도 초진환자다. 치료 종결 후, 30일 이내에 내원한 경우에는 재진환자다. 다만 2개 이상의 진료과목이 설치되어 있고 해당과 전문의가 상주하는 의료기관에서는 해당 진료과목이 다른 전문의에게 각각 진료한 경우는 초진과 재진이 아닌 각각의 초진환자로 산출한다. 이와같이 **신환자와 초진환자, 구환자와 재진환자의 의미가 서로 다르니 혼동해서는 안 된다.**

2. 응급환자

응급환자(emergency patient)는 질병이나 분만 각종 사고 및 재해로 인한 부상이나 기타 응급상태에서 즉시 필요한 응급처치를 하지 않으면 생명을 보존할 수 없거나 심신상 중대한 위해가 초래될 것으로 판단하는 환자로 정의된다. 또한 응급증상 및 이로 인해 진행될 가능성이 있다고 응급의료기관 종사자가 판단하는 응급증상을 말하며 아래와 같이 분류되어 있다. 응급의료에 관한 법률 시행규칙 제2조 제1호에 의한 응급증상 및 이에 준하는 증상은 다음과 같다

1) 응급증상

① 신경학적 응급증상 : 급성의식장애, 급성신경학적이상, 구토·의식장애 등의 증상이 있는 두부 손상

② 심혈관계 응급증상 : 심폐소생술이 필요한 증상, 급성호흡곤란, 심장질환으로 인한 급성흉통, 심계항진, 박동이상 및 쇼크

③ 중독 및 대사장애 : 심한 탈수, 약물, 알코올 또는 기타 물질의 과다복용이나 중독, 급성대사장애(간부전, 신부전, 당뇨병 등)

④ 외과적 응급증상 : 개복술을 요하는 급성복증(급성복막염, 장폐색증, 급성췌장염 등 중한 경우에 한함), 광범위한 화상(외부 신체표면적의 18% 이상), 관통상, 개방성·다발성 골절 또는 대퇴부, 척추의 골절, 사지를 절단할 우려가 있는 혈관 손상, 전신마취 하에 응급 수술을 요하는 증상, 다발성외상

⑤ 출혈 : 계속되는 각혈, 지혈이 되지 않는 출혈, 급성 위장관 출혈

⑥ 안과적 응급증상 : 화학물질에 의한 눈의 손상, 급성 시력손실

⑦ 알러지 : 얼굴 부종을 동반한 알러지 반응

⑧ 소아과적 응급증상 : 소아경련성 장애

⑨ 정신과정 응급증상 : 자신 또는 타인을 해할 우려가 있는 정신장애

2) 응급증상에 준하는 증상

① 신경학적 응급증상 : 의식장애, 현훈

② 심혈관계 응급증상 : 호흡곤란, 과호흡

③ 외과적 응급증상 : 화상, 급성 복증을 포함한 배의 전반적인 이상 증상, 골절, 외상 또는 탈골, 기타 응급수술을 요하는 증상, 배뇨장애

④ 출혈 : 혈관 손상

⑤ 소아과적 응급증상 : 소아경련, 38℃ 이상인 소아 고열(공휴일·야간 등 의료서비스가 제공되기 어려운 때 8세 이하의 소아에게 나타나는 증상을 말한다.)

⑥ 산부인과적 응급증상 : 분만 또는 성폭력으로 인해 산부인과적 검사 또는 처치가 필요한 증상

⑦ 이물에 의한 응급증상 : 귀·눈·코·항문 등에 이물이 들어가 제거술이 필요한 환자

3) 응급환자 중증도 분류

(1) 긴급환자(urgent) : 빠른 시간 내에 치료하지 않으면 사망하거나 신체에 치명적인 문제가 생기는 환자로 아래와 같이 분류할 수 있다.

① 기도나 호흡 문제

② 심정지

③ 피가 모자랄 정도의 출혈

④ 개방성 흉부나 복부좌상

⑤ 심한 두부손상이나 의식감소를 동반한 두부손상

⑥ 주요 또는 합병증이 있는 화상

⑦ 긴장성 기흉

⑧ 심장압전(Pericardial Tamponade)

⑨ 합병증이 심각한 환자 : 중독, 합병증을 동반한 당뇨, 심질환, 임신 등.

예를 들면 급성심근경색증, 불안정협심증, 뇌졸중, 지주막하출혈, 대동맥박리,

폐색전증, 급성기관지천식, 갑자기 악화된 만성호흡부전, 급성상부위장관 출혈, 당뇨병성케톤산증, 고삼투압비케톤성 고혈당증, 고칼슘혈증 등이다.

(2) **응급환자(emergent)** : 수 시간 내에 치료하지 않으면 사망하거나 합병증 발생률이 높은 환자로, 다음과 같이 분류할 수 있다.

① 척추가 손상된 배부 손상

② 합병증이 없는 화상

③ 주요 개방성 다발성 골절

④ 안 손상(Eye Injuries)

⑤ 안전성 복부손상

예를 들면 악성고혈압, 폐부종, 심막염, 척추압박, 대발작, 급성 간성뇌병증, 급성신부전 등이다.

(3) **비응급환자(non-urgent)** : 수 시간 후에 치료해도 생명에 지장을 주지 않는다고 판단하는 경증환자를 말한다. 예를 들면 단순골절, 염좌, 열상, 연조직 손상, 고혈압, 관절염 등이다.

(4) **지연(遲延)환자** : 사망했거나 생존 가능성이 없는 환자로 응급실 도착 당시 사망한 환자 등을 말한다.

3. 입원환자

입원환자(hospital inpatient)는 병원에서 제공하는 시설에 입원하여 진단과 치료를 위해 24시간 의료서비스를 받기 위해 입원수속을 끝낸 환자를 말한다. 환자가 외래 또는 응급실에서 진찰을 받은 결과 입원진료가 필요하다고 담당의료진이 판단되면 담당의료진은 입원결정서를 교부하고 환자는 원무과에서 입원수속에 필요한 절차를 마치고 병실로 입원하는데 이를 입원환자라 한다. 입원 당일에 퇴원하거나 입원 당일 사망한 경우도 입원환자에 포함한다. 입원 경로는 외래·응급실·분만실·

신생아실 등을 경유하거나 다른 병원에서 의료의 수준문제나 병실 부족 등 여러 가지 이유로 후송해 입원한다.

4. 신생아 입원환자

신생아 입원환자(hospital newborn inpatient)는 병원에서 출생과 동시에 질병 때문에 입원하는 신생아를 말한다. 제왕절개 분만과 산모로 인해 퇴원하지 못하고 산모와 함께 있는 신생아는 신생아 입원환자에 포함되지 않는다. 또한 병원 신생아의 의미는 그 병원에서 출생한 신생아를 말하며 병원 엘리베이터 안에서 출산했다면 소아청소년과 환자로 산정한다. 이는 분만실을 이용하지 않았으므로 병원 신생아로 산정하지 않는다.

그러나 실제 그 아기는 신생아실에 입원되어 있음으로 소아청소년과 신생아로 구분 표기해 관리함으로써 신생아실 운영실태를 파악할 때는 포함된다. 이러한 예에 포함되는 또 하나의 경우 다른 병원에서 출산하고 본원으로 입원한 경우 질환이 있어 치료 중인 환아의 경우도 포함된다. 따라서 본원 출생 신생아의 경우 NB, 다른 병원 출생아를 PB, 아픈 아기를 SB로 구분해 사용목적에 따라 통계를 작성하는 것이 바람직하다. 통계 사용목적에 따라 구분된 아기환자수를 포함 또는 포함하지 않고 산출할 수 있는 장점이 있다.

5. 진료비 적용수가 기준에 의한 분류

진료비를 산정할 때 적용하는 수가에 의한 분류다. 국민건강법에 의한 **국민건강보험 환자**, 의료급여법에 의한 **의료급여 1종, 2종 환자**, 산업재해보상보험법에 의한 **산업재해 환자**, 자동차손해배상법에 의한 **자동차보험 환자, 일반 환자**로 구분한다.

① 일반 환자 : 일반수가의 적용을 받는 환자다. 특정수가를 기준으로 계약한 기관의 환자라도 건강보험, 산재보험, 의료보호, 자동차보험 외의 환자는 일반 환자에 포함한다.

② 건강보험 환자 : 건강보험법과 공무원 및 사립학교 교직원 건강보험법에 의해 건강보험 적용대상이 되는 환자

③ 의료보호 환자 : 의료급여법 제3조 제2항의 규정에 의해 1종 수급권자와 2종 수급권자로 구분

④ 산재 환자 : 산업재해보상보험법에 의해 산재보험적용 대상이 되는 환자

⑤ 자동차보험 환자 : 자동차 손해배상보험법에 의해 자동차보험 적용대상이 되는 환자

⑥ 기타 : 위의 항목에 해당하지 않는 환자

⑦ 검진센터 : 종합건강진단이나 신체검사를 받은 환자수 기재(출처 : 병원 경영분석지표)

제2장 학습목표

제2장을 공부한 후 외래, 입원, 퇴원, 신생아 환자의 진료실적 용어에 대해 이해하고 사망과 출산 전후기 관련 용어에 대해 알아야 한다.

① 외래환자 진료실적 단위 용어를 정의할 수 있다.

② 입원환자 진료실적 단위 용어를 정의할 수 있다.

③ 퇴원환자 진료실적 단위 용어를 정의할 수 있다.

④ 신생아 진료실적 단위 용어를 정의할 수 있다.

⑤ 사망 관련 통계 용어를 정의할 수 있다.

⑥ 출산 전후기 관련 진료실적 단위 용어를 정의할 수 있다.

제2장

진료실적 단위 용어

제1절 외래환자 진료실적 단위 용어

1. 진료일수

진료일수란 실제 의료서비스를 제공한 날을 말하고, 조사기간 중의 진료일수란 의료서비스를 제공한 날의 합을 말한다.

① 응급진료일수 : 응급실은 365일 동안 의료서비스를 제공했다면 해당 일수를 진료일로 산정해야 한다.

② 외래진료일수 : 토요일은 반휴 일요일 및 공휴일은 진료를 하지 않으므로 진료일수에서 제외하고, 실제 진료일수만을 의미하며, 토요일 오전만 진료한 경우는 0.5일로 계산한다.

2. 외래환자와 외래환자의 구분

1) 외래환자

의료기관 외래진료실에서 진료한 환자를 말한다.

(1) 외래환자 입원율

일정 기간의 외래환자 연인원 중 그 병원에 입원한 환자의 비율을 의미하며, 병원에 내원하는 **환자의 질환의 중증도를 간접적으로 설명하는 지표**이다. 의사가 바뀐 다음에 이 비율에 변화가 있는 것은 의사가 선호하는 진료방식 또는 의사의 지명도와 관계가 있다. 또는 진료의 특성이나 진료수준에 현저한 차이가 없음에도 외래환자 입원율이 유사병원에 비해 현저히 낮을 경우에는 입원환자가 증가할 수 있는 잠재력이 크다는 것을 시사하는 것이라 볼 수 있다

- **외래환자 입원율** $= \dfrac{\text{일정 기간 입원환자 실인원수}}{\text{일정 기간 외래환자 연인원수}} \times 100$

▼ 예제1 : 어느 병원의 8월의 외래환자 연인원수가 17,890명 중 4,856명이 입원하였다. 이 병원의 8월의 외래환자 입원율은?

▶ 풀이 : 8월 외래환자 입원율 $= \dfrac{4{,}856\text{명}}{17{,}890\text{명}} \times 100 = 27.1\%$

▼ 예제2 : B병원의 10월 초진환자 19,553명 중 5,866명이 입원하였고, 재진환자 27,532명 중 7,710명이 입원하였다. 이 병원의 10월 입원율은?

▶ 풀이 : 10월 외래환자 입원율 $= \dfrac{5{,}866\text{명}+7{,}710\text{명}}{19{,}553\text{명}+27{,}532\text{명}} \times 100 = 28.8\%$

(2) 100병상당 일평균 외래환자수

병상규모가 다른 병원 간에 일평균 외래환자 진료실적을 비교하기 위한 지표다. 일정 기간의 외래환자 연인원수를 외래진료일수로 나누어 일평균 외래환자수를 산출하고, 이를 다시 100병상당 외래환자수로 환산하여 계산한다. 병상규모가 클수록 외래환자수가 많을 수 있지만 100병상으로 환산하여 비교시 병상규모가 크다고 100병상당 환자수가 많다고 할 수는 없다. 100병상당 일평균 외래환자수가 높으면 병상수를 감안할 때 비교 병원보다 외래환자수가 많다는 의미다.

- **100병상당 일평균 외래환자수**$= \dfrac{\text{일정 기간 외래환자 연인원수} \div \text{외래진료일수}}{\text{일정 기간 평균 병상수} \div 100\text{병상}}$

▼ 예제3 : A병원은 800병상을 운영하는 병원으로 3월 한달 동안 외래환자수가 42,300명이고, B병원은 650병상을 운영하는 병원으로 3월의 외래환자수가 35,250명으로 이들 병원의 3월 외래 진료일수는 23.5일이었다. 이들 병원의 일평균 외래환자수는?

▶ 풀이 : 단순하게 3월의 일평균 외래환자수 만을 비교 시는 A병원은 1,800명이고, B병원은 1,500명으로 A병원이 B병원보다 300명이 많다. 하지만, 100병상을 기준으로 비교하면, A병원은 225.0명이고, B병원은 230.8명으로 B병원이 5.8명이 많다 것을 알 수 있다.

- A병원 3월 일평균 외래환자수 $= \dfrac{42{,}300}{23.5} = 1{,}800$명
- B병원 3월 일평균 외래환자수 $= \dfrac{35{,}250}{23.5} = 1{,}500$명
- A병원 100병상 일평균 외래환자수 $= \dfrac{1{,}800\text{명}}{8.0} = 225.0$명
- B병원 100병상 일평균 외래환자수 $= \dfrac{1{,}500\text{명}}{6.5} = 230.8$명

2) 외래환자의 구분

(1) 신환환자

특정 의료기관에 처음 내원한 환자로 그 병원에 내원정보가 등록되어 있지 않은 환자를 말한다. 신환환자 비율이 높다는 것은 앞으로 그 병원의 **미래성장 가능성**이 높다는 것을 의미한다.

- **신환율** $= \dfrac{\text{신환환자수}}{\text{연외래환자수}} \times 100$

▼ 예제 : A병원의 1년 동안의 외래환자수다. 신경외과 신환율을 구하시오.

구 분	신환자수	외래환자수	신환율(%)
내 과	7,254	98,989	7.3
외 과	813	15,600	5.2
신경외과	1,499	18,088	?
정형외과	2,357	17,543	13.4
산부인과	1,095	13,461	8.1
신경과	820	16,524	5.0
이비인후과	1,743	14,648	11.9
합 계	15,581	194,853	8.0

▶ 풀이 : 신경외과 신환율 = $\frac{1,499\text{명}}{18,088\text{명}} \times 100 = 8.3\%$

(2) 구환환자

특정 병원에 내원한 경험이 있는 환자로 다시 진료를 받으려고 내원한 환자를 말한다.

▼ 예제 : 위 표에서 이 병원의 구환율을 구하시오.

▶ 풀이 : 구환율 = $\frac{179,272\text{명}}{194,853\text{명}} \times 100 = 92.0\%$

(3) 초진환자

진료수가 기준의 진찰료 산정기준에 따라 구분하고, 진찰료는 초진료와 재진료로 나누며, 외래환자에 한해 산정한다. 외래환자 초진율은 일정 기간 중 외래환자 연인원수 중 초진환자가 차지하는 비율이다. 외래환자 초진율은 병원의 환자 유인력의 변화를 의미하며, 외래환자 연인원수가 증가하면서 **이 비율이 높아지면 진료권 인구(Service Population)가 증가하며 병원의 신뢰도가 높아지고 있다**는 병원의 환자유인력의 변화, 대외신인도를 가늠해 볼 수 있는 지표로 초진율이 증가하면 향후 병원의 외래환자가 증가할 것으로 추측이 가능하다.

• **외래초진율** = $\frac{\text{초진환자수}}{\text{연외래환자수}} \times 100$

▼ 예제1 : A병원의 1년 동안 외래환자수다.

구분	초진환자수	외래환자수	초진율(%)
내 과	17,528	98,989	17.7
외 과	2,052	15,600	13.2
신경외과	3,131	18,088	17.3
정형외과	4,117	17,543	23.5
산부인과	2,845	13,461	21.1
신경과	2,226	16,524	13.5
이비인후과	3,643	14,648	24.9
합 계	35,542	194,853	18.2

(4) 100병상당 일평균 초진환자수

100병상당 일평균 초진환자수는 초진환자 연인원수를 외래진료일수로 나누어 일평균 초진환자수를 계산하고 이를 다시 100병상당으로 환산한 지표이며, 100병상당 일평균 초진환자수가 많다는 것은 진료서비스 개선을 통해 이들을 재진환자로 전환시킴으로 외래환자 증가로 이어진다는 것을 의미한다.

• **100병상당 일평균 초진환자수**= $\frac{\text{일정 기간 초진환자 연인원수} \div \text{진료일수}}{\text{일정 기간 평균 병상수} \div 100(\text{병상})}$

(5) 재진환자

동일진료과, 동일의사, 동일상병으로 진료를 받은 경험이 있는 환자를 의미하며, 같은 환자가 해당 의료기관의 외래로 계속 진료를 받아도 진료과가 바뀌면 과초진을 적용한다. 그리고 하나의 상병에 대한 치료가 끝난 후 **동일 상병이 재발해 30일 이내**에 진찰했을 때는 재진료를 산정한다. 그러나 건강보험제도에서는 동일 상병에 대한 치료가 끝난 후 30일이 지나 재발한 경우에는 초진을 적용할 수 있는데 이를 상병초진이나 재초진이라 한다.

▼ 예제1 : 다음의 외래환자수를 보고 재진환자수를 구하라.

구분	신환자수	초진환자수	재진환자수	외래환자수	신환율(%)	초진율(%)
내 과	7,254	17,528		98,989	7.3	17.7
외 과	813	2,052		15,600	5.2	13.2
신경외과	1,499	3,131		18,088	8.3	17.3
정형외과	2,357	4,117		17,543	13.4	23.5
산부인과	1,095	2,845		13,461	8.1	21.1
신경과	820	2,226		16,524	5.0	13.5
이비인후과	1,743	3,643		14,648	11.9	?
합 계	15,581	35,542		194,853	8.0	18.2

▶ 풀이 : 외래환자수−초진환자수=재진환자수

▼ 예제2 : 위 표에서 각 과별 재진율을 구하시오.

▼ 예제3 : 위 표에서 각 과별 구환자수와 구환율을 구하시오.

▶ 풀이 : 외래환자수 − 신환자수 = 구환자수

▼ 예제4 : 위 표에서 외과의 재진환자수는?

▶ 풀이 : 15,600명 - 2,052명 = 13,548명

▼ 예제5 : 위 표에서 이비인후과의 초진율을 구하시오.

▶ 풀이 : 이비인후과 초진율 = $\frac{3,643명}{14,648명} \times 100 = 24.9\%$

▼ 예제6 : 2018년 5월 7일 월요일 홍길동이 A병원에서 초진인 정형외과, 재진인 성형외과와 이비인후과를 진료한 경우 외래환자 연인원수는 몇 명인가?

▶ 풀이 : 외래환자 연인원수=정형외과 1명+성형외과 1명+이비인후과 1명=3명

3. 일평균 외래환자수

[표 2-1] 월별 환자 통계(단위 : 명)

월/년	2018 입원	2017 입원	2016 입원	2018 외래	2017 외래	2016 외래
3월	18,498	18,314	17,048	30,189	26,929	26,505
4월	18,324	17,586	16,902	31,499	27,963	26,306
5월	19,270	18,208	17,458	29,718	27,132	27,694
6월	18,032	17,593	16,856	31,013	27,114	26,413
7월	19,082	18,642	16,577	32,637	30,392	28,597
8월	19,224	18,316	16,807	31,621	27,678	28,655
9월	19,567	17,121	15,341	32,736	29,351	23,221
10월	18,998	18,487	16,679	34,286	28,765	28,194
11월	18,900	17,380	16,497	33,062	26,763	26,272
12월	18,586	19,002	17,516	33,168	30,791	25,841
1월	19,270	18,662	17,187	30,052	27,292	28,386
2월	18,236	17,448	15,956	31,268	27,983	25,222
합계	225,987	216,759	200,824	381,249	338,151	321,306
월평균	18,832	18,063	16,735	31,770	28,179	26,776
일평균	619.1	593.9	548.7	1,406.8	1,236.4	1,183.4

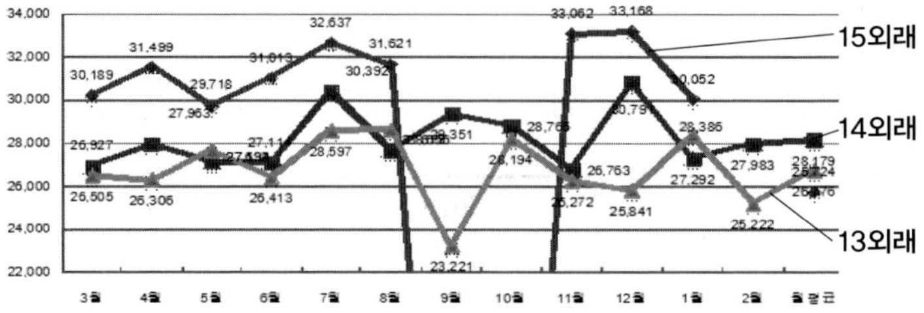

[그림 2-1] 월별 외래환자수

일정 기간 하루에 평균 몇 명의 외래환자가 내원했는지를 나타내는 지표다. 과거와 현재의 환자수 증감과 다른 병원과 비교할 수 있는 지표로 외래진료일수는 공휴일은 제외하고, 토요일에 진료하는 병원은 토요일을 0.5로 한다.

$$\bullet\ \textbf{일평균 외래환자수} = \frac{\text{연외래환자수}}{\text{외래진료일수}}$$

▼ 예제 : 표 2-1에서 2018년도 외래 평균진료일수를 구하시오.

▶ 풀이 : $\text{평균진료일수} = \frac{31{,}770\text{명}}{1{,}406.8\text{명}} = 22.6\text{일}$

일평균 외래환자수를 당월·전월·전년도로 구분하면 외래환자수 증감을 쉽게 확인할 수 있다. 이렇게 총 외래환자수를 사용하지 않고 일평균 외래환자수를 산출하여 비교하는 이유는 각 병원마다 외래 진료일수가 다르기 때문에 다른 병원과 비교하기 위해서는 일평균 외래환자수로 계산하여 사용한다.

제2절 입원환자 진료실적 단위 용어

1. 입원환자

입원이란 환자가 진단이나 치료를 목적으로 병원시설에 수용되어 24시간 진료서비스를 받기 위해 소정의 수속을 하는 것으로, **입원수속을 끝내고 병상을 배정받아 입실하는 사람을 입원환자라고 한다.** 입원수속이란 의사의 입원 결정(입원결정서)으로 입원신청서를 발급받고 입원하기 위한 절차로 입원서약서 및 연대보증인 등을 설정하고 병실을 배정받는 절차를 말한다.

2. 입원일

환자가 소정의 입원수속 절차를 마치고 배정된 방, 병상에 입실한 날을 말하며, 응급실을 거쳐 입원한 경우는 입원수속을 마치고 병실로 옮긴 날을 입원일로 보는 경우와 환자가 응급실에 내원한 날을 입원일로 소급하는 경우가 있지만, 대부분 병원에서는 후자를 선택하여 산정하고 있다.

3. 입원환자 실인원수

매일 오후 12시를 기준으로 24시간 동안 의사의 입원결정에 따라 원무과에서 입원수속을 하고 병실을 배정받은 입원환자의 실인원수를 말한다. 이때 주의할 점은 **퇴원했다가 퇴원 당일 다시 입원한 경우 입원환자로 계산**한다. 당일 입원했다가 퇴원하고 당일 재입원한 경우는 실제로 1명이지만 실인원수로 계산할 때는 2명으로 계산한다. 또한 신생아의 경우는 출생과 동시에 질병으로 의사의 지시에 입원하는 경우는 실인원에 계산하지만 질병이 없는 신생아가 산모 때문에 병원에 있는 경우는 실인원에 계산하지 않는다.

[표 2-2] 병동별 입원환자수

병동/월	5월	6월	7월	계	일평균
31병동	644	816	858	2,318	25.2
32병동	901	864	886	2,651	28.8
33병동	1,601	1,549	1,577	4,727	51.4
51병동	620	606	647	1,873	20.4
52병동	1,364	1,300	1,446	4,110	44.7
53병동	1,842	1,708	1,858	5,408	58.8
61병동	2,061	2,149	1,943	6,153	66.9
62병동	1,499	1,561	1,529	4,589	49.9
63병동	1,737	1,732	1,772	5,241	57.0
71병동	2,456	2,371	2,398	7,225	78.5
72병동	7월	오픈	918	918	29.6
73병동	1,684	1,410	1,379	4,473	48.6
제1중환자실	540	497	479	1,516	16.5
제2중환자실	564	461	423	1,448	15.7
신생아실	335	305	293	933	10.1
NRCU	83	95	100	278	3.0
응급실	240	125	80	445	4.8
무균실	27	38	42	107	1.2
옥소실	10	6	10	26	0.3
기 타	0	0	4	4	0.0
합 계	18,208	17,593	18,642	54,443	591.8

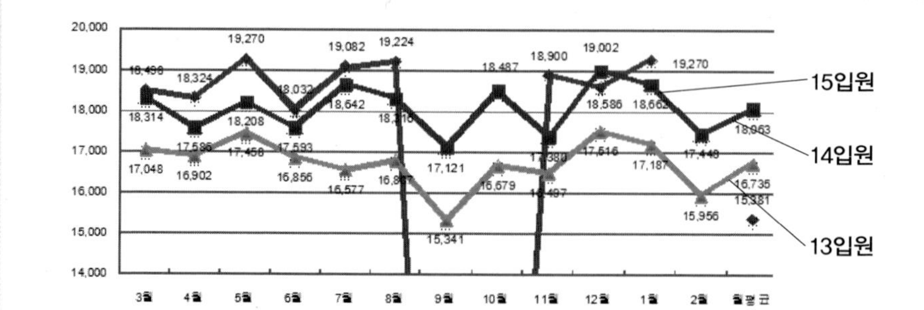

[그림 2-2] 월별 입원환자수

▼ 예제1 : [표 2-2]에서 일평균 입원환자 수는 어떻게 계산되어 나왔는가?

▼ 예제2 : [표 2-2]에서 7월의 일평균 입원환자수를 구하라.

▶ 풀이 : 7월 일평균 입원환자 수 = $\frac{18,642명}{31일}$ = 601.4명

▼ 예제3 : [표 2-2]을 보고 병원의 3개월 동안의 1일평균 입원환자수를 구하라.

▶ 풀이 : 5월은 31일, 6월은 30일, 7월은 31일로 합계한다(92일).

• 1일평균 입원환자수 = $\frac{54,443명}{92일}$ = 591.8명

▼ 예제4 : 아래의 표는 2018년 11월 A병원에 입원한 환자 현황이다. 이 때 입원환자 실인원수는 몇 명인가?

성 명	입원일	퇴원일	재원일수
박철수	2018−11−01	2018−11−20	19
홍길동	2018−11−16	2018−12−03	17
박철수	2018−11−22	2019−01−02	41
김영희	2018−11−30	2018−11−30	01

▶ 풀이 : A병원에서 2018년 11월에 3명의 환자가 입원했지만 입원실수는 4명으로 산정하고, DSC(Day Surgery Center)인 통원수술센터에서 당일 입원수속해 당일 퇴원한 환자도 입원실수에 포함한다.

▼ 예제5 : 위 표를 이용하여 평균재원일수를 구하라.

▶ 풀이 : 평균재원일수 = $\frac{19일+17일+41일+1일}{4명}$ = 19.5일

4. 입원환자 연인원수(재원환자 연인원수)

특정 기간 병상을 차지하는 환자수를 말한다. **전일 오후 12시부터 그 이전에 재원한 환자수+당일 입원 실인원−당일 퇴원 실인원**이다. 한 달의 입원환자 연인원수란 1일부터 말일까지 날마다 합계한 재원환자 누계를 말하며, 이를 입원환자 연인원수라고 한다.

▼ 예제1 : 다음 표는 A병원의 2018년 2월 6일 월요일 당일 환자수 현황이다. 당일 재원환자수를 산출하라.

<table>
<tr><th rowspan="2">구분</th><th colspan="4">외래환자수</th><th>입원환자</th><th>퇴원환자</th><th colspan="2">재원환자</th><th colspan="4">병동별 재원환자수</th></tr>
<tr><th>초진</th><th>재진</th><th>연인원</th><th>전일외래</th><th>당일입원</th><th>당일퇴원</th><th>당일재원</th><th>전일재원</th><th>W31</th><th>W32</th><th>W33</th><th>ICU</th></tr>
<tr><td>환자수</td><td>350</td><td>1,447</td><td>1,796</td><td>1,723</td><td>85</td><td>88</td><td>?</td><td>562</td><td>159</td><td>170</td><td>185</td><td>45</td></tr>
<tr><td>가동병상수</td><td colspan="2">전체 600</td><td colspan="2">일반병동
병상수 554</td><td colspan="2">특수병동
병상수 46</td><td colspan="2" rowspan="2"></td><td>180</td><td>184</td><td>190</td><td>46</td></tr>
<tr><td>병상가동률</td><td colspan="2">전체 93.2</td><td colspan="2">일반병동
가동률 92.8</td><td colspan="2">특수병동
가동률 97.8</td><td>88.3</td><td>92.4</td><td>97.4</td><td>97.8</td></tr>
</table>

▶ 풀이 : 당일 재원환자수=전일 재원환자수(562)+당일 입원(85)−당일 퇴원(88)이니 559명이다.

▼ 예제2 : 연인원수다. 이때 일평균 재원환자수를 구하라. 즉 일주일 동안의 재원환자 연인원수를 뜻하는 것은 기간 중 일자별 재원환자수의 합한 수인 3,223명을 의미한다. 기간은 9월 3일부터 9월 9일까지이다.

	9/3 월	9/4 화	9/5 수	9/6 목	9/7 금	9/8 토	9/9 일	합계
재원연인원수	450	415	430	470	480	490	488	3,223

▶ 풀이 : 위 기간 중 일평균 재원환자수는 3,223명을 기간 중 진료일수인 7로 나누면 460명이 된다.

5. 시점 재원환자수

시점 재원환자수(inpatient census)는 하루 중에서 어느 시점에서 조사하느냐에 따라 재원환자수가 달라지며, 대개 **자정(24 : 00)을 기준으로 그 시간에 병상을 차지하고 있는 환자수**를 말한다.

- **시점 재원환자수** = 전일 오후 12시 이전에 재원한 환자수+당일 입원한 실인원 −당일 퇴원한 실인원

▼ 예제 : 12월 31일 0시에 신생아를 포함하여 560명의 재원환자가 있었고, 1월의 입. 퇴원 환자 수는 다음과 같다.

입원 환자수 - 성인과 소아 1,980명, 신생아 211명

퇴원 환자수 - 성인과 소아 1,890명, 신생아 202명

당일입원했다 당일퇴원환자 - 성인과 소아 62명, 신생아 31명

1월 31일 오전 0시에 재원하고 있는 **시점재원환자 수**(신생아 포함)는?

6. 1일 재원환자수

1일 재원환자수(daily inpatient census)는 **하루에 몇 명의 환자가 재원하는지를 나타내는 지표**다. 시점 재원환자 조사시간(오후12 : 00) 이후 입원했다가 다음날 오후 12 : 00 이전에 퇴원한 당일 퇴원환자는 다음날 시점 재원환자 조사에서는 빠지므로 1일 재원환자수에는 당일 퇴원환자수를 더해야 한다. 즉, **시점 재원환자수+당일 입원했다가 당일 퇴원한 환자수**에 당일 입원했다 당일 퇴원환자를 합친 것을 말한다.

- **1일 재원환자수**= 시점 재원환자수+당일 입원환자수−당일 퇴원환자수+당일 입원 당일 퇴원환자

▼ 예제1 : A병원의 00년 1월 3일 재원환자수가 705명이고, 1월 3일 오전 00 : 00부터 오후 11 : 59분까지 10명이 입원했다가 8명이 퇴원했을 경우 1월 4일 1일 재원환자수는?

▶ 풀이 : 705명+10명−8명 = 707명

▼ 예제2 : A병원의 7월 20일 0시 재원환자수가 826명이고, 응급실 56명, 입원 전 응급실 사망 3명, 해당일 입원환자 87명, 해당일 퇴원환자 76명(입원 사망 2명 포함) 7월 20일 당일 입원한 후 당일퇴원 4명이었다. 7월 20일 재원환자수를 구하라.

▶ 풀이 : 7월 20일 재원환자 수 = 826명+87명−76명+4명 = 841명

▼ 실전문제 : 아래 표의 빈칸을 채우시고 아래 문제에 답하시오.

날짜	전일시점재원수		성인 입원	신생아 출생 입원	성인 전입	총입원진료 환자수		성인 퇴원	신생아 퇴원	성인 전출
	성인,소아	신생아				성인,소아	신생아			
6/1	560	23	98	6	6			75	4	2
6/2			120	8	8			116	9	1

날짜	오늘시점재원수		당 일 입.퇴원 (성인,소아)	일일재원환자수	
	성인,소아	신생아		성인,소아	신생아
6/1			2		
6/2			1		

1) 6월 1일 시점재원환자수는?

2) 6월 2일 일일재원환자수는?

3) 위 표에서 성인과 소아의 나머지 날들의 재원환자 연인원수가 8,320이고 신생아의 재원환자 연 인원수가 735명이면, 6월의 재원환자 연 인원수는(신생아 포함)?

4) 6월의 일일 평균 재원환자수는?

7. 일평균 재원환자수

일평균 재원환자수(average daily census)는 일정 기간 동안 하루 평균 몇 명의 환자가 재원하는지를 나타내는 지표다. 기간 동안의 (재원환자연인수)를 해당진료 일수로 나누어 계산한다.

- **일평균 재원환자수**= $\dfrac{\text{일정 기간 중 재원 연인원}}{\text{일정 기간의 진료일수}}$

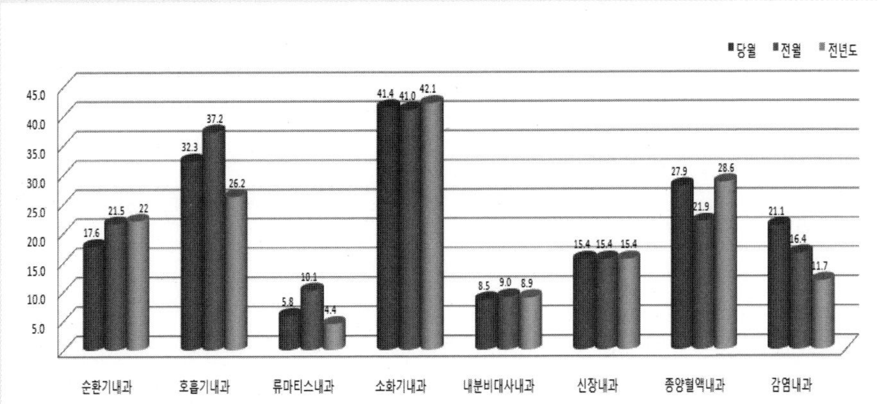

[그림 2-3] 일평균 재원환자수(내과계1)

▼ 예제1 : A병원의 내과계의 분과별 일평균 재원환자수 현황이다.

▼ 예제2 : A병원의 2018년 3월의 재원환자 연인원수가 18,366명이였다. 이 병원의 3월 1일평균 재원환자 수는 몇 명인가?

▶ 풀이 : 3월 1일평균 재원환자수 $= \frac{18{,}366\text{명}}{31\text{일}} = 592.5\text{명}$

▼ 예제3 : A병원의 8월 재원환자 연인수가 21,365명, 퇴원환자 연인원수가 20,117명일 때 8월의 일평균 재원환자 수는?

▶ 풀이 : 8월 일평균 재원환자수 $= \frac{21{,}365\text{명}}{31\text{일}} = 689.2\text{명}$

- **일평균 제원환자수를 산출할 때**는 퇴원환자연인수가 사용되는 것이 아니고 **재원환자 연인수가 사용된다.**

1) 100병상당 일평균 재원환자수

100병상당 일평균 외래환자수와 마찬가지로 규모가 다른 병원 간에 입원환자 진료실적을 비교하기 위한 지표다. 100병상당 일평균 재원환자수가 높으면 병상규모와 상관없이 비교 병원보다 입원환자수가 많다는 의미다. 일정 기간 중의 입원환자 연인원수를 일정 기간의 날수로 나누어 일평균 재원환자수를 산출하고 이를 다시 100 병상당 재원환자수로 환산한다. 병상이용률과 같은 개념이나 병상이용률은 비율(%)로 나타내는데 비해 이것은 실수(명)로 표시한다는 점이 다르다.

$$\bullet\ 100\text{병상당 일평균 재원환자수} = \frac{\text{일정 기간 입원환자 연인원} \div \text{해당진료일수}}{\text{평균 가동병수} \div 100}$$

▼ 예제 : A병원의 2015년 3월의 재원환자 연인원수가 18,366명이였고 가동병상수는 650병상이다. 이 병원의 3월 100병상당 1일평균 재원환자 수는 몇 명인가?

▶ 풀이 : $3\text{월 } 100\text{일 상당 일평균재원환자수} = \frac{592.5\text{명}}{650\text{병상} \div 100} = 91.2\text{명}$

재원환자는 외래환자와 다르게 지속적으로 의료진의 서비스를 받는 날인 그 달의 일수로 계산한다. 과별로 일평균 재원환자수를 비교하면 당월·전월·전년도의 재원환자수의 증감 여부를 쉽게 알 수 있다.

8. 재원환자 진료일수

재원환자 진료일수(inpatient service day)는 1일 재원하고 있는 재원환자의 진료일수를 나타내는 지표다. 재원한 환자가 현재 며칠 동안 입원해 있는지를 알 수 있다.

▼ 예제 : A환자가 어느해 6월 5일 입원하여 6월 12일 현재 재원하고 있는 경우 이 환자의 재원일수는?

▶ 풀이 : 6월 12일−6월 5일 = 7일

A환자의 재원일수는 6월12일 현재 7일을 의미하는 것이 재원환자의 진료일수 이다

9. 총재원환자 진료일수

총재원환자 진료일수(total inpatient service day)는 특정 기간 동안의 재원환자 누적 진료일수를 나타내는 지표다. 특정 기간 동안의 1일 재원환자를 모두 합한 후

현재 재원하고 있는 총 재원환자의 각 개인들의 진료 일수를 합한 것을 의미한다.

▼ 예제 : 어느 병원의 6월 12일 현재 총재원환자는 120명이고, 120명의 각각의 재원일수는 다음과 같다.

재원일수 1일 : 8명

재원일수 2일 : 10명

재원일수 3일 : 12명

재원일수 4일 : 14명

재원일수 5일 : 59명

재원일수 6일 : 17명일 때 총재원환자 진료일수는?

▶ 풀이 : (1일×8명)+(2일×10명)+(3일×12명)+(4일×14명)+(5일×59명)+(6일×17명) = 517일

10. 병원 내의 전과

전과(transfer)란 입원환자가 진료과나 담당의료진을 바꾸는 것을 말한다. 모든 통계는 전과 전후를 구분해 산출해야 하며, 협의 진료와는 구별해 산출한다. 예를 들어 A라는 환자가 내과로 입원해 외과·정형외과·재활의학과로 3번 전과했으면 해당과의 입원기간은 해당과의 재원일수로 각각 산정해야 한다. 전과의 경우 일반적으로 진단명이 다른 주 진단을 갖는 경우가 있다. 이때 주 진단과 해당 과를 분리해 표시함으로써 보험 청구시에도 과별 주 진단을 명확히 할 수 있다. 기간 중 다른 과로 전과한 경우로 과별 실적수(과별 치료환자수 또는 본과 치료환자수)를 계산할 때는 전과 전후로 나누어 과별 재원일수를 각각 산정해야 한다.

- 전과율(환자수)= $\frac{\text{전과환자수}}{\text{총퇴원환자수}} \times 100$

- 전과율(건수) = $\frac{\text{전과건수}}{\text{총퇴원환자수}} \times 100$

▼ 예제 : 어느 병원의 6월 신경외과 입원환자 57명 중 6명이 재활의학과로 전과하였다. 이 병원의 신경외과 전과율은?

▶ 풀이 : 전과율 $= \frac{6}{57} \times 100 = 10.5\%$

11. 협의진료

입원기간 동안 다른 과나 같은 과의 다른 전문의에게 진료받는 것을 말한다. 임상영양사·사회사업사·약제 등 비임상과의 협의진료도 포함한다.

- 협의진단율(환자수) $= \frac{\text{협의진료 환자수}}{\text{총퇴원환자수}} \times 100$

- 협의진단율(건수) $= \frac{\text{협의진료건수}}{\text{총퇴원환자수}} \times 100$

▼ 예제1 : 어느 병원의 2019년 3월의 외과 퇴원환자는 180명, 외과 재원환자 186명, 협의진료 환자수는 23명, 협의 건수는 32건 이다. 이 병원의 협의진단율은?

▶ 풀이 : 협의진단율 $= \frac{23}{180} \times 100 = 12.8\%$

▼ 예제2 : 이 병원의 협의건수율은?

▶ 풀이 : 협의건수율 $= \frac{32}{180} \times 100 = 17.8\%$

협의진료율과 **협의건수율**을 구할때는 재원환자수가 아닌 **퇴원환자를 기준**으로 산출한다.

제3절 퇴원환자 진료실적 단위 용어

1. 퇴원환자와 퇴원일

입원환자가 입원치료를 마치고 의료기관을 떠나는 것을 말한다. 퇴원일은 병원이 환자의 입원치료나 진료를 종결짓고 의료서비스 제공을 끝내는 **행정적 절차를 마치는 날짜**를 말한다.

2. 치료 결과

① 완쾌·경쾌 : 환자의 병세가 입원 당시에 비해 호전된 상태로 퇴원한 환자

② 호전 안됨 : 병세가 호전되지 않은 환자

③ 진단만 실시 : 진단만 내린 상태에서 퇴원한 환자

④ 가망없는 퇴원 : 병세가 호전될 가망없이 퇴원한 환자

⑤ 사망 : 병원에서 사망해 퇴원한 경우(입원전 사망은 미포함)

3. 퇴원 형태

퇴원환자가 **의료기관을 떠나는 것**을 말한다. 치료결과에 따라 환자의 흐름(의료전달체계)을 파악하는 데 사용한다. 의료기관 조사에 의하면 대부분 치료결과와 퇴원 형태를 혼용해 사용하는 경우가 많은데 퇴원 형태는 의료기관에서 진료를 종결한 후의 다음 단계로 치료결과(진료성적개황)와는 다르다.

① 정상 퇴원 : 의사가 퇴원하라고 해서 퇴원한 경우

② 자의 퇴원 : 환자나 가족이 원해서 퇴원한 경우

③ 전원 : 여러 가지 사유로 다른 의료기관으로 이동한 경우

④ 탈원 : 정상적인 퇴원 수속절차를 밟지 않고 몰래 도망간 경우

⑤ 기타

4. 퇴원환자 실인원수

특정 기간 동안 퇴원수속이 끝난 환자에 입원 중에 사망한 환자수를 포함하여 퇴원환자 실인원수를 계산한다. 매일 오후 12시를 기준으로 이전 24시간 이내(24시간 동안)에 퇴원수속을 마치고 돌아간 환자수와 이전 24시간 이내에 사망한 환자수를 합친 수로, 응급실에서 입원수속을 하기 전에 사망한 환자는 포함하지 않는다.

▼ 예제1 : 1월 3일 퇴원수속을 마치고 퇴원한 환자가 89명이고, 그 날 입원 중에 사망한 환자가 2명, 응급실에서 입원수속 전에 사망한 환자가 2명, 사망 후 응급실에 도착한 환자가 1명일 경우 1월 3일 퇴원한 환자의 실인원수는 몇 명인가?

▼ 예제2 : 2018년 11월 A병원 퇴원환자의 현황이다.

성 명	입원일	퇴원일	재원일수
박철수	2018-11-01	2018-11-20	19
홍길동	2018-11-16	2018-12-03	17
박철수	2018-11-22	2019-01-02	41
김영희	2018-11-30	2018-11-30	01

▶ 풀이 : 3명이 퇴원했지만 퇴원실수는 4명으로 산정하고, 당일 입원해 당일 퇴원한 환자도 퇴원실수에 포함한다.

5. 재원일수

재원일수(Length of stay)란 환자의 입원일부터 퇴원일까지의 일수를 말한다. 재원일수를 계산하는 방법은 단입법과 양입법 2가지가 있는데 단입법은 입원일과 퇴원일 중에서 하루만 계산하고, 양입법은 입원일과 퇴원일을 모두 계산한다.

단입법은 현재 그 병원에 입원 가능한 병실을 파악하는 데 유용하게 사용하며, 한 병상이 퇴원하고 그 병상에 다른 환자가 입원한 경우에는 단입법으로 계산하면 재원환자수가 1명이 되지만 양입법으로 계산하면 한 병상에 두 명이 재원한 것으로 계산되는 단점이 있다.

그래서 단입법에 의한 재원일수는 실제 병원의 병상이용률이나 여유 병상률을 파악하는 데 중요한 자료로 쓰일 수 있는 장점으로 보건 경제적 측면에서 단입법을 사용한다. 1999년 이전에는 입원 산정기준에서 양입법을 쓰다가 24시간을 하루로 계산하는 것이 아니라 입원일과 퇴원일을 모두 입원료로 산정했으나 문제가 있어 1999년 1월부터는 단입법으로 산정한다.

[표 2-3] 과별 퇴원환자 실인원수

진료과/월	1월	2월	3월	4월	5월	6월	7월	8월	9월	10월	11월	12월	합계
순환기내과	102	106	98	102	110	105	93	84	82	101	87	106	1,176
호흡기내과	82	83	121	118	119	126	121	110	111	85	97	113	1,286
류머티스내과	24	15	15	21	13	18	18	24	17	22	22	23	232
소화기내과	112	117	138	128	124	137	143	166	132	140	141	138	1,616
내분비대사내과	46	31	30	35	34	32	48	53	37	42	29	31	448
신장내과	25	42	40	32	39	40	56	36	44	36	30	39	459
혈액종양내과	78	68	79	76	76	90	79	90	91	90	82	106	1,005
감염내과	19	18	30	28	25	17	37	39	29	32	42	22	349
일반내과	-	-	-	-	-	-	-	-	-	-	-	-	-
외 과	173	156	203	175	176	193	169	171	171	149	158	160	2,054
정형외과	241	171	189	200	228	186	219	247	165	190	200	202	2,438
흉부외과	34	36	33	46	39	47	27	43	38	34	33	42	452
신경외과	163	150	182	148	152	176	170	189	174	199	175	167	2,045
성형외과	51	38	43	49	45	48	55	44	28	43	47	51	542
소아청소년과	174	139	145	257	224	188	179	227	194	204	182	188	2,301
산부인과	108	123	133	109	115	122	123	160	129	129	109	127	1,487
피부과	12	11	12	18	20	20	23	17	28	24	15	15	215
비뇨기과	49	41	57	62	54	49	58	65	60	48	43	54	640
안 과	69	66	95	69	84	64	75	77	64	91	69	72	895
이비인후과	118	81	80	75	58	53	88	97	84	73	95	80	982
신경과	104	126	135	121	139	137	129	115	118	127	104	128	1,483
정신건강의학과	18	20	26	22	19	19	19	23	19	20	20	19	244
재활의학과	12	23	25	21	14	18	14	21	10	17	17	11	203
방사선종양학과	-	-	-	-	-	-	-	-	-	-	-	-	-
종합검진증진센터	-	-	-	-	-	-	-	-	-	-	-	-	-
마취통증의학과	-	3	3	4	1	1	-	2	2	4	2	-	22
영상의학과	-	-	-	-	-	-	-	-	-	-	-	-	-
핵의학과	-	-	-	-	-	-	-	-	-	-	-	-	-
응급의학과	7	11	13	11	20	28	22	14	12	12	6	12	168
직업환경의학과	-	-	-	-	-	-	-	-	-	-	-	-	-
가정의학과	-	- -		-	-	-	-	-	-	-	-	-	-
치 과	36	27	13	30	22	19	33	29	23	16	19	27	294
합 계	1,857	1,702	1,938	1,957	1,950	1,933	1,998	2,143	1,862	1,928	1,824	1,944	23,036
전년도	1,829	1,807	1,858	1,819	1,916	1,834	1,994	1,947	1,854	1,815	1,868	1,916	22,457
증 감	28	-105	80	138	34	99	4	196	8	113	-44	28	2.6

[표 2-4] 과별 퇴원환자 재원일수

과별/월별	1월	2월	3월	4월	5월	6월	7월	8월	9월	10월	11월	12월	합계
순환기내과	686	643	612	568	770	721	557	654	477	567	502	505	7,262
호흡기내과	657	579	1,213	1,089	923	1,011	806	731	970	657	963	1,135	10,734
류머티스내과	123	108	81	139	81	160	190	168	144	112	117	138	1,561
소화기내과	1,119	1,070	1,063	1,362	1,063	1,170	1,304	1,912	1,163	1,106	1,223	1,181	14,736
내분비대사내과	335	197	202	295	241	213	400	349	193	297	223	185	3,130
신장내과	387	452	388	407	353	408	515	388	483	393	243	390	4,807
혈액종양내과	624	593	541	762	942	831	772	785	730	591	716	643	8,530
감염내과	276	215	659	451	360	175	566	538	320	499	593	665	5,317
외 과	1,531	1,556	1,799	1,700	1,649	1,578	1,513	1,294	1,658	1,510	1,736	1,636	19,160
정형외과	3,486	2,057	2,247	2,857	2,832	2,419	2,588	3,302	2,665	2,516	2,609	2,736	32,314
흉부외과	510	511	461	554	538	588	358	598	452	383	377	712	6,042
신경외과	2,755	2,759	2,717	2,075	2,594	2,753	2,538	2,970	2,547	3,460	3,109	2,647	32,924
성형외과	1,207	563	566	632	1,286	708	537	814	433	482	581	674	8,483
소아청소년과	954	967	759	1,378	1,362	1,177	1,260	1,293	1,099	1,133	1,320	1,102	13,804
산부인과	680	994	787	794	963	1,031	916	917	748	1,091	921	855	10,967
피부과	60	53	74	105	115	167	167	99	168	150	112	96	1,366
비뇨기과	54	206	376	360	251	255	333	283	437	247	220	233	3,455
안 과	357	328	397	352	356	349	423	244	333	493	315	234	4,181
이비인후과	604	468	372	379	385	341	469	477	539	437	605	433	5,509
신경과	868	1,069	980	953	1,175	1,402	961	905	1,006	1,217	903	1,101	12,540
정신건강의학과	296	610	561	461	431	475	541	594	454	581	679	530	6,213
재활의학과	632	550	1,226	743	609	691	491	811	308	753	677	426	7,917
방사선종양학과	-	-	-	-	3	-	-	-	-	-	-	-	-
종합검진증진센터	-	-	-	-	-	-	-	-	-	-	-	-	-
마취통증의학과	-	23	62	38	9	11	-	106	22	48	11	-	327
영상의학과	-	-	-	-	-	-	-	-	-	-	-	-	-
핵의학과	-	-	-	-	-	-	-	-	-	-	-	-	-
응급의학과	101	106	74	90	259	301	142	95	144	102	20	56	1,490
직업환경의학과	-	-	-	-	-	-	-	-	-	-	-	-	-
가정의학과	-	-	-	-	-	-	-	-	-	-	-	-	-
치 과	326	236	117	282	206	290	345	210	180	150	166	245	2,753
합 계	18,828	16,913	18,334	18,826	19,753	19,225	18,692	20,537	17,673	18,975	18,941	18,558	225,252
전년도	20,197	17,732	19,798	18,294	19,969	18,655	19,755	18,967	17,475	18,104	18,900	18,663	226,509
증 감	-1369	-819	-1464	532	-216	570	-1063	1570	198	871	41	-105	-0.6%

▼ 예제1 : 입원일과 퇴원일로 아래의 표와 같이 재원일수를 산출한다. 재원일수는 재원환자 기준이 아니라 퇴원환자를 기준으로 한다.

등록번호	성 별	나 이	입원일	퇴원일	재원일수
3448	F	83	2018-02-07	2018-02-22	15
210	M	25	2018-12-29	2019-01-04	6
453	F	30	2018-01-03	2018-02-07	35
1430	F	4	2018-01-19	2018-01-21	2
1560	F	60	2018-01-22	2018-01-22	1
1722	F	25	2018-01-21	2018-01-22	1
2101	M	16	2018-01-25	2018-01-31	6
2223	F	18	2018-01-23	2018-02-01	9
2277	F	56	2018-01-31	2018-07-03	153

▶ 풀이 : 등록번호 1560 환자는 당일 입원해 퇴원한 환자의 경우 0일이 아닌 1일로 계산한다.

• **재원일수 쉽게 계산하는 방법**

- 같은 월에 입원과 퇴원이 이루어진 경우 : 퇴원일 − 입원일
- 입원월과 퇴원월이 서로 다른 경우 : 입원월 마지막일 − 입원일 + 퇴원일

▼ 예제2 : 어느 병원의 A환자가 4월 24일에 입원하여 다음 달 5월 15일에 퇴원한 환자의 재원일수는?

▶ 풀이 : 4월의 마지막일(30일) − 24일 = 6일 + 15일 = 21일

6. 총재원일수

총재원일수(total length of stay)란 특정 기간 동안에 환자들의 재원일수를 합친 것을 말한다. 퇴원환자 연인원수나 퇴원환자 재원연일수도 같은 의미이다.

① 단입법에 의한 총재원일수는 총재원환자 진료일수와 일치한다.

② 총재원일수는 퇴원환자부터 계산한다.

③ 총재원환자 진료일수는 입원환자를 기준으로 계산한다.

7. 평균 재원일수

평균 재원일수((ALOS : averge length of stay)는 특정 기간 동안 퇴원한 환자들이 평균 며칠 입원했는가를 나타내는 지표다. 진료과별·질병별·수가별로 구분해 비교하는데 (퇴원환자 연인원수)를 해당 환자수를 나누어 계산한다.

• 평균 재원일수 $= \dfrac{\text{퇴원환자 연인원수}}{\text{퇴원환자 실인원수}}$

▼ 예제1 : 12월 A병원 내과 퇴원환자 1,223명이였고, 퇴원환자 연인원수가 9,765명이였다. 이 병원의 12월 내과 평균 재원일수는?

▶ 풀이 : 12월 내과 평균재원일수 = $\dfrac{9{,}765\text{명}}{1{,}223\text{명}}$ = 7.98일

▼ 예제2 : A병원의 2015년 10월 진료환자수 현황이다. 과별 평균 재원일수와 전체 평균 재원일수를 구하라.

진료과	퇴원실수	재원일수	평균 재원일수
내 과	98	613	6.3
외 과	193	1,542	8.0
신경외과	182	3,082	16.9
정형외과	217	2,645	12.2
산부인과	150	855	?
신경과	130	1,004	7.7
이비인후과	105	550	52.2
응급의학과	8	78	9.8
합 계	1,083	10,369	9.6

▶ 풀이 : 산부인과의 평균 재원일수는 재원일수(855)/퇴원실수(150)=5.7일이다.

▼ 예제3 : 2015년 11월 A병원에서 퇴원한 환자가 2명이다. 평균 재원일수를 구하라.

성 명	입원일	퇴원일	재원일수
박철수	2015-10-01	2015-11-20	50
홍길동	2015-11-03	2015-11-30	27

▶ 풀이 : 두 명의 총재원일수는 77일이다. 77일을 퇴원환자 2명으로 나누면 평균 재원일수는 38.5일이다. 따라서 평균 재원일수에서 분모는 퇴원실수가 된다.

※ 아래의 표와 같이 시간이 지날수록 환자의 재원일수가 줄어 병원의 수익이 개선되고 있음을 알 수 있다.

구분/년	2011년	2012년	2013년	2014년	2015년
재원일수	195,096	194,462	205,937	212,814	211,594
퇴원실수	17,268	18,427	19,924	21,545	22,430
평균 재원일수	11.3	10.6	10.3	9.9	9.4

▼ 예제4 : 어느 병원 6월의 통계월보이다. 이 병원의 6월 중 평균재원일수는?

(단위: 명, 일, 개)

퇴원환자수(사망 10명 포함)	836
퇴원환자 총 재원일수	13,250
재원환자수	859
재원환자 연인원수	14,302
병상수(분만실 10병상 포함)	152

▶ 풀이 : $6\text{월 평균재원일수} = \frac{13{,}250}{836} = 15.8\text{일}$

▼ 예제4 : 아래를 읽고 문제에 답하시오.

항 목	세부항목	단위(명, 일)
총 퇴원환자수(사망포함)		17,530
	성인.소아	15,520
	신생아	2,010
48시간 이후 사망		142
48시간 이전 사망		163
퇴원환자 총 재원일수	성인.소아	166,180
	신생아	156,360
		9,820

1) 성인.소아의 평균재원일수는?

▶ 풀이 : 평균재원일수 $= \dfrac{156,360}{15,520} = 10.1$일

2) 신생아의 평균재원일수는?

▶ 풀이 : 평균재원일수 $= \dfrac{9,820}{2,010} = 4.9$일

3) 이 병원의 평균재원일수는?

▶ 풀이 : 평균재원일수 $= \dfrac{166,180}{17,530} = 9.5$일

▼ 예제6 : 3.1일부터 3월10일까지 500병상, 3월11일부터 3월31일까지 500병상을 운영하는 A병원의 4월 입원환자 실인원수가 2,350명, 재원환자 연인원수 31,520명, 퇴원환자 실인원수 2,210명, 퇴원환자 연인원수가 36,350명, 사망 32명, 입원전 응급실 사망 21명, DOA 9명, 사산아 9명 일때 A병원의 5월 평균재원일수는?

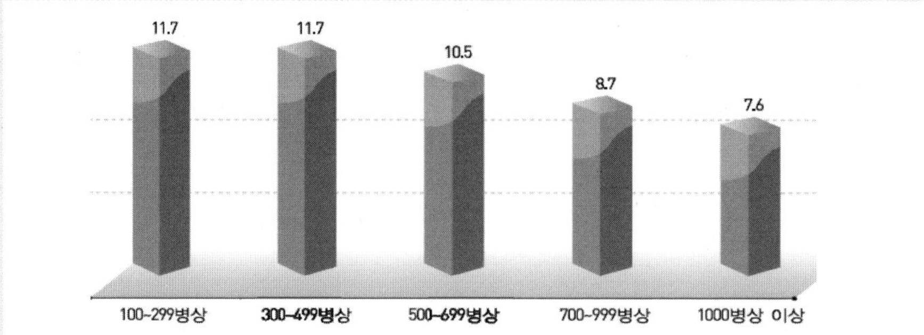

[그림 2-4] 진료과별·규모별 평균재원일 수

[표 2-5] OECD 국가별 평균 재원일수

구분	1990	2000	2005	2006	2007	2008	2009	2010	2011	2012	2013	2014
호주	-	6.3	6.2	6.2	6.2	6.0	5.9	5.8	5.8	5.7	5.5	5.5
오스트리아	12.5	9.8	8.0	7.9	7.9	7.9	7.8	7.9	7.8	7.9	8.1	8.2
벨기에	13.8	8.4	7.4	7.3	7.2	7.1	7.0	6.9	6.8	6.7	6.6	6.5
캐나다	13.0	13.0	7.2	7.4	7.5	7.7	7.7	7.7	7.4	7.6	8.2	8.2
체코	15.4	11.4	10.7	10.5	10.4	10.2	10.2	10.2	9.8	9.5	9.4	9.4
덴마크	8.2	6.2	5.4	5.3	5.2	5.2	4.8	4.6	5.7	5.7	5.6	5.6
핀란드	18.2	10.3	12.5	12.7	12.9	12.4	12.5	11.6	11.2	11.0	10.6	10.5
프랑스	15.1	13.2	5.8	5.7	5.7	5.7	5.6	5.7	5.6	5.6	5.6	5.6
독일	-	11.4	10.2	10.1	10.1	9.8	9.7	9.5	9.3	9.2	9.1	9.0
그리스	9.9	8.4	8.0	7.0	6.9	6.6	6.7	6.6	7.0	-	-	-
헝가리	12.6	8.9	8.8	8.8	8.9	9.2	9.3	8.8	9.3	9.6	9.3	9.5
아이슬랜드	7.9	7.6	5.4	6.3	6.2	6.2	6.1	6.1	5.9	5.6	5.6	5.6
아일랜드	-	7.4	6.5	6.3	6.2	6.2	6.1	6.1	5.9	5.6	5.6	5.6
이탈리아	11.7	7.7	7.4	7.5	7.5	7.6	7.6	7.6	7.7	7.7	7.7	7.8
일본	50.5	39.1	19.8	19.2	19.0	18.8	18.5	18.2	17.9	17.5	17.2	16.9
한국	13.0	14.0	15	-	-	18	15.7	15.8	16.4	16.1	16.5	16.5
룩셈부르크	-	-	8.5	8.3	8.5	8.5	8.6	8.8	8.4	8.4	8.7	8.7
멕시코	-	4.2	4.0	4.1	4.1	3.9	3.9	3.9	3.9	3.9	4.0	3.6
네덜란드	16.0	12.9	6.8	6.6	6.3	6.1	5.8	5.6	5.3	5.2	-	-
뉴질랜드	9.4	9.4	8.8	10.3	9.1	9.3	9.0	8.8	8.7	8.2	7.6	-
노르웨이	-	8.9	5.1	5.0	5.0	4.8	4.6	4.5	-	5.7	5.6	5.6
폴란드	12.5	8.9	8.2	8.0	7.8	7.9	7.7	7.6	7.4	7.1	7.0	6.9
포르투갈	10.8	9.2	6.7	7.0	7.1	7.2	7.3	7.3	7	7.4	7.5	7.5
슬로바키아	11.4	10.4	8.3	8.2	8.0	7.8	7.7	7.5	7.3	7.4	6.8	6.9
스페인	12.2	9.0	7.1	7.0	7.2	7.0	6.9	6.8	6.7	6.7	6.6	6.6
스웨덴	18.0	6.8	6.6	6.6	6.5	6.5	6.3	6.0	-	-	5.8	5.8
스위스	-	12.8	10.6	10.2	9.7	9.5	9.2	9.0	8.8	8.6	-	8.5
터키	6.9	5.9	-	-	5	4.3	4.3	4.1	3.9	4.0	3.9	4.0
영국	17.6	10.6	8.7	8.4	7.9	7.7	7.5	7.4	7.0	7.0	7.0	6.9
미국	9.1	6.8	4.8	4.8	4.8	4.9	4.9	4.8	-	-	-	-

자료 : OECD Health Data, 2016

[표 2-6] 진료과별·규모별 평균재원일 수

진료과별(2)	전체 평균	일반병원 평균						특수병원		
	소계	소계	상급종합병원	종합병원(300병상 이상)	(160~299병상)	(160병상 미만)	병원	정신병원	한방병원	치과병원
소계	9.7	9.3	7.4	9.7	9.3	9.0	18.2	35.1	9.7	4.8
소계	9.7	9.3	7.4	9.7	9.3	9.0	18.2	35.1	24.4	4.8
내과	9.0	9.0	7.5	9.3	9.4	9.2	16.3	14.9	2.6	-
신경과	9.2	9.2	8.0	8.7	9.0	9.1	14.4	12.2	-	-
정신과	48.0	52.0	22.3	63.2	62.7	-	122.0	45.6	-	-
외과	7.4	7.4	7.1	7.0	6.6	6.7	30.8	8.3	7.6	-
정형외과	12.3	12.3	10.3	13.9	11.7	13.9	13.2	16.1	-	-
신경외과	12.2	12.2	12.9	14.2	9.7	10.0	12.7	12.7	-	-
흉부외과	11.8	11.8	10.9	11.6	12.7	-	49.4	-	-	-
성형외과	10.1	10.1	9.2	11.0	10.9	17.3	-	3.3	-	-
산부인과	5.1	5.1	4.9	5.1	4.8	4.0	7.0	1.7	-	-
안과	2.1	2.1	2.3	2.2	2.5	1.0	1.6	0.4	-	-
이비인후과	4.2	4.2	4.2	4.4	3.8	3.6	4.4	4.8	-	-
피부과	6.5	6.5	5.5	6.7	4.5	1.1	233.0	-	-	-
비뇨기과	5.2	5.2	4.9	5.0	5.2	3.5	26.7	4.4	-	-
진단검사의학과	36.0	36.0	-	64.6	4.7	-	-	-	-	-
결핵과	105.6	105.6	-	25.1	-	-	138.6	-	-	-
재활의학과	39.3	46.0	42.0	46.0	32.6	63.4	64.6	2.3	40.5	-
가정의학과	14.8	15.1	7.5	15.0	10.4	8.3	17.2	4.2	10.5	-
핵의학과	2.1	2.1	2.1	2.8	0.4	-	-	-	-	-
소아청소년과	5.3	5.3	6.3	5.0	4.8	5.4	3.9	6.2	-	-
마취통증의학과	4.6	4.6	4.3	7.6	6.4	16.8	3.1	-	-	-
방사선종양학과	13.5	13.5	1.6	18.3	9.0	-	-	-	-	-
병리과	-	-	-	-	-	-	-	-	-	-
영상의학과	2.0	2.0	0.8	1.9	1.0	5.1	11.4	-	-	-
예방의학과	8.3	8.3	16.3	-	2.0	-	-	-	-	-
응급의학과	2.0	2.0	2.0	2.5	1.3	8.8	3.1	-	-	-
산업의학과	34.4	34.4	7.6	1.0	179.9	-	40.3	-	-	-
한방과	29.6	29.6	20.0	17.9	12.6	-	67.6	-	-	-
치과	5.5	5.6	4.5	5.1	5.2	5.2	109.5	-	-	4.8
기타진료과	10.6	10.6	6.0	11.0	1.8	14.5	107.7	-	-	-
소계	9.7	-	-	-	-	-	-	-	9.7	-
한방 내과	7.3	-	-	-	-	-	-	-	7.3	-
한방 소아과	5.1	-	-	-	-	-	-	-	5.1	-
한방 신경정신과	21.2	-	-	-	-	-	-	-	21.2	-
한방 부인과	11.4	-	-	-	-	-	-	-	11.4	-
한방 안이비인후과	14.4	-	-	-	-	-	-	-	14.4	-
한방 침구과	11.6	-	-	-	-	-	-	-	11.6	-
한방 피부과	5.0	-	-	-	-	-	-	-	5.0	-
한방 재활의학과	9.3	-	-	-	-	-	-	-	9.3	-
사상체질과	21.7	-	-	-	-	-	-	-	21.7	-
한방응급실	-	-	-	-	-	-	-	-	-	-
한방 기타진료과	-	-	-	-	-	-	-	-	-	-

1) 평균 재원일수와 병상 및 진료비와의 관계

평균 재원일수가 길어지면 병상이용률은 높아지나 병상회전률은 낮아지고, 진료건당 진료비는 증가하나 입원환자의 일평균 부담 진료비는 줄어든다. 반대로 진료의 집중도가 높을수록 평균 재원일수는 짧아지나 환자의 일평균 진료비는 늘어난다.

※ 진료과별·병동별·수가항목별로 재원일수를 파악해 재원일수를 관리할 수 있다. 재원일수는 병원의 수익에 큰 영향을 주기 때문에 여러 가지로 분석해서 재원일수 단축에 관심을 가져야 한다.

[표 2-7] OECD 국가별 1인당 평균 재원일수(단위 : 1인당)

구분	1990	2000	2005	2006	2007	2008	2009	2010	2011	2012	2013	2014
호주	-	6.3	6.2	6.2	6.2	6.0	5.9	5.8	5.8	5.7	5.5	5.5
오스트리아	12.5	9.8	8.0	7.9	7.9	7.9	7.8	7.9	7.8	7.9	8.1	8.2
벨기에	13.8	8.4	7.4	7.3	7.2	7.1	7.0	6.9	6.8	6.7	6.6	6.5
캐나다	13.0	13.0	7.2	7.4	7.5	7.7	7.7	7.7	7.4	7.6	8.2	8.2
체코	15.4	11.4	10.7	10.5	10.4	10.2	10.2	10.2	9.8	9.5	9.4	9.4
덴마크	8.2	6.2	5.4	5.3	5.2	5.2	4.8	4.6	5.7	5.7	5.6	5.6
핀란드	18.2	10.3	12.5	12.7	12.9	12.4	12.5	11.6	11.2	11.0	10.6	10.5
프랑스	15.1	13.2	5.8	5.7	5.7	5.7	5.6	5.7	5.6	5.6	5.6	5.6
독일	-	11.4	10.2	10.1	10.1	9.8	9.7	9.5	9.3	9.2	9.1	9.0
그리스	9.9	8.4	8.0	7.0	6.9	6.6	6.7	6.6	7.0	-	-	-
헝가리	12.6	8.9	8.8	8.8	8.9	9.2	9.3	8.8	9.3	9.6	9.3	9.5
아이슬랜드	7.9	7.6	5.4	6.3	6.2	6.2	6.1	6.1	5.9	5.6	5.6	5.6
아일랜드	-	7.4	6.5	6.3	6.2	6.2	6.1	6.1	5.9	5.6	5.6	5.6
이탈리아	11.7	7.7	7.4	7.5	7.5	7.6	7.6	7.6	7.7	7.7	7.7	7.8
일본	50.5	39.1	19.8	19.2	19.0	18.8	18.5	18.2	17.9	17.5	17.2	16.9
한국	13.0	14.0	15	-	-	18	15.7	15.8	16.4	16.1	16.5	16.5
룩셈부르크	-	-	8.5	8.3	8.5	8.5	8.6	8.8	8.4	8.4	8.7	8.7
멕시코	-	4.2	4.0	4.1	4.1	3.9	3.9	3.9	3.9	3.9	4.0	3.6
네덜란드	16.0	12.9	6.8	6.6	6.3	6.1	5.8	5.6	5.3	5.2	-	-
뉴질랜드	9.4	9.4	8.8	10.3	9.1	9.3	9.0	8.8	8.7	8.2	7.6	-
노르웨이	-	8.9	5.1	5.0	5.0	4.8	4.6	4.5	-	5.7	5.6	5.6
폴란드	12.5	8.9	8.2	8.0	7.8	7.9	7.7	7.6	7.4	7.1	7.0	6.9
포르투갈	10.8	9.2	6.7	7.0	7.1	7.2	7.3	7.3	7	7.4	7.5	7.5
슬로바키아	11.4	10.4	8.3	8.2	8.0	7.8	7.7	7.5	7.3	7.4	6.8	6.9
스페인	12.2	9.0	7.1	7.0	7.2	7.0	6.9	6.8	6.7	6.7	6.6	6.6
스웨덴	18.0	6.8	6.6	6.6	6.5	6.5	6.3	6.0	-	-	5.8	5.8
스위스	-	12.8	10.6	10.2	9.7	9.5	9.2	9.0	8.8	8.6	-	8.5
터키	6.9	5.9	-	-	5	4.3	4.3	4.1	3.9	4.0	3.9	4.0
영국	17.6	10.6	8.7	8.4	7.9	7.7	7.5	7.4	7.0	7.0	7.0	6.9
미국	9.1	6.8	4.8	4.8	4.8	4.9	4.9	4.8	-	-	-	-

자료 : OECD Health Data, 2016

제4절 신생아 진료실적 단위 용어

1. 출생아수

세계보건기구(WHO)는 태아가 임신기간과 상관없이 산모의 몸 밖으로 나온 후 심박동·맥박·수의근이 확실하게 움직여 생명의 징후를 보이는 상태를 출생아로 간주한다고 했다. 그리고 출생아수는 **임신기간과 상관없이 살아서 태어난 아기의 수**를 말한다.

2. 조출생률

조출생률(Crude Birth Rate)이란 특정 인구 집단의 출산수준을 나타내는 기본적인 지표다. 1년간의 총출생아수를 당년도 연앙인구로 나눈 수를 1,000분비로 나타낸 것이다.

- 조출생률 $= \dfrac{\text{특정 1년간의 총출생아수}}{\text{당년도 연앙인구}} \times 1{,}000$

연앙인구란 인구주택조사에 나타난 인구의 중복이나 누락을 보완하고, 장래 인구동태율(출생, 사망, 이민 등)을 감안해 추계한 매년 7월 1일 시점의 인구를 말한다.

3. 신생아

신생아(neonate)란 생후 28일 이하의 아기를 말하고, 신생아기란 출생일(0일)부터 만 27일이 되는 날까지 정확하게 **4주일, 만 28일간**을 말한다. 예를 들어 10월 1일에 태어났으면 만 4주가 되는 10월 28일까지만 신생아에 속한다. 신생아기는 3기로 나눌 수 있다.

① 신생아 1기 : 출생부터 24시간까지(23시간 59분까지)

② 신생아 2기 : 출생 후 24시간부터 7일까지(6일 23시간 59분까지)

③ 신생아 3기 : 출생 후 7일부터 28일까지(27일 23시간 59분까지)

1) 정상 신생아

정상 신생아란 질식(Vaginal)이나 제왕절개로 낳은 **체중 2,500g 이상의 아이**를 말한다. **재태기간은 무관**하다.

2) 신생아 합병증

신생아의 합병증은 매우 다양한데 ICD−10 질병 분류에 따라 정의한다. 신생아 합병증의 예는 저출생 체중아나 극소출생 체중아, 조산아나 과숙아, 신생아 가사(Apgar 점수 6이하), 신생아 호흡곤란 증후군, 주산기 태변이나 양수 흡입 증후군, 두개골 내 출혈, 주산기와 관련된 감염, 분만손상(골절·신경마비·장기 손상 등), 신생아 대사 이상 질환, 선천선 기형 등이다.

4. 신생아 퇴원

의료기관에서 출생한 신생아의 퇴원은 소정의 퇴원수속을 마친 후 의료서비스 제공이 종료되어 병원을 나가는 것을 말한다.

① 퇴원수 : 신생아실에서 퇴원한 정상 신생아수

② 재원 연인원 : 신생아실에서 퇴원한 정상 신생아의 재원일 합계

[표 2−8] 신생아 통계

구분	1월	2월	3월	4월	5월	6월	7월	8월	9월	10월	11월	12월	합계
입원실수	26	18	26	29	32	18	34	39	29	37	30	26	344
퇴원실수	26	21	25	31	26	24	28	46	32	39	26	26	350
재원연인원수	326	227	298	310	414	384	353	466	331	405	318	366	4198
퇴원연인원수	272	358	255	312	268	337	585	495	336	340	352	295	4205

5. 저체중아

저체중아(Low birth weight)란 2,500g 미만의 출생아를 말한다. 산모와 출생아의 건강상태를 나타내는 지표로, 국가 간의 보건수준을 비교하는 데 유용하다.

① **저출생 체중아**(low birth weight infant) : 출생 체중이 2500g 미만

② **극소 저출생 체중아**(very low birth weight infant) : 출생 체중이 1500g 미만

③ **초극소 저출생 체중아**(extreme low birth weight) : 출생 체중이 1000g 미만

④ **과체중아**(large baby) : 출생 체중이 4000g 이상

- 저체중 출생아율$=\dfrac{\text{2000g 미만 저체중 출생아수}}{\text{출생아수}}\times 1{,}000$

6. 출생 체중

출생체중이란 출생 직후 최초로 측정한 태아나 신생아의 체중을 말한다. 이는 출생 후 체중이 손실되기 전인 **1시간 내**에 해야 한다. 출생 체중은 500g 간격이 아닌 그램(gram) 단위로 정확하게 기록해야 한다. 산모와 신생아의 건강상태를 나타내는 지표이며 국가 간에 비교하는 데 유용하게 쓰인다. 출생 체중에 따른 신생아 용어는 다음과 같다.

① **저체중아(low birth weight)** : 출생 체중이 임신기간과 관계없이 2,500g 미만인 경우

② **미숙아(immaturity)** : 출생 체중이 1,000g 이상 2,500g 미만이거나 임신주기가 28주 이상 37주 미만인 경우

③ **극단적 미숙아(extreme immaturity)** : 출생 체중이 1,000g 미만이거나 임신주기가 28주 미만인 경우

④ **성숙아(mature infant)** : 일반적으로 임신 말기나 그 시기쯤에 태어나 출생 체중이 2500g 이상인 경우

⑤ **예외적으로 큰 아기(exceptionally large baby)** : 일반적으로 출생 체중이 4,500g 이상인 경우

7. 사산

사산(stillbirth)이란 수태에 의한 생물이 임신 20주 이상이나 태아의 체중이 501g 이상인 상태에서 그 모태에서 완전히 만출이나 적출되기 전에 사망한 경우를 말한다. 유산과 사산의 경계는 역사적으로 임신 20주나 출산체중 501g이 대개 생존 가능성의 경계가 되기 때문이다. 세계보건기구(WHO)는 태아 사망의 기준을 임신 22주나 체중 501g을 기준으로 하도록 권한다. 그러나 전통적으로 임신 20주가 만삭인 임신 40주의 절반이기 때문에 대개 유산과 사산의 기준을 임신주수로는 20주나 체중 501g으로 사용한다.

- $$\text{사산율} = \frac{\textbf{총사산아수}}{\textbf{총출생아수} + \textbf{총사산아수}} \times 1{,}000$$

사산율을 구할 때 주의사항으로 반드시 사산아수를 분모에 더해서 산출한다.

▼ 예제 : 어느 병원의 통계연보 이다. 이 병원의 사산율은?

퇴원환자수	성인 및 소아 사망자수
성인 및 소아 : 15,720(외과, 산과 포함)	성인 및 소아(수술, 산과 사망 포함)
신생아 : 2,220	48시간 이전 : 52
외과 : 1,750	48시간 이후 :312
산과 :	신생아(수술, 산과 사망 포함)
분만 : 1,771	48시간 이전 : 36
유산 : 352	48시간 이후 : 28
미분만(산전) : 78	수술 후 10일 이내 사망 : 12
미분만(산후) : 18	수술 후 12일에 사망 : 4
출생아수 : 2,123	산과
수술환자수 : 1,235	분만 : 2
수술건수 : 1,256	유산 : 2
	사산아
	중기 : 6
	만기 : 15

▶ 풀이 : 사산율 = $\frac{6+15}{2,123+(6+15)}$ ×100 = 0.98%

▼ 예제 : 어느 병원의 7월 통계자료이다. 이 병원의 사산율은?

산과환자	미분만	24
	분만	157
	분만 후 입원	7
	유산	7
부인과 환자		58
사산아		2
제왕절개 수		38
산모사망		1
신생아		154

▶ 풀이 : 사산율 = $\frac{\text{사산아}}{\text{총 출생아}+\text{사산아}}$ × 100　사산율 = $\frac{2}{157+2}$ × 100 = 0.98%

8. 영아

영아(Infant)란 출생이나 신생아기(생후 4주간, 28일) 이후 걸을 수 있을 때까지의 **1년(12개월, 365일) 이내**의 어린아이를 말한다.

제5절 사망 관련 진료실적 단위 용어

1. 병원사망

병원사망이란 입원한 환자가 병원에서 사망한 경우를 말한다. 병원사망률을 계산할 때는 **사산아, 병원 도착 당시 사망한 환자(dead on arrival,DOA), 응급실에 있으나 입원수속이 되지 않은 채 사망한 환자는 포함시키지 않는다.** 그러나 입원하기 위한 행정적 절차가 끝나 응급실이 아닌 수술실·회복실·특수치료실 등에서 사망했을 때는 입원환자로 간주해 포함시킨다.

① 48시간 전 사망 : 입원 후 48시간 이내에 사망한 환자수

② 48시간 후 사망 : 입원 후 48시간 이후에 사망한 환자수

- **병원조사망률** $= \dfrac{\text{사망환자수}}{\text{연퇴원환자수(사망포함)}} \times 100$

- **병원순사망률** $= \dfrac{\text{사망환자수}-\textbf{48시간 이전 사망환자수}}{\text{연퇴원환자수}-\textbf{48시간 이전 사망환자수}} \times 100$

▼ 예제1 : 아래의 자료를 이용하여 답하시오.

A병원의 5월 퇴원환자는 성인과 소아 529명, 신생아 28명이였고, 사망자수는 다음과 같다. D.O.A 12명, 사산아 6명, 입원 수속 전 사망자 9명, 입원 후 48시간 이전 사망자 22명, 48시간 이후 사망자 16명으로 총 사망자수는 65명이다.

1) A병원의 조사망율은?

① 11.7% ② 7.9% ③ 6.4% ④ 6.8% ⑤ 10.6%

2) A병원의 순사망율은?

① 3.8% ② 9.2% ③ 8.5% ④ 3.0% ⑤ 2.8%

▶ 풀이 : 조사망율 $= \dfrac{\text{22명}+\text{16명}}{\text{529명}+\text{28명}} \times 100 = 6.8\%$

▶ 풀이 : 순사망율 $= \dfrac{(\text{22명}+\text{16명})-\text{22명}}{\text{557명}-\text{22명}} \times 100 = 3.0\%$

정답 | 1. ③ 2. ④

▼ 예제2 : 어느 병원의 퇴원환자 통계연보는 다음과 같다.

항 목	단위(명,일)
입원환자 퇴원수	
성인 및 소아	1,234
신생아	46
입원환자 사망수	
성인 및 소아(48시간 이전 사망 5명 포함)	26
신생아(48시간 이전 사망 3명 포함)	9

1) 이 병원의 조사망률은?

▶ 풀이 : 조사망율 $= \dfrac{26\text{명}+9\text{명}}{1{,}234\text{명}+46\text{명}} \times 100 = 2.7\%$

2) 이 병원의 신생아의 순사망률은?

▶ 풀이 : 신생아 순사망률 $= \dfrac{9\text{명}-3\text{명}}{46\text{명}-3\text{명}} \times 100 = 14.0\%$

조사망률(Crude Death Rate)은 국가의 사망수준을 나타내는 가장 기본적인 지표다. 연간 총사망자수를 당년도의 연앙인구로 나눈 수치를 1,000분비로 나타낸다.

• 조사망률 $= \dfrac{\text{특정 1년간의 총사망자수}}{\text{당년도 연앙인구}} \times 1{,}000$

2. 수술 후(10일 이내) 사망

수술 후 10일 이내에 수술로 인하여 사망한 경우를 말한다.

3. 마취사망

마취로 인하여 사망한 경우를 말한다.

4. 모성사망

임신기간이나 부위와 관계없이 임신과 관계있는 어떤 원인으로 **임신이나 출산 후 42일 이내(또는 6주 이내)에 사망하는 경우**를 말한다.

1) 병원 모성사망률

보건의료통계에서는 직접 모성사망만을 모성사망으로 분류하고, 재원기간 중에 발생한 모성사망에 국한한다.

- **모성사망률** $= \dfrac{\text{기간 중 직접 모성사망자수}}{\text{기간 중 산과 총퇴원수}} \times 100$

2) 모성사망률

인구동태통계에서의 모성사망률 공식이다.

- 모성사망률 $= \dfrac{\text{모성사망자수}}{\text{15\textasciitilde 49세 여성수}} \times 1{,}000$

3) 모성사망비

인구동태통계에서의 모성사망비(Maternal Mortality Ratio)는 출생아 10만 명당 모든 원인에 의한 모성사망 수를 나타내는 것이다.

- 모성사망비 $= \dfrac{\text{모성사망수}}{\text{출생아}} \times 100{,}000$

① **모성사망수** : 임신·분만·산후기(분만 후 42일까지)에 임신·분만·산욕의 합병증이나 임신으로 지병이 악화되어 사망한 환자수를 말한다.

② **직접 모성사망**(직접 산과적 사망) : 임신상태의 산과적 합병증(임신·진통·산후기)으로 개입·생략·부정확한 치료나 이상의 어떤 것으로 발생한 일련의 사건으로 인하여 발생한 사망을 말한다.

③ **간접 모성사망**(간접 산과적 사망) : 기존의 질병이나 임신 중에 발전하고 직접 산과적 원인에 의하지 않았으나 임신의 생리적 영향으로 질병이 악화되어 사망한 경우를 말한다.

세계보건기구(WHO)는 모성사망의 정의를 임신기간 중이거나 임신종결 후 42일 이내의 사망으로, 직접 산과적 원인과 간접 산과적 원인으로 인한 사망으로 구분하고 있다. 전자는 사망원인이 임신이나 분만과 직접 관련이 있는 경우를 의미하고, 후자는 질병이 임신과 분만으로 인해 악화되어 사망하는 경우를 의미하므로, 사고를 제외하고 임신과 산후 기간 중 질병이 있는 상태에서의 모든 사망을 포함한다. 최근 의료기술의 발달로 모성사망이면서도 사망시기가 지연되는 경우가 많아 임신종결 후 1년 이내의 사망을 모성사망으로 규정하기도 한다.

5. 신생아 사망

신생아 사망(neonatal death)이란 병원 출생아가 출생부터 27일 23시간 59분 안에 병원에서 사망한 경우를 말한다. 세계보건기구(WHO)는 초기 7일 이내에 일어나는 초기 신생아 사망과 후기 7일 이내에 일어나는 후기 신생아 사망으로 나누고, 태어난 첫날 사망한 경우는 분이나 시간 단위로 기록하고, 둘째 날이나 셋째 날, 만 27일까지는 사망 시 연령을 일 단위로 기록하라고 권고하고 있다.

- 신생아 사망 $= \dfrac{\text{본원 출생아 사망수}}{\text{본원 출생아 퇴원수}} \times 100$

- 본원 출생 신생아 사망수/본원 출생 총신생아 퇴원수×100

6. 출생 전후기 사망

출생 전후기 사망(perianatal death)이란 사산아(stillborn infant)와 신생아 사망(neonatal death)을 포함하는 말이다. ICD-9차(WHO, 1977)에서는 출생 전후기의 정의를 임신 22주나 출생 체중 500g부터 출생 후 7일 이내라고 규정하고, 출생 전후기 사망의 국제 비교를 위해서는 체중 1,000g, 임신 28주, 신체 길이 35cm 이상의 태아 사망과 생후 7일 이내의 신생아 사망을 포함하도록 권한다. 출생 전후기

사망률은 태아와 신생아 사망률을 합쳐 산출한 지표로, 7일 미만의 사망수와 임신 28주 이후의 사망수를 총출생아(출생+사산) 1,000명당으로 나타낸 것이다.

• 출생 전후기 사망률 $= \dfrac{\text{출생 후 7일 미만 사망수} + \text{임신 28주 이후 사망수}}{\text{출생아수}} \times 1{,}000$

7. 태아 사망

태아 사망(fetal death)이란 임신기간에 관계없이 수태에 의한 생성물이 그 모체로부터 완전히 만출이나 적출되기 전에 사망하는 경우를 말한다. 우리나라와 미국 등 많은 나라의 병원에서는 태아 사망을 사산과 같은 개념으로 사용하며, 태아 사망을 유산과 구분하는 개념으로 **임신 20주나 출생 체중 500g 이상으로 정의**했다. 국제질병분류의 기준으로는 임신 22주나 출생 체중 500g 이상으로 규정하고, 조기 태아 사망(early fetal death)은 유산(abortion)으로 정의하고, 중기와 후기 태아 사망(intermediate and late fetal death)은 사산(stillbirth)으로 정의했다.

[표 2-9] 태아 사망

구 분	출산 시 체중	임신 기간
조기 태아 사망	500g 이하	20주 미만(139일)
중기 태아 사망	501g 이상~1,000g 이하	20주 이상~28주 미만
후기·만기 태아 사망	1,000g 이상	28주 이상

8. 영아 사망

영아 사망(infant death)이란 출생한 아기가 1년 이내(364일 23시간 59분까지)에 사망하는 경우를 말한다. 같은 연도에 출생아 1,000명당 1세 미만에서 사망한 아이의 비율이다. 인구동태통계(vital statistics)에서는 영아 사망률(infant mortality rate)은 어느 해 1년의 1세 미만의 사망수를 그해의 출생수로 나눈 값이다. 연간 태어난 출생아 1,000명 중에 만 1세 미만에 사망한 영아수의 천분비로, 건강수준이 향상되면 영아 사망률도 감소하므로 국민보건의 측정지표로 사용한다.

- 영아 사망률 $= \dfrac{\text{출생 후 1년 이내 사망아수}}{\text{출생아수}} \times 1{,}000$

제6절 출산 전후기 관련 진료실적 단위 용어

1. 배아

배아(embryo)란 수정란에서 아이가 되기까지의 사이를 말한다. 가장 빨리 발생 분화가 진행되며, 사람에서는 수정 후 약 2주부터 8주까지 발육한 생체를 말한다.

2. 출산

출산(birth)이란 탯줄의 절단이나 태반의 부착 여부와 관계없이 모체에서 태아가 완전히 나오거나 적출된 경우를 말한다. 산과학적으로는 살아 있는 아이나 죽은 아이를 낳은 행위, 수작업, 기구 사용이나 수술로 살아 있는 영아나 죽은 태아를 분만하는 과정을 말한다. 특정 1년간의 총출생아수를 당년도의 가임 여자 인구(15~49세)로 나눈 수치를 1,000분비로 나타낸 것이다.

- 일반 출산률 $= \dfrac{\text{특정 해의 1년간 총출생아수}}{\text{당년도 15\textasciitilde49세 여자 인구}} \times 1{,}000$

3. 출생

출생(Live birth)이란 세계보건기구(WHO)의 정의에 의하면 임신기간과 관계없이 아기가 산모에게 완전한 부착 여부에 관계없이 심박동·탯줄의 맥박·수의근의 확실한 움직임을 보이는 것을 말한다. 이러한 출산 산물을 출생아로 간주한다. 출생이란 '임신기간 22주 이후나 출생 체중 500g 이상의 임신 결과로서 모체 밖에서 생명의 기미를 보인 출산'이다.

4. 분만과 진통

1) 조산

조산(premature labor)은 임신 37주 이전에 분만하는 것을 말한다. 정상 임신기간 전에 출산 가능한 아이를 분만하는 것으로 통상 28~37주 사이에 출산하는 것을 말한다.

2) 급산

급산(precipitate labor)은 급속하게 진행되는 분만으로 보통 3시간 이내에 분만하는 경우를 말한다.

3) 지연분만

지연분만(prolonged labor)은 보통 18시간의 한도를 넘어 오래 걸리는 분만을 말한다. 난산(dystocia)과 같은 뜻으로 쓰인다.

4) 가성분만

가성분만(false labor)은 분만진통과 비슷하나 효과가 없고 자궁의 경관이 확장되지 않는다.

5. 산후

산후(puerperium)란 분만부터 산부의 재생산 기관(생식기)이 정상으로 회복될 때까지의 시기를 말한다. 보통 6주 정도 걸리는데 이 기간 중에는 대개 월경과 배란이 일어나지 않아 임신할 확률은 낮다.

6. 유산

유산(abortion)이란 생존 가능성이 없는 태아가 자궁 내에서 사망하거나 만출되는 것을 의미하며, HWO 규정에 의하면 **임신 20주 미만이나 태아 체중 500g 이하로 임신이 종결될 경우**를 말한다. **태아가 20주를 넘어 사망한 경우를 사산(still birth)**이라 한다.

1) 절박유산

절박유산(threatened abortion)이란 임신 전반기에 혈성 분비나 질 출혈이 있는 것을 말한다. 유산 증세가 있으나 임신상태가 계속 유지될 수도 있다. 임신 초기에는 4~5명 중 1명 정도에서 나타나는데 그 반이 유산된다.

2) 불가피유산

불가피유산(inevitable abortion)이란 유산되었으면서도 태아가 나오지 않은 상태를 말한다. 경관개대와 태막이 파열된 경우로 유산이 불가피하다.

3) 불완전유산

불완전유산(incomplete abortion)이란 임신 10주 전의 유산은 태아와 태반이 같이 나오는 경우가 많으나 그 후에는 각각 나오거나 태반이 자궁 내에 남아 출혈이 계속되는 것을 말한다.

4) 계류유산

계류유산(missed abortion)이란 임신 전반기에 사망한 태아가 **자궁 내에 4~8주 이상 남아 있는 경우**를 말한다.

5) 습관성유산·자연반복유산

습관성유산(habitual abortion)이란 3회 이상 계속되는 자연유산을 말한다.

7. 임신기간

임신기간(duration of pregnancy)이란 난자가 수정된 시기부터 출산이나 유산의 발생으로 나타난 임신종결까지의 시간을 말한다. 실제 임신기간을 측정할 때 난자가 수정되는 시점을 정확하게 알기 어려우므로 임신부의 최종 월경기간(lastmenstrual period)이 시작된 시점을 기준으로 한다.

① 임신 만기 전(pre−term) : 임신의 만 37주 미만(259일 미만)

② 임신 만기(term, full−term) : 임신의 만 37주부터 만 42주 미만(259~293일)

③ 임신 만기 후(post−term), 지연임신(prolonged pregnancy) : 임신의 만 42주 이상(294일 이상)

제3장 학습목표

제3장을 공부한 후 외래환자 통계 기준 및 유형에 대해 이해하고, 응급환자수를 포함한 외래환자 유형별 통계 산출 방법에 대해 알아야 한다.

① 외래환자 관련 통계의 종류를 알 수 있다.

② 외래환자 초진율과 입원율을 산출할 수 있다.

③ 환자종류별, 진료과별 외래환자 구성비를 산출할 수 있다.

④ 진료예약 관련 통계를 산출할 수 있다.

⑤ 응급환자 관련 통계를 산출할 수 있고, 의미를 이해할 수 있다.

제3장

외래환자 통계

제1절 외래환자 관련 통계

1. 외래환자 정보통계

병원에서는 매일 많은 환자를 진료하므로 환자와 관련된 정보나 진료비에 관한 정보, 환자의 진료를 위해 투입한 인력과 물자, 시설에 관한 정보, 회계 처리 결과를 집계한 회계정보, 기타 경영과 관련된 여러 가지 정보가 생성된다. 이 정보 중에는 매일 생성되었다가 월이나 년 단위로 집계되는 것이 있는가 하면 아예 처음부터 월 이나 년 단위로만 집계하는 것도 있다.

1) 외래환자 통계

외래환자 통계는 외래 진료환자에 관한 통계를 의미한다.

2) 통계 기준

① 병원 전체의 통합적인 환자수가 아닌 각 과별의 환자수를 기준으로 한다.

② 신체검사나 건강검진은 외래환자수에 포함하지 않는다.

③ 직접 진료를 담당하는 진료과별로 집계한다.

④ 진단검사의학과·병리과·영상의학과는 직접적인 접수와 진료를 했을 경우에만 별도로 산정하며 처방으로 내원한 환자는 산정하지 않는다.

⑤ 다른 병원과 비교할 때는 계산방법도 동시에 고려해야 하며 환자 통계작성에 있어서 수가유형별로 1일 통계, 월별통계, 분기별통계, 연통계 등으로 구분할 수 있다.

3) 통계 유형

① **진찰료 기준에 의한 분류** : 진찰료 산정방법에 따른 분류는 초진환자와 재진환자로 구분해 집계하는 방법이다. 하루에 2개과 이상 초진진료를 했을 경우에도 각각 집계한다. 과거 내원 여부에 따른 분류로는 **처음 내원한 환자는 신환**(新患)으로 구분하고, 과거에 **내원해 등록번호가 있는 경우에는 구환**(舊還)으로 분류한다. 신환이 많을수록 병원의 신뢰도나 친화도가 높다고 본다.

② **이용 경로에 따른 분류** : 병원 내원의 경로별로 환자를 구분하는 방법이다. 외래나 응급실 이용이나 다른 병원에서 이송해 온 경우로 구분해 집계한다.

③ **환자의 거주지역에 따른 분류** : 환자의 거주지역에 따른 집계로, 병원의 지역사회 친화도를 나타내는 요소로 이용한다.

2. 외래환자 통계

외래환자 통계를 산출할 때 일반적으로 외래환자수에 응급실환자수를 포함시키고, 종합검진과 신체검진 환자수는 제외시킨다. 외래환자는 외래환자 실인원수와 연인원수로 사용하는데 실인원수는 외래환자의 실제수를 말하고 연인원수는 실제수의 누적된 개념을 말한다.

1) 일평균 초진환자수

- $\text{일평균 초진환자수} = \dfrac{\text{연초진환자수}}{\text{외래진료일수}}$

[표 3-1] 진료과별 환자종류별 외래환자 진료실적

과별/환자종류별	건강보험			산재보험			의료급여			자동차보험			기 타			계		
	초진	재진	연인원	초진	재진	연인원	초진	재진	연인원	초진	재진	연인원	초진	재진	연인원	초진	재진	연인원
내과	13,276	90,321	103,597	23	588	611	1,010	13,930	14,940	35	77	112	1,028	1,874	2,902	15,372	106,790	122,162
소아청소년과	1,899	11,892	13,791	-	-	-	121	2,706	2,827	6	33	39	90	659	749	2,116	15,290	17,406
신경과	2,674	15,912	18,586	31	38	69	213	2,749	2,962	47	66	113	47	777	824	3,012	19,542	22,554
정신건강의학과	656	8,320	8,976	19	689	708	94	1,848	1,942	44	318	362	117	609	726	930	11,784	12,714
피부과	3,395	10,407	13,802	2	2	4	190	1,000	1,190	7	35	42	45	192	237	3,639	11,636	15,275
외과	1,946	14,069	16,015	1	21	22	138	1,514	1,652	12	62	74	19	1,020	1,039	2,116	16,686	18,802
흉부외과	492	1,614	2,106	7	26	33	35	220	255	42	252	294	17	203	220	593	2,315	2,908
정형외과	4,593	13,606	18,199	98	891	989	267	1,444	1,711	211	1,503	1,714	111	2,026	2,137	5,280	19,470	24,750
신경외과	3,204	14,194	17,398	26	433	459	197	2,137	2,334	226	1,003	1,229	125	2,182	2,307	3,778	19,949	23,727
성형외과	886	4,889	5,775	12	309	321	58	592	650	84	567	651	126	902	1,028	1,166	7,259	8,425
산부인과	1,839	10,326	12,165	-	-	-	102	602	704	3	14	17	34	638	672	1,978	11,580	13,558
안과	2,377	8,050	10,427	21	357	378	197	1,103	1,300	49	155	204	81	530	611	2,725	10,195	12,920
이비인후과	3,893	10,996	14,889	13	43	56	200	987	1,187	48	78	126	79	649	728	4,233	12,753	16,986
비뇨기과	1,720	9,059	10,779	8	274	282	144	1,029	1,173	4	53	57	23	395	418	1,899	10,810	12,709
재활의학과	649	8,833	9,482	62	1,664	1,726	98	1,493	1,591	79	960	1,039	194	687	881	1,082	13,637	14,719
방사선종양학	123	3,175	3,298	-	13	13	18	476	494	-	-	-	1	22	23	142	3,686	3,828
가정의학과	2,985	102	3,087	-	-	-	222	121	343	-	-	-	-	-	-	3,207	223	3,430
응급의학과	14,522	7,204	21,726	99	97	196	1,436	1,119	2,555	1,447	352	1,799	832	1,342	2,174	18,336	10,114	28,450
핵의학과	179	119	298	-	-	-	1	-	1	20	-	20	125	59	184	325	178	503
직업환경의학	206	89	295	128	80	208	2	-	2	-	-	-	9	43	52	345	212	557
치과	-	-	-	-	-	-	-	-	-	-	-	-	-	-	-	-	-	-
응급실	-	-	-	-	-	-	-	-	-	-	-	-	-	-	-	-	-	-
종검실	-	-	-	-	-	-	-	-	-	-	-	-	7,905	391	8,296	7,905	391	8,296
기 타	273	1,402	1,675	8	443	451	22	164	186	5	148	153	4	31	35	312	2,188	2,500
계	61,787	244,579	306,366	558	5,968	6,526	4,765	35,234	39,999	2,369	5,676	8,045	11,012	15,231	26,243	80,491	306,688	387,179

▼ 예제1 : 표 3-1에서 내과 일평균 초진환자수는? (단, 진료일수는 256일이다)

▶ 풀이 : $\frac{15,372}{256} = 60.0$명

▼ 예제2 : 표 3-1에서 정형외과 건강보험 일평균 초진환자수는?

▶ 풀이 : 정형외과 건강보험 일평균 초진환자수 $= \frac{4,593\text{명}}{256\text{일}} = 17.9$명

2) 외래환자 초진율

• 외래환자수 초진율 $= \frac{\text{초진환자수}}{\text{연외래환자수}} \times 100$

▼ 예제 : 표 3-1을 이용하여 이 병원의 초진율은?

▶ 풀이 : 초진율 $= \frac{80,491\text{명}}{387,179\text{명}} \times 100 = 20.8\%$

3) 외래환자 신환율

외래환자 초진율은 병원의 환자 유인력을 나타내는 지표다. 외래환자수가 많아져 이 비율이 높아지면 병원의 진료권 인구가 증가하고 병원의 신뢰도가 높아지고 있다는 것을 의미한다. 외래환자 초진율이 높아지면 병원의 수익성이 높아진다. 왜냐하면 초진환자는 재진환자에 비해 진찰료도 많고, 여러 가지 검사를 하기 때문에 평균 진료비가 많이 발생한다.

또한 초진환자수가 많다는 것은 진료서비스의 개선으로 재진환자로 전환함으로써 외래환자수의 증가가 쉽다는 것을 의미한다. 연외래환자가 증가하면서 이 배율이 높아지는 것은 병원 진료권 인구(service population)가 증가하고 병원의 신뢰도가 높아지고 있다는 점을 간접적으로 시사한다.

• 외래환자수 신환율 $= \frac{\text{신환자수}}{\text{외래환자 연인원수}} \times 100$

▼ 예제 : 표 3-1을 이용하여 의료급여 초진환자수를 신환자라고 가정 할 때 의료급여 신경외과 신환율은?

▶ 풀이 : 신환율 $= \frac{197\text{명}}{2{,}334\text{명}} \times 100 = 8.4\%$

4) 초진환자 입원율

- 초진환자 입원율$= \frac{\text{초진환자 실입원환자수}}{\text{연외래환자수}} \times 100$

- 재진환자 입원율$= \frac{\text{재진환자 실입원환자수}}{\text{연외래환자수}} \times 100$

5) 외래환자 입원율

일정 기간 동안 연외래환자 중에서 그 병원에 입원한 환자의 비율을 말한다. 진료과별로 산출해 볼 수도 있다. 병원에 내원하는 환자의 질환 중증도를 간접적으로 설명한다. 의사가 바뀐 다음 이 비율에 변화가 있는 것은 의사가 선호하는 진료방식이나 의사의 지명도와 관계가 있다. 또한 진료의 특성이나 진료수준에 현저한 차이가 없음에도 외래환자 입원율이 유사 병원에 비해 현저히 낮을 때는 입원환가 증가할 잠재력이 크다는 것을 시사하는 것이라고 볼 수 있다.

- 외래환자 입원율$= \frac{\text{입원환자 실인원수}}{\text{연외래환자수}} \times 100$

- 신환자 입원율$= \frac{\text{신환자 실입원환자수}}{\text{연외래환자수}} \times 100$

- 구환자 입원율$= \frac{\text{구환자 실입원환자수}}{\text{연외래환자수}} \times 100$

- 환자 유형별 입원율$= \frac{\text{유형별 실입원환자수}}{\text{연외래환자수}} \times 100$

▼ 예제 : 다음 표에서 신환율, 초진율, 신환자 입원율, 초진환자 입원율을 구하시오.

구분	신환자수	신환자 입원 환자수	초진 환자수	초진환자 입원 환자수	외래 환자수	신환율	신환자 입원율	초진률	초진환자 입원율
내 과	9,261	896	21,000	2,453	98,264				
외 과	924	135	1,754	346	14,622				
신경외과	2,122	546	4,320	897	17,464				
정형외과	1,500	190	2,784	563	22,368				
신경과	1,800	256	3,400	765	16,066				
산부인과	890	158	1890	386	14541				
이비인후과	1,854	245	3,826	876	15,184				
합 계	18,351	2,426	38,974	6,286	195,509				

[표 3-2] 과별 외래환자 입원율

진료과	총외래환자	입원결정수	비율	입원수	퇴원수
TS	720	31	4.31	64	92
IM	899	-	.00	1	1
PS	1148	8	.70	50	46
PSY	1917	32	1.67	43	42

▼ 예제 : 위 표에서 PS입원율은 어떻게 구해졌나요?

▶ 풀이 : PS 입원율 $= \frac{8\text{명}}{1,148\text{명}} \times 100 = 0.7\%$

6) 외래환자 1인당 평균 방문횟수

한 환자가 평균 그 병원을 몇 번 방문하는지 알아보는 지표다. 방문횟수가 많다는 것은 환자가 병원을 신뢰한다고 해석할 수 있다.

- 외래환자 1인당 평균 방문횟수 $= \frac{\text{연외래환자}}{\text{신환자} + \text{과초진환자수}}$

7) 입원 대 외래환자 비율

연외래환자수를 총재원일수로 나누어 산출한 지표다. 입원환자에 대한 외래환자 수의 비중을 설명하고, 의료수익의 외래 의존도를 간접적으로 시사한다. 입원 대 외래환자 비율이 높으면 병상 이용률보다 병원 이용률이 상대적으로 더 높아진다. 또 이 비율이 높아지면 장기적으로 보아 입원환자도 증가할 가능성이 있다.

- 입원 대 외래환자 비율$= \dfrac{\text{연외래환자}}{\text{(퇴원환자 연인수)}} \times 100$

▼ 예제 : 어느 병원의 연 외래환수가 325,260명이고 이중 초진환자가 86,250명, 재진환자가 239,010명이며, 재원환자 연인수 798,230명, 퇴원환자 연인수 795,880명일 때 이 병원의 입원대 외래환자 비율은?

▶ 풀이 : 입원 대 외래환자율 $= \dfrac{\text{325,260명}}{\text{795,880명}} \times 100 = 41\%$

8) 외래환자 구성비

외래환자를 진료비 지불 형태로 구분할 때 전체 외래환자수에 대한 각각의 점유율을 말한다. 환자종류별 종별 가산율이 달라짐에 따라 외래환자 구성비 지표를 산출해 사용한다. 환자종류별로 구성비를 산출하는 이유는 환자종류별 종별 가산율이 서로 달라 병원수익에 영향을 직접 미치므로 구성비를 산출한다.

(1) 외래환자종류별 구성비

- 환자종류별 외래환자 구성비$= \dfrac{\text{환자종류별 외래환자수}}{\text{연외래환자수}} \times 100$

- 외래 건강보험 환자 구성비$= \dfrac{\text{건강보험 외래환자수}}{\text{연외래환자수}} \times 100$

- 외래 의료급여 환자 구성비$= \dfrac{\text{의료급여 외래환자수}}{\text{연외래환자수}} \times 100$

$$\bullet \text{ 외래 산재·자보 환자 구성비} = \frac{\text{산재·자보 외래환자수}}{\text{연외래환자수}} \times 100$$

▼ 예제 : 표 3-1을 이용하여 환자 종류별 외래환자 구성비를 구하시오.

▶ 풀이 : $\text{건강보험환자 구성비} = \frac{306{,}366\text{명}}{387{,}179\text{명}} \times 100 = 79.1\%$

▶ 풀이 : $\text{산재보험환자 구성비} = \frac{6{,}526\text{명}}{387{,}179\text{명}} \times 100 = 1.7\%$

▶ 풀이 : $\text{의료급여환자 구성비} = \frac{39{,}999\text{명}}{387{,}179\text{명}} \times 100 = 10.3\%$

▶ 풀이 : $\text{자동차보험환자 구성비} = \frac{8{,}045\text{명}}{387{,}179\text{명}} \times 100 = 2.1\%$

(2) 진료과별 외래환자 구성비

환자종류별 외래환자 연인원수에 대한 각 진료과별 환자의 구성비로, 어느 진료과에 어떠한 종류의 환자가 집중하는지를 알아보기 위한 자료다. 또한, 병원경영에 기여도를 간접적으로 시사하는 지표로 사용되며, 의료수익과 연계해서 사용되는 지표이다.

$$\bullet \text{ 과별 외래환자 구성비} = \frac{\text{과별·환자종류별·외래환자 연인원수}}{\text{외래환자 연인원수}} \times 100$$

▼ 예제 : 표 3-1을 이용하여 진료과별 외래환자 구성비를 구하시오.

9) 100병상당 지표

(1) 100병상당 일평균 외래환자수

100병상당 일평균 외래환자수(Outpatient Visits)는 **규모가 상이한 병원 간의 일평균 외래환자 진료실적을 비교하기 위한 지표**다. 일정 기간의 연외래환자수를 외래

진료일수로 나누어 일평균 외래환자수를 산출하고, 이를 다시 100병상당 외래환자수로 환산한다. 연외래환자는 규모가 큰 병원은 많고 규모가 작은 병원은 적은 것이 일반적이다. 그러나 100병상으로 환산해 일평균 외래환자수를 비교하면 규모가 크다고 꼭 100병상당 일평균 환자가 많은 것은 아니다. 얼마든지 작은 병원이 환자가 많은 경우가 있을 수 있다. 규모가 상이한 병원 간에 비교하는 지표로, 100병상당 일평균 외래환자수가 높다는 것은 병상규모를 감안할 때 비교 병원보다 외래환자수가 많다는 것을 의미한다.

- 100병상 일평균 외래환자수= $\dfrac{\text{연외래환자수÷외래진료일수}}{\text{병상수÷100(병상)}}$

▼ 예제1 : A병원은 850병상에 외래환자 연인수가 456,250명이고, B병원은 700병상으로 외래환자 연인원수가 389,450명 일 때 A,B병원의 100상당 일평균 외래환수는? 단, 두병원의 진료일수는 268일이다.

▶ 풀이 : A병원 일평균 외래환자수 = $\dfrac{\text{456,250명}}{\text{268일}}$ = 1,702명

▶ 풀이 : B병원 일평균 외래환자수 = $\dfrac{\text{389,450명}}{\text{268일}}$ = 1,453명

병상을 고려하지 않고 비교하면 A병원이 일평균 외래환자가 많지만, 100병상당으로 환산하면 다음과 같다.

▶ 풀이 : A병원 100병상 병상수 = $\dfrac{\text{850병상}}{\text{100병상}}$ = 8.5병상

▶ 풀이 : B병원 100병상 병상수 = $\dfrac{\text{700병상}}{\text{100병상}}$ = 7병상

▶ 풀이 : A병원 100병상당 일평균 외래환자수 = $\dfrac{\text{1,702명}}{8.5}$ = 200명

▶ 풀이 : B병원 100병상당 일평균 외래환자수 = $\dfrac{\text{1,453명}}{7}$ = 208명

위와 같이 100병상당으로 환산하면 B병원이 일평균 외래환자수가 많은 것으로 분석된다.

▼ 예제2 : A병원의 병상은 920병상이고, 3월의 외래환자 연인원수가 65,280명이며, B병원의 병상은 850병상으로 3월의 외래환자 수가 59,720명일 경우 두 병원의 100병상당 일평균 외래환자수는?(단, 3월의 A, B병원 외래진료일수는 23.5일이다)

(2) 환자종류별 100병상당 일평균 초진환자수

기간 중 환자종류별 외래 초진환자수를 외래진료일수로 나누어 일평균 초진환자수를 계산하고, 이를 100병상당으로 환산한 지표다. 환자종류별 100병상당 일평균초진환자수가 많다는 것은 진료서비스를 개선해 이들을 재진환자로 바꾸어 외래환자 증대가 쉽다는 것을 의미한다.

- 환자종류별 100병상당 일평균 초진환자수 $=\dfrac{\text{환자종류별 초진환자수} \div \text{외래진료일수}}{\text{평균 가동병상수} \div 100(\text{병상})}$

[표 3-3] 급여 종류별 100병상당 일평균 외래 초진환자수(단위 : 명)

구분	A병원		유사 규모 병원		전체 병원	
	당년도	전년도	당년도	전년도	당년도	전년도
건강보험	45.1	37.5	35.2	35.9	129.1	45.1
의료급여	1.9	1.8	1.7	1.9	7.0	2.8
산재보험	0.4	0.3	0.2	0.2	0.3	0.5
자동차보험	1.1	0.8	0.8	0.7	11.6	1.5
일반 기타	2.5	2.1	3.4	2.8	10.3	4.8

[표 3-4] 진료과별 100병상당 일평균 외래환자수(단위 : 명)

구분	A병원		유사 규모 병원		전체 병원	
	당년도	전년도	당년도	전년도	당년도	전년도
합 계			277.1	290.9	284.8	224.9
내 과			88.3	90.7	75.7	72.4
소아청소년과			15.0	15.3	29.7	34.6
신경과			14.4	16.3	13.0	14.9
정신건강의학과			9.1	10.0	7.4	8.2
피부과			9.9	10.6	9.7	11.8
외 과			14.3	16.3	14.3	15.0
흉부외과			2.7	3.0	2.3	2.6
정형외과			14.0	14.0	30.7	30.6
신경외과			8.1	7.9	15.2	15.6
성형외과			4.1	4.4	5.0	4.8
산부인과			11.1	11.9	30.0	30.2
안 과			13.8	14.6	40.7	27.7
이비인후과			13.5	14.6	17.8	12.2
비뇨기과			9.4	9.5	10.1	10.3
재활의학과			8.6	9.5	12.8	14.2
가정의학과			5.8	7.1	16.1	14.8
치 과			11.1	13.3	146.2	92.7
응급실			12.8	13.9	19.5	17.8
마취과			5.4	5.1	4.9	5.0
치료방사선과			0.9	1.0	1.0	1.2
한방과			1.7	1.7	5.1	2.6
기타 진료과			0.0	0.0	24.3	5.0
건진센터			5.4	7.1	1,318.1	17.7

(3) 진료과별 환자종류별 100병상당 일평균 외래환자수

진료과별 환자종류별 100병상당 일평균 외래환자수(Daily Outpatient Visits per 100 Beds by Department and Payer)는 진료과별, 환자종류별 연외래환자수를 외래진료일수로 나누어 일평균 외래환자수를 계산하고, 이를 다시 100병상당으로 환산해 기간별과 병원별로 진료과별 환자종류별 외래환자 진료실적을 비교해 보기 위한 지표다. 이 또한 다른 병원과 비교하는 지표로 많이 사용한다.

$$\bullet \text{ 진료과별 환자종류별 100병상당 일평균 외래환자수} = \frac{\text{진료과별·환자종류별·연외래환자수} \div \text{외래진료일수}}{\text{평균 가동병상수} \div 100(\text{병상})}$$

▼ 예제 : 표 3-1을 이용하여 표 3-4의 진료과별 100병상 일평균 외래환자수를 구하시오. 단, 병상수는 600병상이다.

[표 3-5] 급여 종류별 100병상당 일평균 외래환자수(단위 : 명)

구분	A병원		유사 규모 병원		전체 병원	
	당년도	전년도	당년도	전년도	당년도	전년도
건강보험	264.2	-	242.3	262.7	313.6	206.7
의료급여	22.1	-	18.3	21.1	21.3	20.2
산재보험	3.6	3.1	2.3	2.7	4.5	4.9
자동차보험	3.8	2.5	3.3	3.5	81.1	5.1
일반 기타	8.5	8.4	9.4	8.6	32.4	20.8

10) 진료예약 환자 통계

진료예약제도를 실시하는 **목적**은 다음과 같다.

① **이용자 만족 증대** : 예약제도를 시행하면 환자의 대기시간을 단축시켜 이용자들의 불만요인을 해소시켜주고, 요일별 시간대별로 환자가 폭증하는 현상을 줄일 수 있다. 따라서 내원하는 환자가 예약한 시간에 신속하게 진료받을 수 있도록 함으로써 대기에 따른 간접 의료비도 줄일 수 있어 의료서비스 개선에 기여한다.

② **업무능률 향상** : 진료를 담당하는 의사나 진료실의 간호사나 의무기록실의 직원들은 접수시간에 집중하는 업무를 사전에 분산시킬 수 있어 예측 가능한 업무를 볼 수 있다.

③ **효율적인 인력관리** : 예약제도의 활용은 업무가 폭증되는 시간이 분산되므로 서비스 증대는 물론 인력관리에도 많은 영향을 미친다.

④ **편리한 병원관리** : 대기시간을 줄여 체류시간을 단축하면 각종 시설물의 관리비 감소는 물론 병원 내의 혼잡과 주차문제 해결에도 도움이 된다.

⑤ **환자의 증가** : 환자에 대한 불만의 해소는 환자의 만족으로 이어지고, 병원 신뢰도 제고 및 환자수의 증가로 병원 경영 개선에도 도움을 준다.

(1) 진료과별 진료예약제도 이용률

진료과별로 진료예약제 이용률을 파악한 후 환자의 집중 시간을 분산해 운영할 수 있고, 진료 단위당 소요시간이 많은 과의 경우 예약제를 실시해 환자의 대기시간을 줄이고 만족도를 향상시키고자 파악하는 지표다.

$$\bullet\ \textbf{과별 진료예약제도 이용률} = \frac{\textbf{과별 연진료예약 환자수}}{\textbf{과별 연외래환자수}} \times 100$$

▼ 예제 : 어느 병원의 5월 외래환자 연인원수가 63,180명으로 이중 예약으로 내원한 환자가 52,320명인 경우 이 병원의 예약 이용률은?

▶ 풀이 : $\text{5월 예약 이용률} = \frac{\text{52,320명}}{\text{63,180명}} \times 100 = 82.8\%$

(2) 진료예약 이행률

진료예약 이행률은 병원의 진료수익과 직접적으로 관련이 있다. 예약시간에 환자가 내원하지 않으면 병원의 인적자원과 시설, 의료장비가 유휴화되어 병원경영에 악영향을 미치기 때문에 최근에는 예약 전일에 SNS를 통해 예약 가능한 날을 알려주어 진료예약 이행률을 높이려고 노력하고 있다.

- 진료예약제도 이행률$=\dfrac{\text{예약 후 내원한 환자수}}{\text{연진료예약 환자수}}\times 100$

▼ 예제 : 어느 병원의 5월 예약한 환자가 52,320명 중 51,020명이 내원하여 진료를 받았고 예약부도자는 1,300명일 경우 이 병원의 이행률과 예약부도율은?

▶ 풀이 : 5월 예약 이행률 $= \dfrac{51{,}020\text{명}}{52{,}320\text{명}} \times 100 = 97.5\%$

▶ 풀이 : 5월 예약 부도률 $= \dfrac{1{,}300\text{명}}{52{,}320\text{명}} \times 100 = 2.5\%$

11) 응급실 통계

(1) 응급환자율

연외래환자 중에서 응급환자가 차지하는 비율을 말한다. 응급환자 중에는 입원진료를 요하는 환자가 상대적으로 많기 때문에 **응급환자율이 높다는 것은 입원 잠재력이 높다는 뜻**이다. 또 지역사회에서 응급병원으로서의 역할을 판단한다. 응급환자의 비율이 높으면 입원하는 환자수도 많을 가능성이 크며, 지역사회 주민의 병원에 대한 신뢰도를 간접적으로 시사해주는 지표라 할 수 있다.

- 응급환자율$=\dfrac{\text{응급환자 연인원수}}{\text{외래환자 연인원수}}\times 100$

(2) 응급환자 입원율

일정 기간 동안 응급실 연외래환자 중 그 병원에 입원한 환자의 비율이다. 외래 입원율보다 환자의 중증도가 높기 때문에 이 비율이 높으며, 응급환자 중에는 입원할 환자가 상대적으로 많기 때문에 응급환자율이 높으면 입원환자 잠재력이 높다는 의미다. 응급실 내원환자의 40% 이상이 입원하는 경향이 있어 입원환자의 공급원이 되며 경영에 많은 영향을 준다. 응급실 입원환자란 응급실에서 진료를 받은 후 응급실(응급의학과) 입원병상을 점유한 환자를 말한다. 응급실 입원환자가 다른 과에 입원하는 경우는 응급의학과에서 전과(transfer)한 것이 된다.

$$\bullet \text{ 응급환자 입원율} = \frac{\text{응급실 입원환자수}}{\text{응급실 내원환자수}} \times 100$$

(3) 응급실 경유 입원율

응급실 경유 입원환자란 응급실을 통해 입원(응급의학과 제외)한 환자를 말한다.

$$\bullet \text{ 응급실 경유 입원율} = \frac{\text{응급실 경유 입원환자수}}{\text{응급실환자 실인원수}} \times 100$$

[표 3-6] 외래환자 연인원수

진료과/월	1월	2월	3월	4월	5월	6월	7월	8월	9월	10월	11월	12월	합계
순환기내과	2,062	1,974	2,355	2,308	2,015	2,333	2,226	2,227	2,028	2,321	2,132	2,465	26,446
호흡기내과	774	703	981	1,007	988	1,095	992	951	889	909	947	1,033	11,269
류머티스내과	635	468	798	775	690	791	738	822	760	774	809	864	8,924
소화기내과	1,446	1,315	1,688	1,625	1,513	1,553	1,841	1,816	1,564	1,590	1,640	1,686	19,277
내분비대사내과	1,532	1,422	1,781	1,560	1,768	1,674	1,820	1,850	1,568	1,792	1,803	1,874	20,444
신장내과	1,431	1,373	1,624	1,480	1,458	1,473	1,505	1,460	1,425	1,451	1,464	1,522	17,666
혈액종양내과	367	366	443	363	413	401	414	457	487	422	420	473	5,026
감염내과	194	128	291	155	212	137	139	160	145	112	182	182	2,037
일반내과	1,186	970	1,066	997	824	756	906	813	912	982	809	852	11,073
외 과	1,617	1,424	1,677	1,585	1,560	1,612	1,682	1,647	1,444	1,503	1,445	1,606	18,802
정형외과	1,927	1,797	2,074	2,132	1,956	2,144	2,450	2,143	1,950	2,012	2,017	2,148	24,750
흉부외과	219	185	207	232	213	267	300	249	224	252	275	285	2,908
신경외과	1,933	1,749	2,115	1,965	1,810	2,115	2,110	2,125	1,923	1,931	1,966	1,985	23,727
성형외과	870	795	694	733	742	667	585	646	563	705	750	675	8,425
소아청소년과	1,444	1,306	1,334	1,723	1,471	1,452	1,366	1,564	1,384	1,389	1,467	1,506	17,406
산부인과	1,127	997	1,160	1,138	961	1,078	1,240	1,323	1,116	1,157	1,056	1,205	13,558
피부과	1,096	1,051	1,149	1,166	1,142	1,190	1,452	1,570	1,404	1,426	1,347	1,282	15,275
비뇨기과	1,009	904	1,174	1,080	1,020	1,058	1,142	1,159	1,130	1,014	971	1,048	12,709
안 과	1,043	890	1,114	1,137	1,025	1,047	1,160	1,248	1,041	1,101	1,047	1,067	12,920
이비인후과	1,485	1,299	1,528	1,478	1,281	1,237	1,420	1,521	1,440	1,384	1,427	1,486	16,986
신경과	1,670	1,707	1,970	1,878	1,735	1,884	2,002	1,935	1,850	1,921	1,992	2,010	22,554
정신건강의학과	951	913	1,100	1,090	1,032	1,072	1,120	1,121	1,027	1,077	1,054	1,157	12,714
재활의학과	1,222	1,074	1,301	1,202	1,116	1,350	1,434	1,264	1,189	1,227	1,208	1,132	14,719
방사선종양학과	223	207	302	362	302	391	438	392	168	338	370	335	3,828
종합검진증진센터	233	484	453	601	862	842	860	707	469	650	745	1,390	8,296
마취통증의학과	161	162	242	230	231	198	181	200	177	192	216	253	2,443
영상의학과	11	7	3	4	3	7	2	4	-	4	5	7	57
핵의학과	29	32	35	37	33	48	62	35	27	62	59	44	503
응급의료센터	1,985	2,036	2,274	2,417	2,688	2,409	2,434	2,465	2,893	2,393	2,136	2,320	28,450
직업환경의학과	17	20	15	23	28	176	45	31	53	43	46	60	557
가정의학과	153	157	163	224	287	352	343	408	299	263	329	452	3,430
치 과	-	-	-	-	-	-	-	-	-	-	-	-	-
합 계	30,052	27,915	33,111	32,707	31,379	32,809	34,409	34,313	31,549	32,397	32,134	34,404	387,179
전년도	27,292	27,983	30,189	31,499	29,718	31,013	32,637	31,621	32,632	31,837	33,062	33,168	372,651
증 감	2,760	-68	2,922	1,208	1,661	1,796	1,772	2,692	-1,083	560	-928	1,236	3.9%

제4장 학습목표

제4장을 공부한 후 입원환자 통계 기준 및 유형에 대해 이해하고, 입원환자 유형별 통계 산출 종류 및 병상이용도에 대해 알아야 한다.

① 입원환자 관련 각종 통계를 산출할 수 있어야 하고, 통계의 의미를 이해할 수 있다.

② 평균 재원환자수를 구할 수 있다.

③ 진료과별 전문의 1인당 월평균 진료실적을 산출할 수 있다.

④ 직종별 1인당 월평균 진료실적을 산출하고, 통계를 산출하는 의미를 이해할 수 있다.

⑤ 병상이용도를 분석할 수 있어야 하고, 분석 결과를 활용할 수 있다.

⑥ 병상가동률, 병원이용률, 병상회전율을 산출할 수 있다.

제4장 입원환자 통계

제1절 입원환자 관련 통계

1. 입원환자의 정보 통계

병원은 중증 질환으로 입원한 환자에게 24시간 의료서비스를 제공하고 있어 입원환자와 관련된 정보나 입원진료비에 관한 정보, 입원환자 진료를 위해 투입한 인적·물적 자원, 시설에 관한 정보, 입원진료비 회계 처리 결과를 집계한 입원진료비 수익정보, 기타 경영과 관련된 여러 가지 정보가 생성된다. 이 정보들은 일·월·년 단위로 집계하는 것도 있고, 아예 처음부터 월이나 년 단위로만 집계하는 것도 있다.

1) 입원통계 산출기준

입원환자 통계란 입원해 진료를 받는 환자와 관련된 통계를 말한다. 병상가동 여부나 입원 수익 통계와 관련해 환자수 분석은 병원의 병상회전율을 산출하는 기본 자료로 쓰며, 병원경영의 손익분기점(Break-eve point)과 매우 밀접한 관계가 있다.

(1) 통계 기준

① 외래환자수는 일별로 집계하나 입원환자는 퇴원환자 실인원과 연인원으

로 구분해 집계한다. 연인원수는 **입원료를 부가한 입원환자를 기준**으로 일정한 시점이나 일정한 기간을 합산해서 작성한다.

② 실입원이나 실퇴원환자수는 건강보험에서 입원료를 산정하는 기준을 적용한다.

③ 입원진료 중에 진료과가 변경되는 날은 변경된 진료과로 집계한다. 신생아가 질환이나 미숙아로 입원할 경우에는 입원환자로 집계하나 정상 신생아는 입원환자로 집계하지 않는다.

(2) 입원통계 용어

① 실입원·실퇴원환자수 : 입원진료를 받으려고 실제 입원한 환자수나 퇴원한 환자수를 말한다.

② 퇴원 연인원 : 일정 기간 중 퇴원한 환자들이 병원에 입원한 재원일수의 합계다. 평균재원일수를 산정하기 위한 필수적인 통계다.

③ 재원환자수 : 일정시점에 병원에 입원진료 중에 있는 환자들의 집계다.

④ 재원 연인원 : 일정 기간 중 입원 중인 환자의 집계다. 현재는 대부분 수기집계보다 전산화 프로그램으로 다음과 같이 편하게 입원환자 등에 관한 사항을 검색하며 통계도 편리하게 산출한다.

[표 4-1] 입원환자 진료과별 환자 유형별 진료실적

과별/환자종류별	건강보험		산재보험		의료급여		자동차보험		기 타		합 계	
	실인원	연인원	실인원	연인원	실인원	연인원	실인원	연인원	실인원	연인원	실인원	연인원
내 과	5,934	45,670	31	347	903	8,806	11	258	47	206	6,926	55,287
소아청소년과	2,063	12,079	-	-	166	1,248	3	21	80	271	2,312	13,619
신경과	1,342	10,921	3	35	140	1,351	6	95	7	40	1,498	12,442
정신건강의학과	158	4,002	15	448	28	808	13	539	24	437	238	6,234
피부과	193	1,204	-	-	21	148	1	3	-	-	215	1,355
외 과	1,657	14,903	2	105	200	2,339	62	964	32	153	1,953	18,464
흉부외과	258	3,322	3	75	27	458	121	2,067	64	464	473	6,386
정형외과	1,600	18,066	111	2,408	181	3,115	333	7,004	118	1,365	2,343	31,958
신경외과	1,566	25,111	32	1,933	173	3,846	216	3,741	81	888	2,068	35,519
성형외과	320	3,489	18	546	38	1,339	59	1,016	65	853	853	7,243
산부인과	1,350	9,263	-	-	112	1,103	10	139	14	26	1,486	10,531
안 과	704	2,856	20	188	88	381	11	87	38	192	861	3,704
이비인후과	917	5,126	1	12	49	315	7	72	7	59	981	5,584
비뇨기과	552	2,772	5	59	55	392	6	51	9	78	627	3,352
결핵과	-	-	-	-	-	-	-	-	-	-	-	-
재활의학과	83	3,563	10	620	18	941	14	846	10	75	135	6,045
방사선종양학	-	-	-	-	-	-	-	-	-	-	-	-
가정의학과	-	-	-	-	-	-	-	-	-	-	-	-
응급의학과	72	758	-	22	16	149	12	145	72	326	172	1,400
핵의학과	-	-	-	-	-	-	-	-	-	-	-	-
직업환경의학과	-	-	-	-	-	-	-	-	-	-	-	-
치 과	150	1,223	2	100	19	239	24	405	83	627	278	2,594
응급실	-	-	-	-	-	-	-	-	-	-	-	-
종검실	-	-	-	-	-	-	-	-	-	-	-	-
기 타	18	157	3	148	1	17	-	-	-	-	22	322
계	18,937	164,485	256	7,046	2,235	26,995	909	17,453	751	6,060	23,088	222,039

2. 입원환자의 각종 통계

1) 100병상당 재원환자수

100병상당 재원환자수(Inpatient Days)는 규모가 다른 병원 간의 재원환자수를 비교하기 위한 지표다. 진료과별·병동별 환자 수가 항목별로 재원일수를 산출해 규모가 다른 지역의 병원과 비교해 재원일수를 관리할 수 있다.

- $100\text{병상당 재원환자수} = \dfrac{\text{기간 중 재원환자 연인원수}}{\text{병상수} \div 100(\text{병상})}$

(1) 진료과별 100병상당 재원환자수

- $\text{과별 100병상당 재원환자수} = \dfrac{\text{기간 중 과별 재원환자 연인원수}}{\text{과별 병상수} \div 100(\text{병상})}$

(2) 환자종류별 100병상당 재원환자수

- $\text{환자종류별 100병상당 재원환자수} = \dfrac{\text{기간 중 환자종류별 재원환자 연인원수}}{\text{병상수} \div 100(\text{병상})}$

[표 4-2] 급여 종류별 100병상당 일평균 재원환자수(단위 : 명)

구분	A병원		유사 규모 병원		전체 병원	
	당년도	전년도	당년도	전년도	당년도	전년도
건강보험	81.6	75.6	73.9	75.7	55.6	59.4
의료급여	9.5	9.3	8.4	10.2	18.4	22.6
산재보험	2.8	2.6	2.3	2.3	5.3	5.2
자동차보험	4.1	3.9	3.8	3.8	7.0	7.3
일반 기타	0.7	0.6	0.9	0.9	2.5	2.5

[표 4-3] 진료과별 입원환자 평균 재원일수 현황(단위 : 일)

구분	A병원		유사 규모 병원		전체 병원	
	당년도	전년도	당년도	전년도	당년도	전년도
계			9.2	9.1	38.5	33.5
내 과			8.9	8.8	26.6	19.7
소아청소년과			6.9	7.1	5.8	6.2
신경과			10.6	10.9	35.2	34.8
정신건강의학과			27.5	26.8	74.1	74.5
피부과			6.2	6.2	7.1	7.6
외 과			8.7	8.8	12.8	11.3
흉부외과			13.7	13.6	14.4	14.6
정형외과			14.3	13.9	18.5	19.5
신경외과			18.7	19.9	23.8	21.4
성형외과			11.7	11.4	11.2	11.3
산부인과			6.3	6.3	6.6	6.6
안 과			3.5	3.4	3.7	3.7
이비인후과			5.2	5.1	5.0	4.9
비뇨기과			5.8	5.8	5.8	6.0
재활의학과			64.3	54.1	73.7	70.3
가정의학과			6.0	5.6	36.4	35.0
치 과			6.6	6.1	6.8	7.2
응급실			6.2	6.9	4.9	6.8
마취과			4.5	10.1	8.3	12.9
치료방사선과			2.1	2.0	5.4	8.9
한방과			9.2	8.5	11.3	9.5
기타 진료과			0.0	0.0	19.2	0.0

[표 4-4] 급여 종류별 입원환자 평균 재원일수(단위 : 일)

구분	A병원		유사 규모 병원		전체 병원	
	당년도	전년도	당년도	전년도	당년도	전년도
건강보험	8.4	8.4	8.5	8.4	34.1	31.3
의료급여	11.2	11.5	12.5	12.2	46.4	51.5
산재보험	19.6	21.6	29.8	30.3	80.5	79.6
자동차보험	19.9	20.5	21.5	21.0	23.1	33.6
일반 기타	6.8	7.2	7.2	6.7	16.5	28.7

2) 100병상당 일평균 재원환자수

100병상당 일평균 재원환자수(Inpatient Days)는 100병상당 일평균 외래환자수와 마찬가지로 규모가 다른 병원 간에 입원환자 진료실적을 비교하기 위한 지표다. 일정 기간 중의 **총재원일수를 입원진료일수로 나누어 일평균 재원환자수를 산출**하고, 이를 다시 **100병상당 재원환자수로 환산**한다. 100병상당 일평균 재원환자수가 높다는 것은 병상규모를 감안할 때 비교 병원보다 입원환자수가 많다는 것을 의미한다. 병상이용률과 같은 개념이나 병상이용률은 비율로 나타내는데 비해 실수(명)로 표시한다는 점이 다르다.

- $100\text{병상 일평균 재원환자수} = \dfrac{\text{총재원일수} \div \text{입원진료일수}}{\text{병상수} \div 100(\text{병상})}$

▼ 예제 : A병원은 500병상으로 3월 재원환자연인원수가 12,400명이고, B병원은 650병상으로 3월의 재원환자연인원수가 15,112명이였다. A.B병원의 100병상 일평균재원환자는?

▶ 풀이 : • A병원 3월 100병상당 일평균재원환자수 $= \dfrac{12{,}400\text{명} \div 31\text{일}}{500\text{병상} \div 100} = 80\text{명}$

• B병원 3월 100병상당 일평균재원환자수 $= \dfrac{15{,}112\text{명} \div 31\text{일}}{650\text{병상} \div 100} = 75\text{명}$

[표 4-5] 진료과별 100병상당 일평균 재원환자수(단위 : 명)

구분	A병원		유사 규모 병원		전체 병원	
	당년도	전년도	당년도	전년도	당년도	전년도
계			90.5	92.8	84.5	83.0
내 과			29.1	27.8	29.2	25.7
소아청소년과			6.8	7.2	6.5	7.2
신경과			3.8	3.7	7.2	6.9
정신건강의학과			2.9	3.1	16.1	34.3
피부과			0.2	0.2	0.3	0.3
외 과			10.7	10.9	8.7	8.2
흉부외과			2.6	2.8	2.5	2.7
정형외과			10.1	9.7	20.5	20.2
신경외과			7.9	7.8	13.4	12.9
성형외과			2.5	2.8	2.6	2.9
산부인과			4.3	4.3	5.7	5.6
안 과			1.1	1.1	2.3	1.7
이비인후과			2.6	2.6	1.9	1.7
비뇨기과			1.9	1.9	1.6	1.6
재활의학과			2.8	2.7	7.5	7.7
가정의학과			0.3	0.2	7.6	5.3
치 과			0.5	0.5	1.8	0.6
응급실			0.6	0.8	0.6	0.6
마취통증의학과			0.0	1.4	0.4	1.4
치료방사선과			0.1	0.1	1.3	2.6
한방과			0.1	0.1	1.9	0.9
기타 진료과			0.0	0.0	7.1	0.0

3) 진료과별 환자종류별 100병상당 일평균 재원환자수

진료과별 환자종류별 100병상당 일평균 재원환자수(Daily Inpatient Days per 100 Beds by Department and Payer)는 **진료과별 환자종류별 총재원일수를 입원**

진료일수(월 일수)로 나누어 일평균 재원환자수를 계산하고, 일평균 재원환자수를 100병상당으로 환산해 산출한 지표다. 진료과별로 일정 기간에 1일당 평균 어떤 종류의 환자가 몇 명이나 재원했으며, 100병상당으로 환산했을 때는 몇 명의 환자가 입원했는지를 산출하는 지표다.

- $\dfrac{\text{진료과별·환자종류별 총재원일수} \div \text{입원진료일수}}{\text{병상수} \div 100(\text{병상})}$

▼ 예제 : [표 4-1] 입원환자 진료과별 환자 유형별 진료실적을 이용하여 아래 문제에 답하시오. (단, 이 병원은 720병상을 운영하며 6월의 진료실적으로 가정한다.)

1) 100병상 환자종류별·진료과별 재원환자수를 구하시오.

2) 100병상 환자종류별·진료과별 일평균 재원환자수를 구하시오.

3) 환자종류별·진료과별 평균재원일수를 구하시오.

4) 100병상 환자종류별·진료과별 평균재원일수를 구하시오.

4) 진료과별 전문의 1인당 월평균 진료실적

진료과별 전문의 1인당 월평균 진료실적(Monthly Outpatient Visits and Inpatient Days per Specialist by Department)은 진료과별로 외래와 입원환자 연인원수를 기간 중 월수로 나누어 진료과별 월평균 외래환자와 입원환자를 산출하고, 이를 과별 전문의수로 나누어 전문의 1인당 월평균 진료실적을 계산한다. 진료과별로 전문의 1인당 진료실적을 나타내는 것으로, **전문의의 진료 생산성을 측정할 수 있는 대표적인 지표**라고 할 수 있으며, 전문의 1인당 진료실적이 높을수록 전문의의 진료 생산성이 높다는 뜻이다.

- 과별 전문의 1인당 월평균 외래환자수 $= \dfrac{\text{과별 연외래환자수} \div \text{월수}}{\text{과별 전문의 수}}$

- 과별 전문의 1인당 월평균 입원환자수 $= \dfrac{\text{과별 총재원일수} \div \text{월수}}{\text{과별 전문의수}}$

진료과별 전문의수는 기간 중 평균 재직인원수로, 연재직 인원수÷일수 또는 (기초인원수+기말인원수)÷2로 산출하고, 한방병원의 진료과별 분석은 다음과 같이 양방병원의 양식에 맞추어 한다.

[표 4-6] 진료과별 전문의 1인당 입원환자 월평균 진료실적(단위 : 인원수)

구분	A병원		유사 규모 병원		전체 병원	
	당년도	전년도	당년도	전년도	당년도	전년도
합 계			178.3	136.4	492.8	647.3
내 과			-	-	731.0	541.6
소아청소년과			214.7	214.5	260.5	236.5
신경과			220.4	176.2	536.0	418.5
정신건강의학과			135.2	173.3	818.6	1,221.7
피부과			20.0	19.9	23.0	25.3
외 과			208.6	204.7	298.7	259.3
흉부외과			132.4	146.2	166.9	223.5
정형외과			286.2	267.9	676.2	651.7
신경외과			290.8	274.3	610.7	612.9
성형외과			244.9	182.5	178.2	187.4
산부인과			145.5	154.5	101.0	111.6
안 과			54.1	56.7	45.3	46.3
이비인후과			121.5	114.3	110.2	104.1
비뇨기과			105.3	109.1	108.6	97.2
재활의학과			214.7	209.1	566.4	439.5
가정의학과			6.8	9.5	468.6	240.0
치 과			76.7	17.9	34.8	15.0
응급실			89.2	23.4	58.6	60.9
치료방사선과			29.1	30.2	235.2	34.3
한방과			-	-	0.0	445.9

[표 4-7] 진료과별 전문의 1인당 월평균 조정환자 진료실적(단위 : 인원수)

구분	A병원		유사 규모 병원		전체 병원	
	당년도	전년도	당년도	전년도	당년도	전년도
합 계			430.4	204.6	885.1	648.6
내 과			330.2	301.7	874.3	754.3
소아청소년과			324.4	320.2	400.5	402.4
신경과			350.9	284.4	564.5	476.6
정신건강의학과			332.0	421.0	1,004.9	1,105.5
피부과			120.8	127.3	175.0	163.1
외 과			261.8	487.9	372.4	352.1
흉부외과			144.2	162.9	194.9	260.3
정형외과			337.5	322.8	860.3	821.8
신경외과			326.9	313.5	761.7	740.2
성형외과			294.2	225.2	245.3	255.2
산부인과			204.0	215.6	186.8	189.7
안 과			107.6	105.4	126.7	98.4
이비인후과			190.2	177.7	199.4	191.5
비뇨기과			-	-	232.0	210.4
재활의학과			362.2	356.5	691.0	571.3
가정의학과			77.1	71.7	420.6	351.7
치 과			370.8	88.4	346.5	105.8
응급실			199.6	100.3	1,459.9	228.3
치료방사선과			117.3	90.6	316.0	76.4
한방과			-	-	549.1	1,225.0
기타 진료과			-	-	406.4	0.0

• 과별 전문의 1인당 월평균 조정환자 진료실적(명)= $\dfrac{\text{조정환자수÷월수}}{\text{과별 전문의수}}$

5) 진료과별 의사직(전문의+레지던트) 1인당 월평균 진료실적

진료과별 의사직(전문의+레지던트) 1인당 월평균 진료실적(Monthly Outpatient Visits and Inpatient Days per Physician(Specialist+Resident) by Department)은 **진료과별 외래 및 입원환자 연인원수를 기간 중 월수로 나누어 월평균 환자수를 구하고, 이를 진료과별 의사수로 나누어 산출**한다. 진료과별 전문의 1인당 월평균 진료실적 지표와 같이 의사의 진료 생산성을 분석하기 위한 지표다. 전문의 1인당 월평균 진료실적은 높으나 의사직 1인당 월평균 진료실적이 낮게 나타났을 경우 전공의에 대한 의존도가 높다는 것을 의미한다.

또한 **진료과별 전문의나 의사직 진료실적이 외래와 입원 모두 다른 병원보다 현저히 낮을 경우에는 의사의 진료 생산성이 낮다는 것을 의미**하므로 의사수를 줄이거나 환자수를 증대하는 방안을 강구해야 한다. 환자수를 증대하는 방안을 강구하기 위해서 병원경영 내적 요인을 분석하며, 이 외에도 진료권 내의 의료수요 조사도 병행하는 것이 바람직하다.

• 과별 의사 1인당 월평균 외래환자수= $\dfrac{\text{과별 연외래환자수÷월수}}{\text{과별 의사수(전문의+레지던트)}}$

• 과별 의사 1인당 월평균 입원환자수= $\dfrac{\text{과별 총재원일수÷월수}}{\text{과별 의사수(전문의+레지던트)}}$

진료과별 의사수는 기간 중 평균 재직인원수로, 전문의나 레지던트 연인원수÷일수나 (기초 인원수+기말 인원수)÷2로 계산한다.

6) 직종별 1인당 월평균 진료실적

직종별 1인당 월평균 진료실적(Monthly Outpatient Visits and Inpatient Days per Capita by Occupational Category)은 **비교 병원과 환자 대비 직종별 인원수를 비교하기 위한 것**이다. 연외래환자수, 입원 연인원수, 조정환자수를 각각 기간 중의

월수로 나누어 월평균 환자수를 구하고, 이를 직종별 인원수로 나누어 산출한다.

이 지표는 직종별 진료 생산성을 기간별이나 다른 병원과 비교하기 위한 것이다. 직종별 직원 1인당 조정환자 진료실적은 외래환자 진료실적과 입원환자 진료실적을 종합한 것과 같음을 의미하는데 모든 직종에 일률적으로 적용하기에는 한계가 있다. **다른 병원과 비교해 특정 직종의 진료실적이 현저하게 높거나 낮은 경우 해당 직종 인력의 적정성 여부를 재검토** 해 볼 필요가 있음을 시사한다.

- 직종별 1인당 월평균 외래환자 진료실적(명) $= \dfrac{\text{외래환자 연인원수} \div \text{월수}}{\text{직종별 인원수}}$

- 직종별 1인당 월평균 입원환자 진료실적(명) $= \dfrac{\text{총재원일수} \div \text{월수}}{\text{직종별 인원수}}$

- 직종별 1인당 월평균 조정환자 진료실적(명) $= \dfrac{\text{조정환자수} \div \text{월수}}{\text{직종별 인원수}}$

직종별 인원수는 기간 중 평균 재직인원수로, 직종별 연인원수÷월수 또는(기초인원수+기말인원수)÷2로 산출한다.

▼ 예제 : 표 3-1, 표 4-1, 표 7-1을 이용하여 직종별 1인당 외래, 입원 진료실적을 구하시오.

7) 과별 재입원

재입원은 계획 하에 입원하는 경우, 갑자기 입원하는 경우, 재발하여 입원하는 경우, 합병증으로 입원하는 경우 등이 있다.

- 재입원율 $= \dfrac{\text{과별 재입원 건수}}{\text{과별 퇴원환자수}} \times 100$

▼ 예제 : 어느 병원의 10월 외과 총 퇴원환자는 633명 중 25명이 재입원하였다면 이 병원의 외과 재입원율은?

▶ 풀이 : 외과 재입원율 $= \frac{25명}{633명} \times 100 = 3.9\%$

8) 전과 분석

입원부터 퇴원까지 진료과가 한 번이라도 바뀌는 경우에 실제 진료한 각 과별 실적을 산출하기 위함이다.

- 전과율$= \frac{\text{전과 건수}}{\text{본과 치료환자수}} \times 100$

9) 과별 협의 환자수와 건수 분석

과별 협의 건수율은 그 병원의 진료과간 환자을 위한 협진진료 체계가 얼마나 잘 이루어지를 보는 지표이다.

- 협의 건수율$= \frac{\text{협의 건수}}{\text{퇴원환자수}} \times 100$

- 협의 환자율$= \frac{\text{협의 환자수}}{\text{퇴원환자수}} \times 100$

▼ 예제 : 어느 해 3월의 신경외과 퇴원환자는 165명, 협의진료 환자수는 83명, 협의 건수는 112건 이다. 이 병원의 협의건수율과 협의 환자율은?

▶ 풀이 : 협의건수율 $= \frac{112건}{165명} \times 100 = 67.9\%$

▶ 풀이 : 외과 재입원율 $= \frac{83명}{165명} \times 100 = 50.3\%$

10) 진료과별 퇴원환자수와 수술건수

퇴원환자 진료과별로 수술환자 비율과 수술건수에 대한 비율이다. 외과 부분의 진료과에 대한 수술환자율이 경쟁 병원보다 높을수록 경쟁이 있다고 볼 수 있다. 수술환자가 낮은 진료과는 원인을 파악해 대안을 찾아야 할 것이다.

- 과별 퇴원환자에 대한 수술률(환자수) $= \dfrac{\text{과별 수술환자수}}{\text{과별 퇴원환자수}} \times 100$

- 과별 퇴원환자에 대한 수술률(건수) $= \dfrac{\text{과별 수술건수}}{\text{과별 퇴원환자수}} \times 100$

[표 4-8] 협의 진료건수

A/R	AN	CD	CS	DM	DT	ED	EM	EN	GI	GS	GY	HE	ID
AN	-	20	163	3	256	44	2	710	120	1,050	621	29	29
CD	2	-	110	12	35	149	30	44	222	218	131	79	127
CS	-	18	-	-	8	2	3	7	10	50	4	6	10
DM	-	43	25	-	3	47	3	10	50	31	39	54	42
DT	-	7	31	-	-	13	-	16	12	7	1	24	13
ED	-	60	63	13	15	-	4	38	84	157	79	21	29
EM	-	-	-	-	-	-	-	-	-	-	-	-	-
EN	1	41	35	15	21	46	7	-	50	29	18	55	28
GI	-	18	54	16	15	31	3	32	-	118	54	16	19
GS	1	43	81	2	-	35	2	3	192	-	62	64	26
GY	-	13	1	1	-	27	-	7	41	9	-	16	7
HE	-	14	11	10	1	11	2	16	34	43	29	-	21
ID	1	61	101	16	5	54	47	23	100	150	179	183	-
KD	-	26	18	2	6	30	8	11	33	58	18	8	24
NE	-	98	41	7	7	61	15	18	91	68	32	34	65
NP	-	29	33	3	4	17	24	8	31	20	20	8	9
NR	-	-	-	-	-	-	-	-	-	-	-	-	-
NS	1	51	86	3	9	37	-	16	42	40	20	35	58
OP	-	91	20	28	8	107	3	30	57	16	10	34	34
OS	2	37	154	2	10	59	5	18	25	63	2	23	40
PD	-	-	2	-	5	1	-	2	-	4	-	-	-
PS	-	3	38	-	1	4	1	2	2	17	2	3	11
RE	5	15	19	2	1	86	4	17	16	5	9	20	12
RH	-	38	8	-	2	13	-	1	47	5	8	16	22
RP	-	71	74	4	6	45	15	18	97	157	54	26	29
TR	-	-	-	-	-	-	-	5	5	12	18	46	-
UR	-	49	54	10	10	36	2	12	57	82	109	31	43
XR	-	51	53	1	-	12	13	7	281	243	25	122	47
합계	13	897	1,276	150	428	967	193	1,071	1,699	2,662	1,544	953	745

[표 4-9] 수술환자 통계

진료과/월	1월	2월	3월	4월	5월	6월	7월	8월	9월	10월	11월	12월	합계	전년	증감
내 과	-	-	-	-	-	1	-	-	-	-	-	-	1	-	1
외 과	173	160	185	174	176	184	182	199	187	160	139	195	2,114	1,972	142
정형외과	272	209	235	246	237	235	289	260	205	243	212	276	2,919	2,975	-56
흉부외과	14	11	21	22	26	23	18	22	15	9	14	16	211	220	-9
신경외과	156	163	141	163	146	182	173	182	204	169	148	151	1,978	1,814	164
성형외과	125	60	75	82	56	74	73	58	62	86	81	89	921	987	-66
산부인과	77	80	90	74	74	89	89	117	86	86	82	102	1,046	956	90
비뇨기과	32	28	30	29	19	26	34	38	33	30	33	50	382	386	-4
안 과	110	72	109	112	104	100	100	109	95	113	101	96	1,221	1,097	124
이비인후과	102	76	75	65	48	57	91	86	65	65	73	79	882	783	99
피부과	-	-	-	-	-	-	-	-	-	1	-	-	1	-	1
마취통증의학과	10	18	27	43	46	31	31	23	13	27	34	30	333	211	122
치 과	31	25	13	29	18	20	33	25	19	14	22	22	271	321	-50
응급의학과	-	-	-	-	-	-	-	-	-	-	-	-	-	-	-
합계	1,102	902	1,001	1,039	950	1,022	1,113	1,119	984	1,003	939	1,106	12,280	11,722	4.8%

[표 4-10] 마취 종류별 수술환자 통계

진료과/마취종류	General	Regional					합계	전년도	증감
		Local	Spinal	Epidural	IV-block	Etc			
종양혈액내과	1	-	-	-	-	-	-	-	-
외 과	1,411	524	131	6	-	42	2,114	1,972	142
정형외과	1,335	616	942	26	-	-	2,919	2,975	-56
흉부외과	181	29	1	-	-	-	211	220	-9
신경외과	1,168	805	-	3	1	1	1,978	1,814	164
성형외과	484	429	8	-	-	-	921	987	-66
산부인과	568	436	38	4	-	-	1,046	956	90
비뇨기과	155	67	159	-	-	1	382	386	-4
안 과	186	1,034	-	-	1	-	1,221	1,097	124
이비인후과	740	142	-	-	-	-	882	783	99
피부과	-	1	-	-	-	-	1	-	1
마취통증의학과	-	332	-	-	1	-	333	211	122
치 과	266	5	-	-	-	-	271	321	-50
합 계	6,495	4,420	1,279	39	3	44	12,280	11,722	4.8%

제2절 병상이용도 분석

병원의 수익을 최대화하는데 병상이용은 매우 중요하다. 가능하면 많은 환자가 병상을 이용할 때 시설 이용도가 높고, 이는 입원 수익이 높다는 것을 의미한다. 입원실을 운영하는 병원은 입원진료비가 병상이용률에 큰 영향을 받는다. 병원에서는 병상을 최대한 활용할 수 있는 병상관리가 필요한 것이다.

1. 병상가동률(병상이용률)

병원의 시설 이용도를 간접적으로 나타내는 대표적인 지표로, 일정 기간 동안 가동병상 중 입원환자가 실제로 사용한 병상의 비율이다. 병상수는 병원의 규모를 가장 잘 나타내는 변수로, 인력·의료기기·총비용 등 병원의 투입 요소와 밀접한 관계가 있다. 따라서 병상이용률은 병원인력이나 시설의 활용도를 간접적으로 의미하며, 병원 경영실적을 간접적으로 평가하는 지표다.

- $\text{병상가동률} = \dfrac{\text{재원환자 연인원수}}{\text{진료일수} \times \text{가동병상수}} \times 100$

- $\text{병상가동률} = \dfrac{\text{총재원일수} - \text{실입원환자수}}{\text{연가동 병상수(병상수} \times \text{입원진료일수)}} \times 100$

- $\text{과별 병상이용률} = \dfrac{\text{과별 총재원일수} - \text{과별 실입원환자수}}{\text{과별 연병상수(병상수} \times \text{입원진료일수)}} \times 100$

- $\text{병동별 병상이용률} = \dfrac{\text{병동별 총재원일수} - \text{병동별 실입원환자수}}{\text{병동별 연가동 병상수(병상수} \times \text{입원진료일수)}} \times 100$

병상이용률 계산시 포함되는 병상(가동병상)	병상이용률 계산시 제외되는 병상
일반병상 또는 병동	검사, 처치 등 일시적 사용을 위한 병상
중환자실 등(ICU, CCU, NICU)	검사실, 분만실, 수수실, 회복실
입원환자 전용 병상	응급실
환자 격리 병상	주사실
진단, 검역 등 관찰 감시 목적으로 설치한 병상	외래환자용 병상
신생아실, 병상보육기	인공투석실
	진료실

▼ 예제1 : 850개의 병상을 가진 병원의 5월 한달 재원환자 연인원수는 24,242명이었다. 이 병원의 병상가동율은?

▶ 풀이 : $5\text{월 병상가동율} = \dfrac{24{,}242}{31\text{일} \times 850\text{병상}} \times 100 = 92\%$

▼ 예제2 : 6월 1일부터 6월 10일까지 650병상으로 운영하다 6월11일부터 730병상으로 증설운영하였다. A병원의 6월 평균 병상수는?

▶ 풀이 : $6\text{월평균평상수} = \dfrac{(650\text{병상} \times 10\text{일}) + (730\text{병상} \times 20\text{일})}{30\text{일}} = 703.3\text{병상}$

▼ 예제3 : 가동병상수가 500인 A병원의 2018년 10월 15일 재원환자수 현황이다. 하루 동안의 병상가동률을 구하라.

진료과/인원수	재원환자수
내 과	120
외 과	50
신경외과	52
정형외과	62
산부인과	40
신경과	65
이비인후과	75
합 계	464

▶ 풀이 : 하루 동안의 병상가동률을 예를 들면 재원환자수가 하루이니 464명이고, 진료일수는 1일이니 1일로 계산한다. 만약 한 달이면 재원환자수를 한 달 동안 합산하고, 해당하는 한 달 동안의 진료일수로 나누어 병상가동률을 산출한다.

• 병상가동률 : $\dfrac{\text{재원 연인원(464)}}{\text{진료일수(1)×가동병상수(500)}} \times 100 = 92.8\%$

▼ 예제4 : 가동병상수가 500인 A병원의 2018년 10월 재원 연인원 현황이다. 한 달 동안의 병상가동률을 구하라.

진료과/인원수	재원연인원
내 과	3,751
외 과	1,271
신경외과	1,178
정형외과	1,953
산부인과	1,240
신경과	2,015
이비인후과	2,325
합 계	13,733

▶ 풀이 : 병상가동률 $= \dfrac{\text{재원 연인원(13,733)}}{\text{진료일수(31)×가동병상수(500)}} \times 100 = 88.6\%$

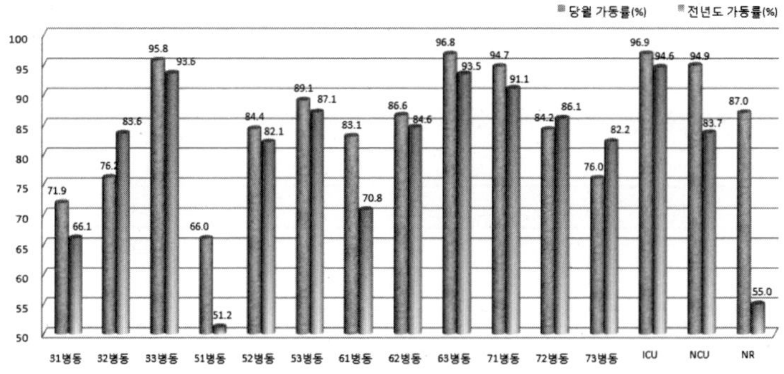

[그림 4-1] 병동별 병상가동률 비교

[표 4-11] 병동별 병상가동률(단위 : %, 명, 개)

병동	당월 가동률	재원연인원	병상수*30	병상수	전년도가동률
31병동	71.9	669	930	31	66.1
32병동	76.2	800	1,050	35	83.6
33병동	95.8	1,494	1,560	52	93.6
51병동	66.0	515	780	26	51.2
52병동	84.4	1,493	1,770	59	82.1
53병동	89.1	1,684	1,890	63	97.1
61병동	83.1	1,870	2,250	75	70.8
62병동	86.6	1,533	1,770	59	84.6
63병동	96.8	1,713	1,770	59	93.5
71병동	94.7	2,302	2,430	81	91.1
72병동	84.2	935	1,110	37	86.1
73병동	76.0	1,300	1,710	57	82.2
ICU	96.9	523	540	18	94.6
NCU	94.9	541	570	19	83.7
NR	87.0	470	540	18	55.0

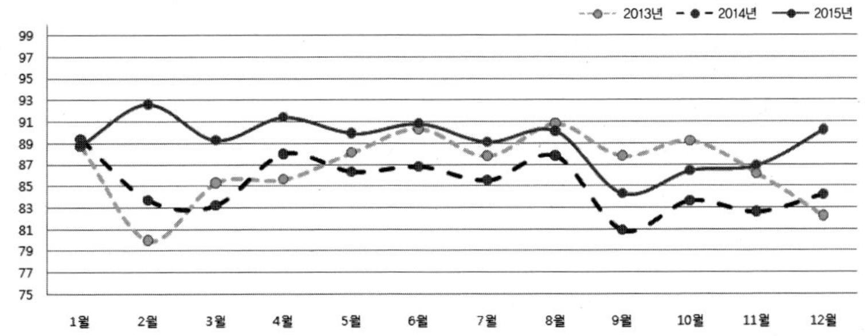

[그림 4-2] 병상가동률 비교

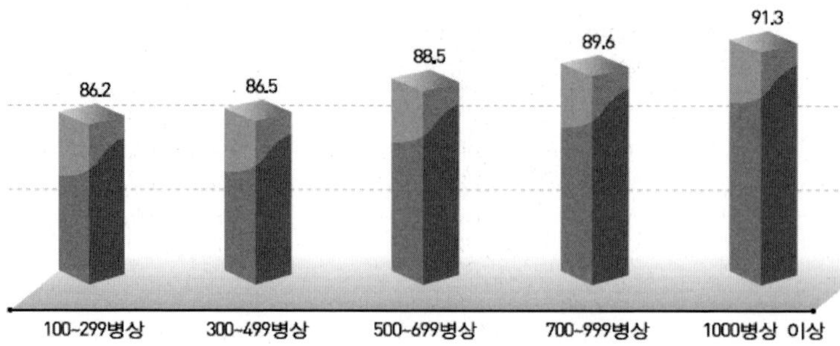

[그림 4-3] 의료기관 규모별 병상이용률

2. 병원이용률

병상이용률이 입원환자만 대상으로 한 지표라면 병원이용률(Hospital Utilization)은 입원과 외래를 동시에 평가하는 지표다. 병원의 입원환자 대 외래환자의 비율이 각각 상이하고, 외래환자의 진료수익이 총 수익에서 차지하는 비중이 크기 때문에 병원의 진료서비스 양이나 투입 산출의 관계가 병상이용률만으로는 충분히 설명되지 않는다. 따라서 입원 부분만이 아니라 외래 부분까지 포함시켜 이용률을 포괄적으로 나타낼 수 있는 지표가 필요하다. 일정 기간 중 연 입원환자수(총재원일수)에 연외래환자를 환자 1인당 진료비를 기준으로 입원환자로 환산해 연 가동병상수로 나눈 지표다.

병원들의 입원환자 대 외래환자 비율이 서로 다르고, 외래환자가 많은 병원이나 상대적으로 입원환자가 많은 병원이 있기에 비교는 한계가 있어 입원·외래 이용률을 동시에 평가해 진료서비스 양이나 투입·시설의 활용도를 종합적으로 설명하는 지표로 병상이용률보다 설명력이 높다고 할 수 있다.

• 병원이용률 $= \dfrac{(\text{입원환자 연인원수}) + (\text{외래환자 연인원수} \times \dfrac{\text{외래환자 1인 1일당 진료비}}{\text{입원환자 1인 1일당 진료비}})}{\text{연병상수(병상수} \times \text{입원진료일수나 365일)}} \times 100$

또는 $\dfrac{\text{조정환자수}}{\text{연병상수(병상수} \times \text{입원진료일수나 365일)}} \times 100$

▼ 예제 : A병원은 650병상을 운영한 병원으로 입원환자 1인당 평균 진료비가 300,000원이며, 외래환자 1인당 평균진료비가 100,000원이고, 총재원환자진료일수는 100,000일, 연외래환자수는 300,000명인 경우 이 병원의 병원이용률을 구하시오.

▶ 풀이 : 병원이용률 $= \dfrac{100{,}000 + (300{,}000 \times \dfrac{100{,}000}{300{,}000})}{\text{650병상} \times \text{365일}} \times 100$

조정환자 수를 산출하기 위해서는

- 입원환자 연인원수
- 외래환자 연인원수
- 입원환자 일평균진료비
- 외래환자 일평균 잔료비를 이용하여 산출된다.

3. 병상회전율

병상회전율(Bed Turn–over)은 일정 기간 중 병원에서 입원이나 퇴원한 환자수를 평균 가동병상수로 나눈 지표다. 일정 기간 중 병원에서 가동한 병상이 평균적으로 **1병상당 몇 명의 환자를 수용했는가를 의미**하는 것으로, 병상회전율이 높으면 평균재원일수가 짧고 평균재원일수가 길면 회전율은 낮게 나타난다. 병상이용률이 높을수록 병상회전율이 증가할수록 병원의 수익성 측면에서 바람직하다.

• 병상회전율 $= \dfrac{\textbf{퇴원실 인원수}}{\textbf{병상수}}$ 또는 $\dfrac{\text{(퇴원실 인원수+입원실 인원수)}}{\text{병상수}} \div 2$

- $\text{과별 병상회전율(회)} = \dfrac{\text{과별 퇴원실 인원수}}{\text{과별 병상수}}$

$$\text{또는 } \dfrac{(\text{과별 퇴원실 인원수} + \text{과별 입원실 인원수}) \div 2}{\text{과별 병상수}}$$

- $\text{병동별 병상회전율(회)} = \dfrac{\text{병동별 퇴원실 인원수}}{\text{병동별 병상수}}$

$$\text{또는 } \dfrac{(\text{병동별 퇴원실 인원수} + \text{병동별 입원실 인원수}) \div 2}{\text{병동별 병상수}}$$

▼ 예제 : A병원의 병상수는 620병상이고, 5월 입원환자 연인수 22,000명, 퇴원환자 실인원수 2,440명, 퇴원환자 연원인수는 91,960명일 때 이 병원 병상회전율은?

▶ 풀이 : $\text{A병원 병상회전율} = \dfrac{2{,}440}{620\text{병상}} = 3.94\text{회}$

[표 4-12] 병동별 병상회전수 비교

병동별	W31	W32	W33	W51	W52	W53	W61	W62	W63	ICU	NCU	NR	합계
당 월	3.2	3.4	1.4	0.8	2.8	2.1	3.0	3.8	3.1	1.3	1.0	1.7	2.8
퇴원실수	100	119	75	21	163	130	224	225	180	23	19	30	1,440
병상수	31	35	52	26	59	63	75	59	59	18	19	18	520
전년도	3.0	2.9	1.8	0.5	2.9	2.5	3.1	3.4	2.8	1.1	1.2	1.8	2.9

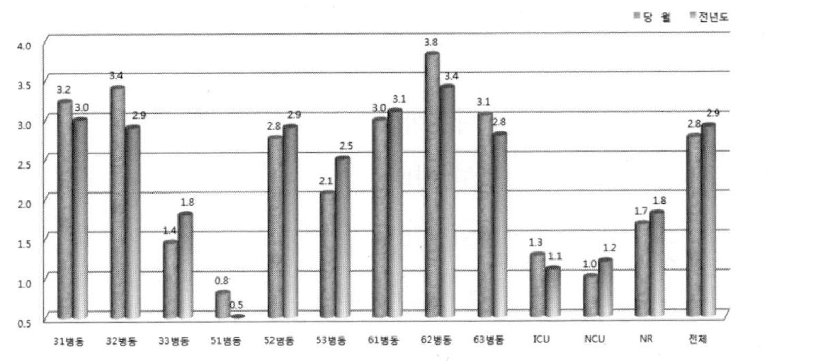

[그림 4-4] 병동별 병상회전수 비교

4. 병상회전 간격

병상회전 간격(Duration of Idle Bed)은 **환자가 퇴원한 후 다음 환자가 입원할 때까지 병상이 평균 며칠 동안 유휴상태에 있는가(평균 유휴일수)를 나타내는 지표**다. 병상 회전간격이 짧을수록 병상이용률이 높다는 의미다. 평균 재원일수가 길어지면 병상이용률은 높아지나 병상회전율은 낮아지고 진료건당 진료비는 증가하는 반면 입원환자 1인당 일평균 부담 진료비는 감소한다.

- $\text{병상회전 간격(일)} = \dfrac{\text{연병상수} - \text{퇴원환자 총재원일수}}{\text{퇴원실 인원수}}$

- $\text{과별 병상 회전간격(일)} = \dfrac{\text{과별 연병상수} - \text{과별 퇴원환자 총재원일수}}{\text{과별 퇴원실 인원수}}$

- $\text{병동별 병상 회전간격(일)} = \dfrac{\text{병동별 연병상수} - \text{병동별 퇴원환자 총재원일수}}{\text{병동별 퇴원실 인원수}}$

- $\text{병동별 병상 회전간격(일)} = \dfrac{\text{병동별 연병상수} - \text{병동별 퇴원환자 총재원일수}}{\text{병동별 퇴원실 인원수}}$

• 병상 회전간격(일)= $\frac{\text{평균 재원일수}}{\text{평균 재원일수+병상회전 간격}} \times 100$

▼ 예제 : 병상회전간격이 길다면 의미하는 바는 무엇인가?

① 병상이용율이 높아지고 있다

② 병상이용율이 낮아지고 있다

③ 평균재원환자가수가 많아지고 있다

④ 평균재원일수가 길어지고 있다

⑤ 아무런 상관이 없다

정답 | ②

▼ 실전문제1 : 아래의 자료를 이용하여 다음을 계산하시오.

어느 병원에서 5월 21일 0시에 파악된 시점재원환자수가 성인이 142명, 소아가 108명, 신생아가 29명이다. 5월 22일 오전 10시에 1명의 교통사고 환자가 입원하였다가 같은날 오후 5시에 퇴원하였고, 5월 22일 정오에 1명의 환자가 입원하여 오후 3시에 사망하였다.

1-1) 5월 22일 자정 census 조사 시간의 시점 재원환자수는?

①279명 ②280명 ③281명 ④282명 ⑤283명

1-2) 5월 22일의 일일 재원환자수는?

①279명 ②280명 ③281명 ④282명 ⑤283명

1-3) 병원의 미래 성장성를 간접적으로 설명 할 수 있는 통계지표는?

①외래환자 신환율 ②외래환자 재진율 ③입원 대 외래환자 비율

④100병상당 일일평균 외래환자수 ⑤외래환자 입원율

▼ 실전문제2 : 아래의 자료를 이용하여 다음을 계산하시오.

성인과 소아용 병상이 500병상, 신생아 병상이 50병상인 어느 병원의 10월 통계 월보에 의하면 성인,소아의 재원환자 연인원수는 11,200명이고 신생아의 재원환자 연인원수는 982명이다. 또 총퇴원환자는 성인과 소아가 2,460명, 신생아가 275명이며 퇴원환자 총재원일수 성인과 소아가 15,263일, 신생아가 994일이다.

2-1) 신생아의 평균 재원일수는?

①3.5일 ②3.6일 ③3.7일 ④3.8일 ⑤4일

2-2) 성인과 소아의 병상이용률은?

①72.3% ②73.3% ③74.3% ④75.3% ⑤78.3%

2-3) 성인과 소아의 일일 평균 재원환자수는?

①345.3명 ②352.3명 ③361.3명 ④370.3명 ⑤372.3명

2-4) 성인과 소아의 평균 재원일수는?

①3.2일 ②4.2일 ③5.2일 ④6.2일 ⑤7.2일

2-5) 신생아의 일일평균 재원환자수는?

①28.7명 ②29.7명 ③30.7명 ④31.7명 ⑤32.7명

정답 | 1-1. ① 1-2. ③ 1-3. ① 2-1. ② 2-2. ① 2-3. ③ 2-4. ④ 2-5. ④

▼ 실전문제3 : 어느 병원의 성인과 소아 병상이 650병상, 신생아병상이 55병상으로 2018년 통계연보는 다음과 같다.

항 목	건수
퇴원환자	
성인. 소아 실인원	22,610
신생아 실인원	1,789
성인.소아 연인원수	219,398
신생아 연인원수	18,992
재원환자	
성인.소아 실인원	25,450
성인.소아 연인원수	236,720

3-1) 이 병원의 성인.소아 병상이용율은?

▶ 풀이 : **성인.소아 병상이용율** $= \dfrac{236{,}720\text{명}}{650\text{병상} \times 365\text{일}} \times 100 = 99.8\%$

3-2) 이 병원의 신생아 병상회전율은?

▶ 풀이 : **신생아 병상회전율** $= \dfrac{1{,}789\text{명}}{55\text{병상}} = 32.5\text{회}$

3-3) 이 병원의 병상 회전 간격은?

▶ 풀이 : **병상회전간격** $= \dfrac{(705\text{병상} \times 365\text{일}) - (219{,}398\text{명} + 18{,}992\text{명})}{(22{,}610\text{명} + 1{,}789\text{명})} = 0.8\text{일}$

3-4) 이 병원의 병상회전 기간은?

▶ 풀이 : **병상회전 기간** $= \dfrac{705\text{병상}}{(22{,}610\text{명} + 1{,}789\text{명})} \times 365 = 10.5\text{일}$

3-5) 이 병원의 성인.소아의 평균재원일수는?

▶ 풀이 : **성인.소아 평균재원일수** $= \dfrac{219{,}398\text{명}}{22{,}610\text{명}} = 9.7\text{일}$

3-6) 이 병원의 신생아의 평균재원일수는?

▶ 풀이 : **신생아 평균재원일수** $= \dfrac{18{,}992\text{명}}{1{,}789\text{명}} = 10.6\text{일}$

참고자료

일일퇴원분석으로 산출할 수 있는 것	일일재원환자분석으로 산출할 수 있는 것
1. 재원일수 2. 총재원일수 3. 평균재원일수 4. 병상회전율	1. 시점재원환자수 2. 일일재원환자수 3. 재원환자연인원수 4. 병상이용률

5. 병상회전 기간

병상회전 기간은 **병상회전율 공식을 역수**로 해서 계산한다. 이 지표는 연간 1병상당 다음 환자를 수용하는데 평균적으로 걸리는 기간을 의미한다. 따라서 연간 병상회전율이 36.5회라면 병상회전 기간은 365÷36.5=10일이 되며, 병상이용률이 높을수록 평균재원일수와 가깝게 나타난다.

- 병상회전기간(일) $= \dfrac{\text{평균가동병상수}}{\text{입원(퇴원)실인원수}} \times 365$

제5장 학습목표

제5장을 공부한 후 진료수익 관련 통계를 산출하고 통계의 의미를 이해해야 한다.

① 의료수익 관련 각종 통계를 산출할 수 있다.

② 100병상 의료수익 통계를 산출하고, 100병상으로 산출하는 이유를 알 수 있다.

③ 의료 미수금 회전기간과 진료비 청구 관련 통계 산출할 수 있다.

④ 진료과별. 환자종류별 각종 수익 관련 통계를 산출할 수 있다.

⑤ 1인 일평균 진료비 관련 통계를 산출할 수 있다.

⑥ 직종별 1인당 월평균 진료수익을 산출할 수 있다.

⑦ 병원 손익분기점을 분석하고 활용할 수 있다.

제5장 진료수익 통계

제1절 의료수익

1. 외래수익과 입원수익

병원의 수익은 의료수익과 의료 외 수익으로 나눈다. 의료수익 통계는 크게 외래수익과 입원진료수익으로 구분하고, 다시 환자종류별, 진료과별, 수가항목별로 나누어 집계한다. 진료수익 집계는 1일 총 진료수익 통계와 월별·분기별·연도별 수익통계를 집계해서 필요에 따라 병원의 경영실적 분석에 이용한다. 진료과별 수가항목별 의료수익 집계는 진료과별 수익을 수가항목별로 일목요연하게 알 수 있도록 집계하는 표이며, 아래의 표와 같이 간단히 나타낼 수도 있다. 병원수익의 원천은 진료수익이다. 진료수익의 분석은 경영분석의 일부이며, 다양한 방법으로 이를 분석 진료의 원가 최적화, 경영의 방향 설정의 가장 기본적인 정보가 된다. 다양한 분석방법이 있으나 기본적이며 필수적인 사항은 다음과 같다.

1) 외래환자 1인 1일당 평균 진료비

외래수익 증대를 위해서는 외래환자를 증가시키거나 외래환자 1인 1일당 평균 진료비를 증대해야 한다. 외래환자 1인 1일당 평균 진료비가 전년보다 더 유사 규모의 병원에 비해 현저히 높거나 낮게 나타났을 경우에는 제공하는 환자 1인당 진료의 양 이나 수가 수준에 대한 분석도 실시해 **서비스 양의 적정여부나 수가수준의 적정성 여부를 검토해 사용하는 지표**다.

- 외래환자 1인 1일당 평균 진료비$=\dfrac{\text{외래수익 합계액}}{\text{연외래환자수}}$

① 외래에서 내원하는 환자가 1개 진료과에서 1일에 계산하는 평균 진료비

② 본인 부담 진료비+보험자 부담 진료비

③ 이 지표가 높으면 수익이 증대되나 과잉진료나 비급여 부분이 높다는 것을 의미할 수 있다.

④ 이 지표는 기간별·진료과별·의사별로 세분할 수 있다.

2) 진료과별 외래수익비

해당 병원의 전체 외래수익에서 진료과별 외래수익이 차지하는 비율로, 외래수익의 진료과별 기여도를 측정하는데 사용된다.

- 진료과별 외래수익비$=\dfrac{\text{진료과별 외래수익 합계액}}{\text{외래수입 합계액}}\times 100$

[표 5-1] 급여 종류별 외래환자 1인 1일당 평균 진료비(단위 : 원)

구분	A병원		유사 규모 병원		전체 병원	
	당년도	전년도	당년도	전년도	당년도	전년도
건강보험	92,368	90,987	88,432	83,638	50,438	50,653
의료급여	104,628	101,259	106,548	107,829	57,838	61,722
산재보험	111,058	109,369	106,715	81,450	51,313	58,270
자동차보험	128,368	116,389	105,899	90,390	70,098	74,093
일반 기타	387,268	365,125	349,189	426,518	345,673	275,496

[표 5-2] 진료과별 외래환자 1인 1일당 평균 진료비(단위 : 원)

구분	A병원		유사 규모 병원		전체 병원	
	당년도	전년도	당년도	전년도	당년도	전년도
계			93,032	87,604	58,046	55,770
내 과			100,839	105,761	53,638	55,701
소아청소년과			79,071	77,887	37,522	48,526
신경과			71,451	68,165	56,950	57,239
정신건강의학과			88,172	86,019	71,146	68,813
피부과			63,017	36,170	41,359	30,596
외 과			143,359	119,824	69,497	64,356
흉부외과			67,955	65,732	60,974	58,806
정형외과			70,251	67,246	44,496	43,248
신경외과			86,747	81,772	58,531	57,049
성형외과			56,905	58,016	53,897	53,679
산부인과			80,984	77,293	53,547	50,965
안 과			58,965	51,803	42,576	37,462
이비인후과			57,417	53,580	38,983	38,690
비뇨기과			88,392	84,034	61,479	64,968
재활의학과			70,647	61,985	58,134	59,313
가정의학과			139,229	48,495	91,310	49,110
치 과			108,015	109,631	491,389	85,081
응급실			14,829,600	131,630	2,512,178	91,755
마취과			208,893	171,456	247,655	193,230
치료방사선과			3,814,292	529,635	14,215,790	422,588
한방과			78,040	84,245	104,824	61,681
기타 진료과			0	0	83,427	69,011
건진센터			393,793	226,296	346,647	188,571

- 의사별 외래수익비= $\frac{\text{의사별 외래수익 합계액}}{\text{외래수입 합계액}} \times 100$

- 환자종류별 외래수익비= $\frac{\text{환자종류별 외래수익 합계액}}{\text{외래수입 합계액}} \times 100$

환자종류별 외래수익 구성비는 일정 기간 중 외래수익을 환자종류별로 구분해 이를 총외래수익에 대한 구성비를 백분율로 나타낸 것이다. 이는 총외래수익에 대한 환자종류별 **외래수익의 상대적인 기여도**를 나타낸다. 더 상세하게 분석하려면 진료과별 환자종류별 외래수익의 구성비를 파악해야 한다.

3) 100병상당 일평균 외래수익

일평균 외래수익을 규모가 다른 병원과 비교할 수 있는 지표다. 병상수의 변화나 다른 병원의 일평균 외래수익과 비교하기 위한 자료로 이용하기 위해 100병상당으로 환산해 계산한 것을 의미한다. 먼저 **일평균 외래수익을 산출하고 이를 다시 100병상당으로 환산하여 산출**한다.

- 100병상당 일평균 외래수익= $\frac{\text{외래수익 총액} \div \text{외래진료일수}}{\text{평균 가동병상수} \div \text{100병상당}}$

4) 외래환자 수가항목별 진료건당 외래수익

외래환자의 평균 외래수익 중에서 수가항목별 진료비 수준을 산출하기 위한 계산방법으로 **진료비의 구성 요소를 파악하기 위한 지표**로 사용한다. 수가항목별 진료비 항목에서 행위와 관련된 수가항목의 비율을 타 병원과 비교할 필요가 있다. 이는 행위료 수익이 많을수록 외래수익성이 높음을 의미하며, 특히 수가항목별에서 종별가산율이 적용되는 수가항목을 잘 관리할 필요가 있다.

- 수가종목별 월평균 진료건당 외래수익= $\frac{\text{수가종목 외래수익}}{\text{외래환자 수가항목별 진료건수}}$

[표 5-3] 진료과별 입원환자 1인 1일당 평균 진료비(단위 : 명)

구분	A병원		유사 규모 병원		전체 병원	
	당년도	전년도	당년도	전년도	당년도	전년도
계			406,198.2	392,462	235,154.77	158,140
내 과			408,467.88	410,763	255,161.22	281,071
소아청소년과			332,486.13	334,031	173,318.09	167,886
신경과			-	-	225,367.16	217,094
정신건강의학과			154,469.43	154,523	157,487.64	123,103
피부과			221,002.62	215,243	198,549.2	207,229
외 과			472,024.74	423,677	272,400.51	303,572
흉부외과			578,514.61	549,024	384,040.18	368,142
정형외과			332,899.07	336,207	190,627.99	180,294
신경외과			430,292.77	417,115	232,235.86	217,783
성형외과			-	-	248,331.91	253,316
산부인과			360,847.5	394,672	267,016.88	278,599
안 과			609,547.45	604,022	617,166.45	616,741
이비인후과			369,357.95	375,785	266,016.03	273,838
비뇨기과			412,715.74	398,760	324,094.37	337,399
재활의학과			223,439.34	207,197	238,985.67	389,963
가정의학과			366,570.63	535,095	519,779.57	670,013
치 과			647,742.87	585,227	786,674.19	830,994
응급실			32,292,244.62	47,563,820	42,661,862.3	56,496,350
마취과			34,986,523.52	4,145,255	16,397,409.33	3,138,179
치료방사선과			534,645.11	489,791	520,648.67	500,849
한방과			11,414,387.98	9,101,179	46,732,907.94	49,033,561
기타진료과			0	0	69,773.38	0

[표 5-4] 진료과별 환자수와 의료수익

진료과	당년도			전년도			증감액	전년 동기 대비		
	수 익	환자수	평균진료비	수 익	환자수	평균진료비		수익	환자수	평균진료비
순환기	1,335,618,327	24,586		1,100,782,774	22,491	48,943	234,835,553	21	9	11
호흡기	672,014,286	10,147		693,919,424	10,904	63,639	-21,905,138	-3	-7	4
내분비	1,133,841,164	18,129		970,252,232	15,757	61,576	163,588,932	17	15	2
신장	3,772,953,765	17,248		3,725,172,632	16,240	229,383	47,781,133	1	6	-5
소화기	1,564,082,931	17,860		1,346,550,583	16,609	81,074	217,532,348	16	8	8
혈액종양	475,925,394	4,915		395,518,460	4,668	84,730	80,406,934	20	5	14
류머티스	1,151,457,325	7,346		743,430,602	6,199	119,928	408,026,723	55	19	31
감염내과	581,661,569	4,927		260,354,628	1,655	157,314	321,306,941	123	198	-25
일반내과	570,376,567	13,541		499,913,338	11,980	41,729	70,463,229	14	13	1
외 과	2,649,964,810	18,101		2,359,419,681	16,378	144,060	290,545,129	12	11	2
정형외과	2,046,561,050	23,560		1,695,932,783	20,015	84,733	350,628,267	21	18	3
신경외과	2,166,481,413	22,775		1,860,690,060	21,261	87,517	305,791,353	16	7	9
흉부외과	106,071,937	2,475		75,375,841	2,040	36,949	30,696,096	41	21	16
성형외과	373,468,977	8,001		291,120,093	6,412	45,402	82,348,884	28	25	3
부인과	1,046,488,290	13,529		862,504,790	12,715	67,834	183,983,500	21	6	14
소아청소년	1,262,804,910	18,108		805,799,654	13,962	57,714	457,005,256	57	30	21
비뇨기과	1,032,825,084	13,288		1,034,146,931	12,949	79,863	-1,321,847	0	3	-3
이비인후과	861,617,202	16,790		780,103,216	15,446	50,505	81,513,986	10	9	2
피부과	478,168,991	14,385		424,067,624	13,369	31,720	54,101,367	13	8	5
안 과	1,064,327,602	12,860		751,120,390	12,510	60,042	313,207,212	42	3	38
신경과	1,278,468,035	20,668		895,805,426	17,734	50,513	382,662,609	43	17	22
정신과	668,361,839	11,936		531,805,796	11,012	48,293	136,556,043	26	8	16
재활의학과	841,450,504	15,004		699,098,736	12,771	54,741	142,351,768	20	17	2
응급의학과	2,628,901,784	27,651		2,034,756,375	23,478	86,667	594,145,409	29	18	10
마취통증	172,901,915	3,018		235,041,720	3,814	61,626	-62,139,805	-26	-21	-7
방사선종양	468,132,985	3,081		507,290,909	3,116	162,802	-39,157,924	-8	-1	-7
영상의학과	80,357,201	258		72,448,141	254	285,229	7,909,060	11	2	9
가정의학과	13,700,035	177		2,162,936	138	15,673	11,537,099	533	28	394
산업의학과	90,371,188	639		77,698,494	355	218,869	12,672,694	16	80	-35
핵의학과	350,289,492	429		460,869,610	545	845,632	-110,580,118	-24	-21	-3
치 과	74,625,824	-	-	70,701,689	-	-	3,924,135	6	-	-

[표 5-5] 급여 종류별 입원환자 1인 1일당 평균 진료비(단위 : 원)

구분	A병원		유사 규모 병원		전체 병원	
	당년도	전년도	당년도	전년도	당년도	전년도
건강보험	425,367	401,959	397,461	389,703	243,238	389,224
의료급여	389,986	379,998	376,084	344,915	223,090	184,721
산재보험	490,589	476,354	445,782	328,561	245,101	196,484
자동차보험	356,235	332,655	297,744	307,772	193,397	181,596
일반 기타	901,023	878,983	873,617	764,201	3,422,790	1,190,589

5) 입원환자 1인 1일당 평균 진료비

입원환자 1인 1일당 평균 진료비는 일정 기간 중의 입원진료 수익을 **총재원일수로 나누어 산출**한다. 이는 입원환자에게 제공하는 진료의 양·진료건당·진료비 수준·재원일수의 영향을 받는다. 따라서 이 지표가 낮은 병원은 **단축을 시켜 평균진료비가 증가할 수 있도록 해야한다.** 입원환자 1인 1일당 평균 진료비가 높으면 병원수익에도 긍정적인 영향을 미치나 입원환자수가 감소할 우려가 있다.

- 입원환자 1인 1일당 평균 진료비= $\dfrac{\text{입원수익 총액}}{(\text{입원환자 연인원수})}$

① 입원환자 평균 진료비는 평균 재원일수와 함께 입원환자 진료수익과 비용을 산출하는데 가장 많이 사용한다.

② 평균 진료비가 높을수록 수익은 증대되나 수가항목별 구성에 따라 변화가 많을 수 있고, 환자의 부담이 늘어나 장기적으로 볼 때는 좋지 않다.

③ 평균 재원일수 단축으로 인한 **일평균 진료비 상승은 입원환자의 부담을 감소** 시키므로 적정한 수가를 유지하도록 한다.

▼ 예제1 : [표 5-4]를 이용하여 100병상 일평균 진료과별 입원수익, 진료과별 수익 구성비, 100병상당 월평균 의료수익을 각과별로 구하시오. (단, 평균가동병상수

는 680병상이며, 진료기간은 1월1일부터 12월31일까지이다.)

▼ 예제2 : [표 5-4]를 이용하여 진료과별 당해 연도 평균진료비를 구하시오.

6) 100병상당 일평균 입원수익

100병상당 일평균 입원수익은 100병상당 일평균 외래수익과 마찬가지로 입원수익을 일정 기간 중의 입원 진료일수로 나누어 일평균 수익을 산출하고, 이를 다시 100병상당으로 환산한 지표다. 100병상당 월평균 입원수익을 산출하려면 입원진료일수를 월수로 대치하고, 진료과별 환자종류별로 구분해 100병상당 월평균 입원수익을 산출할 수도 있다. 일평균 입원수익을 산출하고 이를 100병상당으로 환산하여 산출한다.

- 100병상당 일평균 입원수익 $= \dfrac{\text{입원수익} \div \text{입원진료일수}}{\text{평균 가동병상수} \div 100\text{병상}}$

7) 입원환자 수가항목별 진료건당 진료비

입원환자의 수가항목별 진료건당 진료비 수준을 파악하기 위한 계산이다. 수가항목 구성 요소 중 병원의 수익과 직결되는 **행위료 수익 부분이 많을수록 수익성이 높음을 의미**한다.

- 수가종목별 월평균 진료건당 입원수익 $= \dfrac{\text{수가항목별 입원수익}}{\text{입원환자 수가항목별 진료건수}}$

8) 진료과별 입원수익 구성비

진료과별 입원수익 구성비는 총입원수익에 대한 진료과별 상대적 기여도를 나타낸다. 환자종류별 입원수익 구성비를 산출할 수도 있다. 이 경우 해당 **진료과 입원수익 구성비가 높다고 반드시 병원경영에 기여했다고 볼 수 없으니 재료비 등을 감안해서 해석**해야 한다.

- 진료과별 입원수익 구성비 $= \dfrac{\text{과별 입원수익}}{\text{입원수익 합계액}}$

- 환자종류별 입원수익 구성비$= \frac{\text{환자종류별 입원수익}}{\text{입원수익 합계액}}$

9) 100병상당 월평균 의료수익

100병상당 월평균 의료수익은 외래수익과 입원수익의 합계 액을 기간 중 월수로 나누어 월평균 의료수익을 산출하고, 이를 100병상으로 환산한 지표다. 진료과별 환자종류별 월평균 의료수익을 산출할 수도 있다.

- 100병상당 월평균 의료수익$= \frac{\text{외래수익 합계액} + \text{입원수익 합계액} \div \text{월수}}{\text{평균 가동병상수} \div 100\text{병상}}$

10) 의료 미수금 회전기간

① (의료비 미수금 잔액÷의료수익)×365

② 진료비 중 본인이 부담한 이후의 보험자 부담 미수금과 본인 부담 미수금의 회수기간을 나타내는 지표로, **미수금 회전기간이 짧을수록 효율성이 높다.** 투입한 자본의 효용도를 파악하기 위한 자료로 의료비 수금의 회수기간을 의미한다.

- 의료 미수금 회전기간(일)$= \frac{\text{의료비 미수금 잔액}}{\text{의료수익}} \times 365$

▼ 예제 : A병원의 2013년도 의료수익이 1,231억 의료미수금은 외래환자 7.5억, 입원환자 11.5억인 경우 이 병원의 의료미수금 회전기간은?

▶ 풀이 : 의료미수금 회전기간$= \frac{19\text{억}}{1{,}231\text{억}} \times 365 = 5.63$일

11) 진료비 심사조정(삭감)률

기관·단체(심사평가원·보험회사·근로복지공단 등)의 총 청구액을 기준으로 삭감액을 비교하는 것으로, **낮을수록 진료비 삭감액이 적다는 의미**다. 유사한 지표로 이의신청율(이의신청액÷삭감액)과 회수율(회수액÷삭감액이나 이의신청액)이 있다.

• 진료비 심사조정률= $\dfrac{\text{조정(삭감)액}}{\text{청구 총진료비}} \times 100$

그러나 위와 같이 간단한 통계로는 실질적인 경영 통계의 활용이 어렵고 자료의 실효성이 없다. 현재 대부분의 병원이 원무업무를 전산화한 상황에서는 상세한 정보가 많을수록 병원의 회계상의 관리뿐만 아니라 경영분석의 기본자료나 원가분석의 기초자료로 매우 중요한 자료가 될 수 있어 항목별·행위별 진료수입 집계표가 더 바람직하다. 또한 이를 보다 세부적으로 집계하려면 더 세분화할 필요가 있다. 대부분의 전산업무에서는 진료비 감면통계, 1일의 의료수익 집계표, 외래수납 담당자별 집계표 등 통계의 종류가 다양하며 병원에서 필요로 하는 집계를 수시로 추가하거나 삭제할 수 있다.

제2절 진료과별·환자종류별 통계

1. 진료과별·환자종류별 100병상당 월평균 수익

진료과별·환자종류별 100병상당 월평균 수익(Monthly Outpatient Revenue per 100 Beds by Department and Payer)은 진료과별로 환자종류별 외래수익을 기간 중 월수로 나누고, 이를 100병상으로 환산하며, 진료과별·환자종류별로 구분해 어떤 종류의 환자에게 월평균 어느 정도 수익이 발생하는가를 알아보기 위한 지표다. 병원의 **월평균 의료수익에 대한 기여도를 의미**하며, 규모가 다른 병원과 비교하기 위해 100병상으로 환산해 산출한다.

1) 진료과별·환자종류별 100병상당 월평균 외래수익

• 진료과별·환자종류별 100병상당 월평균 외래수익= $\dfrac{\text{진료과별·환자종류별 외래수익} \div \text{월수}}{\text{병상수} \div 100\text{(병상)}}$

[표 5-6] 진료과별 100병상당 월평균 외래수익(단위 : 천 원)

구분	A병원		유사 규모 병원		전체 병원	
	당년도	전년도	당년도	전년도	당년도	전년도
계			626,629	621,428	416,074	342,705
내 과			218,151	206,516	101,000	93,187
소아청소년과			28,589	28,174	20,304	24,044
신경과			23,895	25,463	16,438	18,624
정신건강의학과			18,581	19,502	12,702	13,248
피부과			9,162	8,702	7,611	7,409
외 과			53,107	45,544	22,986	22,928
흉부외과			4,529	4,950	3,544	3,511
정형외과			22,171	21,422	26,318	26,820
신경외과			16,039	15,136	20,701	17,767
성형외과			5,653	5,616	9,740	5,900
산부인과			22,158	22,560	31,226	41,337
안 과			19,448	18,435	37,945	28,135
이비인후과			18,408	18,222	13,942	11,050
비뇨기과			19,772	18,623	14,258	15,115
재활의학과			10,847	11,114	10,838	9,931
가정의학과			7,132	8,111	12,518	11,590
치 과			27,723	29,370	270,403	61,828
응급실			41,513	39,056	33,836	31,613
마취과			23,441	23,446	21,231	22,170
치료방사선과			3,989	3,950	3,821	3,190
한방과			3,393	2,884	5,386	3,368
기타 진료과			0	0	25,491	18,538
건진센터			28,039	21,115	34,666	32,971

[표 5-7] 급여 종류별 100병상당 월평균 외래수익(단위 : 천 원)

구분	A병원		유사 규모 병원		전체 병원	
	당년도	전년도	당년도	전년도	당년도	전년도
건강보험	583,258	535,216	526,117	519,921	290,898	225,287
의료급여	48,362	47,621	42,664	49,257	25,706	25,838
산재보험	6,452	6,236	4,245	4,663	3,395	3,473
자동차보험	8,360	8,123	7,270	7,157	6,950	6,425
일반 기타	58,652	59,263	48,780	41,846	116,797	53,791

[표 5-8] 급여 종류별 100병상당 월평균 입원수익(단위 : 천 원)

구분	A병원		유사 규모 병원		전체 병원	
	당년도	전년도	당년도	전년도	당년도	전년도
건강보험	986,543	923,152	940,691	908,076	354,546	343,301
의료급여	88,624	86,238	86,212	100,096	60,799	62,958
산재보험	25,361	24,362	23,452	25,406	18,442	19,695
자동차보험	35,280	34,125	30,995	32,432	26,916	27,192
일반 기타	18,360	17,621	15,531	14,579	26,317	19,432

2) 진료과별·환자종류별 100병상당 월평균 입원수익

진료과별·환자종류별 100병상당 월평균 입원수익(Monthly Inpatient Revenue per 100 Beds by Department and Payer)은 진료과별·환자별 병상당 월평균 외래수익과 마찬가지로 **진료과별·환자종류별 입원수익을 기간 중 월수로 나누어 월평균 수익을 산출하는 지표**다.

- 과별·환자종류별 100병상당 월평균 입원수익= $\frac{\text{과별·환자종류별 입원수익} \div \text{월수}}{\text{병상수} \div 100(\text{병상})}$

[표 5-9] 진료과별 100병상당 월평균 입원수익(단위 : 천 원)

구분	A병원		유사 규모 병원		전체 병원	
	당년도	전년도	당년도	전년도	당년도	전년도
계			1,106,706	1,109,188	483,894	433,880
내 과			370,601	340,032	163,393	157,926
소아청소년과			57,094	55,838	32,044	37,213
신경과			36,822	35,817	28,490	29,130
정신건강의학과			12,331	12,749	27,110	23,175
피부과			1,348	1,302	1,337	1,386
외 과			162,073	145,517	71,947	67,410
흉부외과			47,515	48,920	31,045	28,386
정형외과			97,131	93,745	95,636	90,695
신경외과			98,732	95,241	79,018	72,798
성형외과			22,040	22,921	16,700	17,645
산부인과			48,774	50,006	41,560	54,857
안 과			18,472	18,248	32,354	23,903
이비인후과			30,677	29,847	18,301	15,484
비뇨기과			24,563	23,327	13,975	15,157
재활의학과			18,908	17,066	22,789	19,405
가정의학과			2,114	1,760	16,825	10,581
치 과			7,047	6,729	50,660	3,097
응급실			41,082	35,650	18,134	17,274
마취과			2,163	8,284	3,068	7,021
치료방사선과			1,473	1,600	5,033	2,931
한방과			11,042	11,309	9,100	8,022
기타 진료과			0	0	12,993	10,698

[표 5-10] 월별 100병상당 진료과별 입원수입

진료과/월	3월	4월	5월	6월~	~12월	1월	2월	3월
(순환기)	37,770,059	31,186,815	35,148,774			51,072,889	60,065,293	506,426,010
(호흡기)	71,426,810	70,430,351	68,173,312			64,169,477	50,685,945	715,420,287
(내분비)	13,331,141	11,633,774	10,580,689			11,209,686	15,941,560	139,323,731
(신장)	20,405,732	19,067,893	22,609,716			31,434,851	25,884,623	287,810,640
(소화기)	57,839,782	54,086,736	48,460,248			54,444,723	61,789,274	648,537,071
(혈액종양)	27,061,093	30,685,484	34,795,225			61,742,791	39,273,042	474,276,896
(류머티스)	2,910,234	3,533,891	5,604,001			8,739,003	10,113,758	63,346,411
(감염내과)	16,702,719	12,176,579	13,713,528			16,082,142	17,498,513	249,815,191
(일반내과)	0	0	0			0	0	0
내과계	247,447,570	232,801,522	239,085,493			298,895,562	281,252,010	3,084,956,236
외 과	72,847,209	73,186,308	58,348,504			72,468,176	78,273,356	893,073,410
정형외과	100,372,040	108,106,922	124,169,448			128,044,541	126,064,841	1,359,009,249
신경외과	173,563,038	149,943,286	150,387,682			163,819,664	158,173,472	1,976,756,642
흉부외과	13,091,366	19,021,420	23,456,210			25,827,777	19,713,082	259,755,585
성형외과	24,723,894	23,479,834	30,073,339			25,301,026	22,255,354	270,925,249
(산 과)	0	0	0			0	0	0
(부인과)	37,575,301	37,456,423	31,664,114			38,383,699	43,270,504	476,222,711
산부인과계	37,575,301	37,456,423	31,664,114			38,383,699	43,270,504	476,222,711
소아청소년	30,993,560	32,052,411	35,229,697			33,266,369	27,329,441	378,219,007
비뇨기과	13,533,015	16,801,386	14,595,071			13,724,522	13,521,686	170,827,788
이비인후과	21,601,329	11,244,996	15,376,728			21,920,036	26,541,878	209,590,899
피부과	1,696,803	1,981,996	2,064,214			1,903,639	2,203,420	23,956,807
안 과	11,670,338	12,068,531	11,895,652			14,862,074	19,278,295	179,345,429
신경과	46,524,182	44,973,828	47,617,769			36,100,203	46,168,575	573,210,244
정신건강의학과	9,317,971	8,879,277	8,734,292			10,809,844	10,080,751	112,306,478
재활의학과	18,164,740	18,058,949	16,691,896			18,898,924	14,220,296	222,374,131
응급의학과	80,000,559	85,980,486	94,117,388			76,206,056	61,451,016	951,494,299
마취통증의학	1,168,171	1,904,768	1,562,797			486,461	980,984	11,477,756
방사선종양과	0	0	0			0	0	0
영상의학과	0	0	0			0	0	0
가정의학과	0	0	0			0	0	0
직업환경의학과	0	0	0			0	0	0
핵의학과	0	0	0			0	0	0
진단검사의학	0	0	0			0	0	0
건강관리과	0	0	0			0	0	0
치과 수입	11,237,743	7,966,500	8,524,552			14,796,052	23,511,041	151,435,188
입원환자수	2,818	2,706	2,801			2,871	2,684	33,348
합 계	915,528,829	885,908,841	913,594,847			995,714,622	974,290,003	11,304,937,106

[표 5-11] 월별 100병상당 환자종류별 입원수입

월	수입	보험	보호	자보	산재	일반	합계
3월	수입	693,371,948	124,386,357	55,749,642	35,708,441	6,312,442	915,528,829
	미수	424,735,252	99,712,653	60,606,596	25,742,562	0	610,797,064
	본인	268,636,696	24,673,704	-4,856,955	9,965,879	6,312,442	304,731,765
4월	수입	665,422,194	107,124,210	65,295,426	35,771,857	12,295,154	885,908,841
	미수	416,296,881	87,490,130	58,930,406	25,390,562	0	588,107,979
	본인	249,125,313	19,634,080	6,365,021	10,381,295	12,295,154	297,800,863
5월	수입	668,391,658	115,490,702	77,722,596	35,694,930	16,294,962	913,594,847
	미수	412,660,418	93,069,698	68,083,910	33,007,944	0	606,821,970
	본인	255,731,240	22,421,003	9,638,685	2,686,987	16,294,962	306,772,877
6월	수입	676,192,110	120,406,841	51,567,885	24,480,930	2,474,385	875,122,152
	미수	418,671,442	95,941,955	53,678,543	25,308,081	0	593,600,021
	본인	257,520,668	24,464,886	-2,110,658	-827,151	2,474,385	281,522,130
7월	수입	694,459,104	128,618,603	69,114,733	33,735,956	17,415,909	943,344,305
	미수	426,076,476	103,890,900	66,783,656	30,253,089	0	627,004,121
	본인	268,382,628	24,727,703	2,331,077	3,482,868	17,415,909	316,340,185
8월	수입	682,037,223	113,681,134	74,627,505	30,195,797	12,868,429	913,410,089
	미수	418,944,837	90,776,112	64,094,263	25,046,477	0	598,861,690
	본인	263,092,386	22,905,022	10,533,242	5,149,320	12,868,429	314,548,400
9월	수입	672,434,167	130,054,543	68,987,698	35,328,520	19,973,000	926,777,928
	미수	414,587,271	103,378,872	73,690,887	26,590,786	0	618,247,816
	본인	257,846,896	26,675,671	-4,703,188	8,737,734	19,973,000	308,530,113
10월	수입	740,905,617	120,450,853	80,786,296	31,491,034	7,947,646	983,019,408
	미수	454,227,610	97,639,888	74,088,059	23,505,393	0	650,636,425
	본인	286,678,007	22,810,965	6,698,237	7,985,641	7,947,646	332,382,984
11월	수입	812,296,500	111,120,131	85,256,409	31,507,830	13,514,371	1,053,552,008
	미수	427,987,734	89,570,804	65,364,696	25,793,088	0	608,595,977
	본인	384,308,766	21,549,328	19,891,714	5,714,742	13,514,371	444,956,031
12월	수입	635,914,387	132,774,810	98,705,426	43,674,434	13,605,017	924,674,073
	미수	470,179,804	105,118,662	93,982,940	36,624,209	0	705,905,614
	본인	165,734,583	27,656,148	4,722,486	7,050,225	13,605,017	218,768,459
1월	수입	734,284,871	128,865,660	75,392,506	35,474,799	21,696,787	995,714,622
	미수	458,954,491	105,595,199	72,651,312	28,858,998	0	666,060,000
	본인	275,330,380	23,270,460	2,741,194	6,615,801	21,696,787	329,654,622
2월	수입	757,584,913	132,183,658	40,024,195	32,547,328	11,949,909	974,290,003
	미수	452,673,581	105,524,468	42,389,939	21,981,544	0	622,569,533
	본인	304,911,332	26,659,190	-2,365,745	10,565,785	11,949,909	351,720,470
합계	수입	8,433,294,690	1,465,157,502	843,230,317	405,611,858	156,348,011	11,304,937,106
	미수	5,195,995,797	1,177,709,341	794,345,207	328,102,732	0	7,497,208,208
	본인	3,237,298,893	287,448,161	48,885,110	77,509,126	156,348,011	3,807,728,899
구성비							
본인 부담률							

▼ 예제 : 표 5-11를 이용하여 환자종류별 구성비와 본인부담율을 구하시오.

[표 5-12] 퇴원 진료과별 진료수익(단위 : 원)

진료과	당년 3월~6월	전년 3월~6월	증 감	비 고
순환기내과	1,705,958,377	1,456,723,640	17.1	
호흡기내과	1,555,150,611	1,706,651,280	-8.9	
내분비내과	384,829,835	397,308,916	-3.1	
신장내과	601,066,215	638,021,578	-5.8	
소화기내과	1,489,114,596	1,539,118,527	-3.2	
혈액내과	982,017,222	1,077,225,366	-8.8	
류머티스내과	133,282,586	201,469,389	-33.8	
일반내과	19,955	-	-	
감염내과	516,726,748	417,603,137	23.7	
내과계	7,368,166,145	7,434,121,833	-0.9	
신경과	1,827,732,058	1,544,942,875	18.3	
정신건강의학과	241,070,335	262,419,126	-8.1	
외 과	2,960,885,504	2,296,692,853	28.9	
정형외과	3,237,756,893	3,229,301,330	0.3	
신경외과	4,457,644,400	4,818,350,395	-7.5	
흉부외과	806,632,720	612,104,581	31.8	
성형외과	630,146,642	628,920,067	0.2	
마취통증의학과	18,309,053	26,075,663	-29.8	
산부인과	1,161,310,671	1,018,597,406	14.0	
소아청소년과	998,141,905	871,886,926	14.5	
안 과	527,958,973	443,098,268	19.2	
이비인후과	535,552,883	552,974,722	-3.2	
피부과	82,119,280	37,986,810	116.2	
비뇨기과	413,320,974	470,952,660	-12.2	
방사선종양학과	1,819,754	-	-	
영상의학과	-	-	-	
재활의학과	505,659,062	420,925,470	20.1	
가정의학과	-	-	-	
응급의학과	2,759,890,670	2,352,253,166	17.3	
직업환경의학과	-	-	-	
핵의학과	-	-	-	
치 과	209,167,917	105,571,580	98.1	
합 계	28,743,285,839	27,127,175,731	6.0	

▼ 예제1 : 표 5-12를 이용하여 진료과별 월평균 진료수익을 구하시오.

▼ 예제2 : 표 5-12를 이용하여 진료과별 진료수익 구성비를 구하시오.

3) 진료과별·환자종류별 병상당 월평균 외래수익

- $\text{과별·환자종류별 월평균 외래수익} = \dfrac{\text{과별·환자종류별 외래수익} \div \text{월수}}{\text{병상수}}$

4) 진료과별·환자종류별 병상당 월평균 입원수익

- $\text{과별·환자종류별 월평균 입원수익} = \dfrac{\text{과별·환자종류별 입원수익} \div \text{월수}}{\text{병상수}}$

2. 진료과별·환자종류별 월평균 총의료수익

1) 진료과별·환자종류별 100병상당 월평균 총의료수익

진료과별·환자종류별 100병상당 월평균 총의료수익(Monthly Patient Revenue per 100 Beds by Department and Payer)은 진료과별·환자종류별 병상당 월평균 총의료수익을 월평균으로 환산해 총의료수익을 산출한 지표다.

- $\text{과별·환자종류별 100병상당 월평균 총의료수익} = \dfrac{\text{과별·환자종류별 총의료수익} \div \text{월수}}{\text{병상수} \div 100}$

2) 진료과별·환자종류별 병상당 월평균 총의료수익

- $\text{과별·환자종류별 병상당 월평균 총의료수익} = \dfrac{\text{과별·환자종류별 총의료수익} \div \text{월수}}{\text{병상수}}$

[표 5-13] 진료과별 100병상당 월평균 총의료수익(단위 : 천 원)

구분	A병원		유사 규모 병원		전체 병원	
	당년도	전년도	당년도	전년도	당년도	전년도
계			1,735,159	1,730,616	817,055	651,005
내 과			591,178	546,548	258,328	248,754
소아청소년과			85,337	84,012	50,657	60,387
신경과			59,970	61,280	43,356	46,991
정신건강의학과			31,175	31,897	35,632	34,929
피부과			10,472	10,004	8,776	8,704
외 과			216,381	191,061	93,558	89,626
흉부외과			52,595	53,870	34,124	31,632
정형외과			117,960	115,167	119,916	117,187
신경외과			114,653	110,378	97,491	89,709
성형외과			27,902	28,396	25,672	23,047
산부인과			70,373	72,566	70,631	94,432
안 과			38,251	36,682	69,984	50,595
이비인후과			49,106	48,069	31,251	26,534
비뇨기과			44,257	41,950	28,081	30,190
재활의학과			29,881	28,180	32,340	28,836
가정의학과			8,718	9,728	25,517	19,982
치 과			34,078	35,326	182,477	63,874
응급실			81,116	71,947	45,051	42,368
마취과			24,979	28,718	22,411	25,585
치료방사선과			4,864	4,822	6,631	4,573
한방과			14,293	13,278	11,253	8,208
기타 진료과			0	0	27,739	21,212

[표 5-14] 급여 종류별 100병상당 월평균 총의료수익(단위 : 천 원)

구분	A병원		유사 규모 병원		전체 병원	
	당년도	전년도	당년도	전년도	당년도	전년도
건강보험	1,569,801	1,458,366	1,466,809	1,427,997	636,138	565,094
의료급여	136,986	133,859	128,876	149,353	84,782	88,275
산재보험	31,813	30,598	27,697	29,383	21,065	22,618
자동차보험	43,640	42,248	38,265	39,589	33,000	32,983
일반 기타	77,012	76,884	64,311	56,425	137,242	70,788

3. 진료과별·환자종류별 1인 1일당 평균 진료비

1) 진료과별·환자종류별 외래환자 1인 1일당 평균 진료비

진료과별·환자종류별 외래환자 1인 1일당 평균 진료비(Average Charge per Outpatient Day by Department and Payer)는 **진료과별·환자종류별 외래수익을 진료과별·환자종류별 연외래환자수로 나누어 계산한 지표**다. 진료과별·환자종류별 외래수익은 진료과별·환자종류별 외래환자수와 진료과별·환자종류별 외래환자 1인 1일당 평균 진료비에 의해 결정된다.

따라서 **외래수익을 늘리려면 외래환자수를 늘리거나 외래환자 1인 1일당 평균 진료비를 늘려야 한다.** 수가종목별 일평균 진료비는 진료량과 종목별 수가수준에 의해서 결정된다. 진료과별·환자종류별 외래환자 1인 1일당 평균 진료비가 전년 동기 또는 유사 규모 병원에 비해 현저히 높거나 낮게 나타났을 경우에는 제공하는 환자 1인당 진료량이나 수가수준에 대한 분석이 필요함에 따라 **서비스 양과 수가수준의 적정 여부를 검토**해야 한다.

- 과별·환자종류별 외래환자 1인 1일당 평균 진료비= $\dfrac{\text{과별·환자종류별 외래수익}}{\text{과별·환자종류별 연외래환자수}}$

[표 5-15] 월별 급종별 환자 1인 1일당 평균 진료비(단위 : 원)

월	구분	보험	급여	자보	산재	일반	합계
3월	입원	397,583	386,533	228,408	206,609	289,796	370,123
	외래	92,549	96,491	84,234	79,555	35,180	90,108
4월	입원	439,165	343,898	320,927	258,635	244,141	401,090
	외래	97,092	93,023	100,537	75,049	63,455	94,602
5월	입원	437,379	269,515	276,964	259,202	311,835	383,814
	외래	90,073	90,039	117,154	70,888	24,257	86,466
6월	입원	425,148	236,746	403,339	259,129	384,028	388,634
	외래	95,447	93,746	93,599	83,625	26,698	90,993
7월	입원	419,975	273,390	417,836	414,285	144,992	391,132
	외래	96,859	92,002	98,417	93,094	21,754	89,401
8월	입원	421,901	273,051	379,972	258,222	419,824	391,215
	외래	97,628	92,308	63,489	106,653	29,891	92,194
9월	입원	455,603	281,020	353,377	325,009	91,274	400,779
	외래	96,722	89,639	111,913	63,123	16,242	88,620
10월	입원	408,559	296,561	325,630	352,194	190,392	376,777
	외래	97,363	92,216	86,198	79,212	21,003	90,815
11월	입원	457,196	414,215	304,403	238,399	272,978	422,335
	외래	110,131	93,962	107,635	68,583	18,978	100,500
12월	입원	427,094	253,782	267,910	238,669	-23,981	368,209
	외래	98,004	87,184	106,790	75,953	15,145	89,469
1월	입원	416,619	265,092	261,144	293,782	281,955	370,497
	외래	101,638	92,201	119,611	68,134	33,653	96,095
2월	입원	410,911	242,130	395,059	180,909	356,100	373,298
	외래	87,997	81,703	77,086	46,343	37,048	83,518
합계	외래	425,931	291,991	322,516	269,365	241,369	386,172
	외래	96,749	91,160	96,831	75,325	26,193	90,999

2) 진료과별·환자종류별 입원(재원)환자 1인 1일당 평균 진료비

진료과별·환자종류별 입원(재원)환자 1인 1일당 평균 진료비(Average Charge per Inpatient Day by Department and Payer)는 진료과별·환자종류별 **입원수익을 진료과별·환자종류별 재원일수로 나누어 산출한 지표**다. 진료과별·환자종류별 외래환자 **1인 1일당 평균 진료비**의 경우와 마찬가지로 **재원일수와 함께 입원수익을 결정하는 중요한 변수**다.

$$\bullet \ \frac{\text{진료과별·환자종류별 입원수익}}{\text{진료과별·환자종류별 재원일수(연입원환자수)}}$$

▼ 예제 : [표 2-5], [표 2-6]와 [표 5-12]을 이용하여 진료과별·환자종류별 1인 1일당 평균 진료비를 구하시오.

3) 수가종목별 환자종류별 외래환자 1인 1일당 평균 진료비

수가종목별 환자종류별 외래환자 1인 1일당 평균 진료비(Average Charge per Outpatient Day by Service Item and Payer)는 수가종목별·환자종류별 외래수익을 환자종류별 외래환자 연인원수로 나누어 산출한 지표다. 환자종류별 외래환자 1인 1일당 평균 진료비를 수가종목별로 구분해 어느 종목의 진료비가 어느 정도 비중을 차지하는가를 실수로 나타낸 것이다. 이는 진료과별, 환자종류별 외래환자 1인 1일당 평균 진료비의 내용을 설명하는 보조지표로, 특정 수가종목의 환자 1인 1일당 평균 진료비가 전년 동기나 다른 병원과 비교해서 현저히 높거나 낮을 경우에는 **수가종목별 진료의 양이나 서비스 단위당 수가의 차이를 조사해 차이분석**을 함으로써 그 원인을 규명할 수 있다.

[표 5-16] 수가종목별 외래환자 1인 1일당 평균 진료비(단위 : 원)

구분	A병원		유사 규모 병원		전체 병원	
	당년도	전년도	당년도	전년도	당년도	전년도
계			89,604	92,578	50,059	53,377
진찰료			14,313	14,211	12,662	11,386
입원실료			94	1,586	233	1,013
검사료			21,250	20,704	7,210	7,700
방사선료			17,101	21,371	7,378	9,755
투약처방료			8,211	9,348	5,554	8,645
주사료			8,153	8,806	3,350	3,998
마취료			-	-	306	284
이학요법료			792	783	1,291	1,127
정신요법료			586	846	1,849	1,721
처치수술료			8,390	7,319	4,964	5,418
치과료			2,605	2,343	14,930	6,293
식 대			7	7	220	132
한방료			254	0	4,569	941
기 타			8,226	6,530	7,688	8,178

4) 수가종목별 환자종류별 입원환자 1인 1일당 평균 진료비

수가종목별 환자종류별 입원환자 1인 1일당 평균 진료비(Average Charge per Inpatient Day by Service Item and Payer)는 수가종목별·환자종류별 입원수익을 환자종류별 입원환자 연인원수로 나누어 산출한 지표다. 환자종류별 입원환자 1인 1일당 평균 진료비를 수가종목별로 구분해 어느 종목의 진료비가 어느 정도의 비중을 차지하는가를 나타낸 것이다

- $\dfrac{\text{수가종목별·환자종류별 입원수익}}{\text{환자종류별 연입원환자수}}$

[표 5-17] 월별 수가항목별 입원환자 1인 1일당 평균 진료비(단위 : 원)

행위별	3월	4월	5월	6월	7월	8월	9월	10월	11월	12월	1월	2월	합계	전년도	증감
진찰료	3,474	3,564	3,847	3,786	3,586	3,489	3,830	3,478	3,468	3,575	3,438	3,422	3,578	3,478	2.9
입원료	67,706	68,346	68,775	68,590	68,478	70,909	70,483	70,841	71,340	71,272	71,237	71,165	69,930	70,143	-0.3
투약약	7,280	8,057	7,504	7,663	7,559	7,606	8,051	8,086	8,739	8,284	8,162	7,894	7,904	7,982	-1.0
투약 행위료	2,055	2,203	2,092	2,184	2,102	2,109	2,084	2,025	2,120	2,118	2,332	2,319	2,145	2,045	4.9
주사약	37,292	34,637	39,096	38,782	38,846	38,735	40,850	41,357	41,020	43,540	41,433	39,765	39,635	39,467	0.4
주사 수기료	7,172	6,845	7,245	6,935	6,956	7,240	7,636	7,347	7,312	7,748	7,401	7,382	7,269	6,910	5.2
마취약	2,215	2,237	2,214	2,003	2,656	2,277	3,915	4,301	4,034	4,552	4,390	4,736	3,296	2,529	30.3
마취 수기료	6,675	6,676	6,288	5,910	6,917	6,590	6,958	6,192	6,048	6,902	6,767	7,605	6,628	6,758	-1.9
이학 요법	2,758	2,826	2,375	2,135	2,509	2,276	2,580	2,784	3,159	3,429	3,159	2,697	2,727	1,188	129.5
정신 요법	330	441	555	319	733	381	467	609	527	388	625	727	509	376	35.6
처치 재료	9,501	9,472	8,946	8,702	9,608	9,598	9,596	8,269	8,972	9,330	8,336	8,853	9,097	8,514	6.9
처치 행위	8,249	8,208	8,229	7,296	6,743	7,308	8,160	7,871	55,897	-35,5	8,320	7,364	7,833	7,182	9.1
수술 재료	29,964	32,232	27,943	26,393	27,562	26,130	36,946	33,416	34,378	35,739	31,377	41,546	31,918	31,844	0.2
수술 행위	20,057	21,229	19,642	20,316	21,393	19,980	22,573	20,763	19,707	23,664	21,170	25,550	21,332	21,271	0.3
성형 시술료	465	365	192	143	431	518	434	196	605	904	635	1,322	517	306	69.1
분만료	409	401	428	256	449	413	225	342	402	389	528	258	377	451	-16.4
신장투 재료	1,340	1,084	1,312	1,641	1,430	1,415	1,005	1,187	1,424	1,550	1,936	1,771	1,427	1,288	10.8
신장투 행위	1,272	982	1,192	1,191	1,109	1,234	687	1,084	1,226	1,523	1,791	1,421	1,231	899	36.9
혈액료	5,040	4,766	4,776	5,320	5,583	4,816	7,173	7,928	9,126	8,154	11,335	6,129	6,691	4,930	35.7
CAST 재료	316	384	311	284	360	306	471	390	371	367	273	326	346	314	10.3
CAST 행위	282	346	289	251	331	266	422	339	363	305	242	299	310	273	13.6
기능 검사	2,164	2,380	2,275	2,226	2,210	2,175	2,236	2,208	2,301	2,204	2,164	2,063	2,217	1,966	12.8
내시경 검사	989	930	984	1,093	1,067	940	946	953	982	909	855	1,053	974	1,005	-3.1
E.M.G	97	153	151	86	121	131	192	116	196	120	157	75	133	60	120.6

행위별	3월	4월	5월	6월	7월	8월	9월	10월	11월	12월	1월	2월	합계	전년도	증감
기타 검사	40,980	40,344	41,383	42,286	40,076	40,832	41,649	42,618	42,092	42,745	40,672	41,745	41,449	39,870	4.0
E.K.G	2,740	2,555	2,681	2,553	2,398	2,383	2,725	2,544	2,654	2,623	2,497	2,417	2,563	2,457	4.3
E.E.G	430	501	516	594	449	253	441	549	569	375	450	476	466	438	6.5
E.T.S	0	0	0	0	0	0	0	0	0	0	0	0	0	0	0
동위 원소검	1,913	1,745	1,136	1,188	1,448	899	1,468	1,277	1,019	1,143	1,193	1,153	1,298	1,400	-7.3
종합 심리검	111	48	79	48	97	52	77	65	83	44	103	14	69	68	0.8
판독료	141	165	161	161	220	197	247	214	164	184	135	165	179	181	-1.0
일반 촬영	188	217	219	230	188	224	244	199	213	232	210	209	214	188	14.1
일반 행위료	7,118	7,552	7,635	7,286	7,126	7,085	7,801	7,587	7,670	7,378	6,489	6,237	7,244	7,043	2.9
특수 촬영	1,227	1,438	1,081	1,190	1,156	772	1,124	1,446	1,148	1,503	1,090	1,492	1,222	1,048	16.6
특수 행위료	789	748	852	881	907	870	984	875	1,127	1,175	893	1,182	940	827	13.6
초음파	3,667	4,070	3,927	3,844	4,272	4,122	4,727	4,378	3,939	4,435	3,917	4,325	4,134	4,259	-2.9
C/T 촬영	12,457	12,040	13,840	12,664	12,864	12,715	14,725	14,388	14,231	13,509	12,498	12,644	13,210	12,821	3.0
D.S.A	1,865	1,906	1,801	2,054	2,121	1,698	2,141	2,587	1,767	2,294	1,876	2,819	2,077	2,243	-7.4
M.R.I	6,264	6,910	6,358	6,735	6,264	6,593	7,291	6,816	6,514	6,446	6,369	6,839	6,610	5,927	11.5
LINEAC	427	265	553	833	1,062	707	557	292	277	321	557	494	530	412	28.6
식대	12,862	12,754	12,614	12,690	12,485	12,654	12,305	12,461	12,399	12,621	12,401	12,117	12,532	12,518	0.1
증명료	652	657	672	681	700	618	743	700	687	717	702	664	683	626	9.1
예방 접종	16	17	24	29	31	28	35	37	30	27	46	46	30	25	23.4
장애 진단	2	3	2	8	3	5	3	3	2	6	4	1	3	4	-21.8
기타	7	4	4	2	3	2	5	2	2	5	3	1	3	3	-
보철 교정료	1,256	1,030	1,663	963	2,521	2,390	1,104	1,480	1,253	2,280	2,422	5,167	1,965	2,068	-5.0
PET	1,587	1,295	1,083	1,348	1,640	1,156	1,315	1,066	998	692	1,316	1,306	1,232	1,311	-6.0
특진료	11,134	12,407	11,152	11,514	12,076	10,934	12,091	11,846	11,373	14,038	12,760	15,571	12,241	10,316	18.7
입원계	324,939	327,443	326,141	323,327	328,921	324,152	351,852	345,628	394,021	316,303	346,809	362,958	339,004	327,232	3.6

[표 5-18] 수가종목별 입원환자 1인 1일당 평균 진료비(단위 : 원)

구분	A병원		유사 규모 병원		전체 병원	
	당년도	전년도	당년도	전년도	당년도	전년도
계			377,255	395,889	184,667	167,941
진찰료			3,399	2,875	2,872	2,440
입원실료			67,624	72,912	47,287	46,345
검사료			56,796	51,978	16,249	17,904
방사선료			46,306	47,774	12,714	16,110
투약처방료			15,244	20,896	8,644	10,274
주사료			60,754	62,394	23,136	25,566
마취료			11,337	11,903	7,920	7,386
이학요법료			2,581	3,814	3,803	4,211
정신요법료			759	797	1,976	1,374
처치수술료			83,936	82,125	40,661	37,610
치과료			563	699	41,737	10,771
식 대			11,856	12,180	16,139	14,059
한방료			512	46,639	10,975	10,526
기 타			17,016	25,979	18,126	18,983

5) 수가종목별·환자별 100병상당 월평균 외래수익

수가종목별·환자별 100병상당 월평균 외래수익(Monthly Outpatient Revenue per 100 Beds by Service Item and Payer)은 수가종목별·환자종류별 외래수익을 수가종목별·환자종류별로 구분해 집계한 다음 월수로 나누어 월평균 수익을 산출하고 이를 100병상당으로 환산한 지표다.

- $\dfrac{\text{수가종목별·환자종류별 외래수익} \div \text{월수}}{\text{병상수} \div 100}$
- $\text{병상당 월평균 외래수익} = \dfrac{\text{수가종목별·환자종류별 외래수익} \div \text{월수}}{\text{병상수}}$

6) 수가종목별·환자별 100병상당 월평균 입원수익

수가종목별·환자별 100병상당 월평균 입원수익(Monthly Inpatient Revenue per 100 Beds by Service Item and Payer)는 수가종목별·환자종류별 입원수익을 수가종목별·환자종류별로 구분해 집계한 다음 월수로 나누어 월평균 수익을 산출하고 이를 100병상당으로 환산하는 지표다.

- $\dfrac{\text{수가종목별·환자종류별 입원수익} \div \text{월수}}{\text{병상수} \div 100(\text{병상})}$

- $\dfrac{\text{수가종목별·환자종류별 입원수익} \div \text{월수}}{\text{병상수}}$

[표 5-19] 수가종목별 100병상당 월평균 입원수입(단위 : 천 원)

구분	A병원		유사 규모 병원		전체 병원	
	당년도	전년도	당년도	전년도	당년도	전년도
계			1,013,616	1,119,686	353,271	414,046
진찰료			9,193	8,124	5,255	5,678
입원실료			180,600	206,396	93,247	102,043
검사료			152,321	146,548	36,975	42,993
방사선료			126,111	135,556	29,458	39,420
투약처방료			40,863	59,079	17,793	23,091
주사료			163,406	175,455	50,268	60,309
마취료			30,465	33,707	13,465	14,048
이학요법료			6,892	11,131	7,393	9,782
정신요법료			2,025	2,246	3,748	3,719
처치수술료			224,853	233,030	84,101	83,848
치과료			1,519	1,970	10,105	7,395
식 대			31,763	34,373	26,791	26,395
한방료			1,194	118,182	22,516	23,335
기 타			46,075	73,937	36,689	38,183

[표 5-20] 월별 100병상당 수가항목별 입원수입

행위별	3월	4월	5월	6~2월	합계
진찰료	9,788,291	9,641,532	10,776,054		119,330,851
입원료	190,765,172	184,913,365	192,654,774		2,331,986,611
투약약	20,510,340	21,797,698	21,019,547		263,593,646
투약행위료	5,790,503	5,960,326	5,859,137		71,518,445
주사약	105,070,470	93,711,217	109,517,417		1,321,718,072
주사수기료	20,206,333	18,518,909	20,295,073		242,416,255
마취약	6,240,038	6,050,975	6,201,900		109,903,295
마취수기료	18,806,439	18,060,961	17,613,518		221,012,844
이학요법	7,770,232	7,644,644	6,652,710		90,946,985
정신료법	929,754	1,194,131	1,556,041		16,975,022
처치재료	26,770,237	25,628,133	25,059,582		303,372,018
처치행위	23,241,376	22,206,856	23,050,292		261,204,814
수술재료	84,423,450	87,205,272	78,274,740		1,064,377,121
수술행위	56,510,149	57,435,040	55,021,980		711,359,621
성형시술료	1,310,000	987,077	538,462		17,249,769
분만료	1,153,567	1,084,607	1,198,383		12,567,201
신장투석재료	3,775,434	2,932,291	3,676,407		47,589,493
신장투석행위	3,584,844	2,657,624	3,339,617		41,041,731
혈액료	14,201,702	12,894,701	13,378,003		223,130,151
CAST재료	889,455	1,040,018	870,977		11,539,672
CAST행위	795,262	935,411	808,211		10,352,098
기능검사	6,097,443	6,440,439	6,371,413		73,918,999
내시경검사	2,787,630	2,516,411	2,757,543		32,493,097
E.M.G근전도	272,766	414,184	421,967		4,421,643
기타검사	115,464,073	109,152,897	115,922,827		1,382,238,437
E.K.G심전도	7,719,850	6,913,545	7,509,502		85,478,537
E.E.G뇌파	1,212,412	1,354,200	1,446,140		15,533,004
E.T.S	0	0	0		0
동위원소검사	5,389,473	4,722,282	3,181,268		43,277,036
종합심리검사	313,846	129,231	221,538		2,289,231
판독료	397,883	445,813	451,847		5,982,583
일반촬영	530,311	585,778	613,229		7,143,675
일반행위료	20,054,098	20,431,153	21,388,465		241,572,779
특수촬영	3,456,364	3,891,840	3,029,456		40,758,597
특수행위료	2,224,078	2,024,884	2,386,644		31,339,797
초음파	10,333,129	11,010,891	11,000,712		137,873,300
C/T촬영	35,099,388	32,573,804	38,770,035		440,512,348
D.S.A	5,254,195	5,156,095	5,046,167		69,267,999
M.R.I	17,650,123	18,695,057	17,811,432		220,422,350
LINEAC	1,202,440	715,879	1,548,972		17,664,291
식 대	36,240,143	34,506,328	35,335,882		417,920,808
증명료	1,837,538	1,778,760	1,881,586		22,770,052
예방접종	44,308	46,769	66,462		1,012,923
장애진단	4,615	6,923	6,923		115,538
확인수수료	18,462	11,077	10,154		113,154
보철교정료	3,540,193	2,785,987	4,657,934		65,512,790
기 타	7,231	27,077	120,538		2,816,462
PET	4,472,640	3,502,868	3,033,462		41,091,066
특진료	31,371,149	33,567,881	31,239,922		408,210,893
재원환자수	2,818	2,706	2,801		33,348
입원계	915,528,829	885,908,841	913,594,847		11,304,937,106
1인 진료비					

▼ 예제 : 표 5-20을 이용하여 1인당 평균진료비를 구하시오.

7) 수가종목별·환자별 100병상당 월평균 총의료수익계

외래수익과 입원수익의 합계액을 수가종목별·환자종류별로 구분하고, 이를 기간 중 월수로 나누어 월평균 총의료수익을 산출한 다음 100병상당으로 환산한 지표다.

- $\dfrac{\text{수가종목별·환자종류별(외래수익+입원수익)÷월수}}{\text{병상수÷100(병상)}}$

- $\dfrac{\text{수가종목별·환자종류별(외래수익+입원수익)÷월수}}{\text{병상수}}$

[표 5-21] 수가종목별 100병상당 월평균 총의료수익(단위 : 천 원)

구분	A병원		유사 규모 병원		전체 병원	
	당년도	전년도	당년도	전년도	당년도	전년도
계			1,543,766	1,743,047	814,963	716,485
진찰료			92,073	100,559	77,980	62,105
입원실료			180,778	211,390	95,471	103,360
검사료			280,481	286,641	87,491	94,248
방사선료			232,926	286,019	84,035	102,799
투약처방료			89,688	123,192	32,075	43,923
주사료			212,795	237,613	67,203	83,008
마취료			31,183	35,042	15,262	15,838
이학요법료			10,895	16,198	10,529	16,884
정신요법료			5,411	7,189	8,576	6,005
처치수술료			270,310	280,688	131,501	109,943
치과료			19,416	17,199	613,878	112,760
식 대			31,802	34,418	26,825	26,683
한방료			2,168	118,182	29,456	20,790
기 타			89,780	109,545	64,749	71,579

▼ 예제 : 다음 [표 5-22]를 이용하여 720병상을 운영하는 병원의 100병상 수가항목별 의료수익, 수가항목별 월평균의료수익, 수가항목별 구성비를 구하시오.

[표 5-22] 수가항목별 의료수익

항 목	당년도	전년도	증감액	증감률
진찰료	860,510,420	775,650,530	84,859,890	11
입원료	15,987,342,910	15,157,912,970	829,429,940	5
투약약	1,878,146,302	1,713,358,699	164,787,603	10
투약행위료	515,427,674	464,869,892	50,557,782	11
주사약	9,667,289,897	8,591,167,465	1,076,122,432	13
주사수기료	1,778,281,551	1,575,705,656	202,575,895	13
마취약	1,026,489,277	714,371,415	312,117,862	44
마취수기료	1,637,113,889	1,436,583,488	200,530,401	14
이학요법	559,631,333	591,155,401	-31,524,068	-5
정신료법	140,950,429	110,337,646	30,612,783	28
처치재료	2,134,340,349	1,971,918,117	162,422,232	8
처치행위	1,865,805,720	1,697,831,289	167,974,431	10
수술재료	8,897,967,455	6,918,451,287	1,979,516,168	29
수술행위	5,617,973,662	4,623,837,535	994,136,127	22
성형시술료	110,652,500	112,123,500	-1,471,000	-1
분만료	87,392,551	81,686,805	5,705,746	7
신장투석재료	342,632,952	309,331,704	33,301,248	11
신장투석행위	289,446,016	266,771,253	22,674,763	8
혈액료	1,513,512,632	1,450,345,983	63,166,649	4
CAST재료	97,274,606	75,007,869	22,266,737	30
CAST행위	78,572,326	67,288,640	11,283,686	17
기능검사	563,580,126	480,473,495	83,106,631	17
내시경검사	225,420,062	211,205,131	14,214,931	7
E.M.G근전도	27,767,886	28,740,681	-972,795	-3
기타 검사	10,635,653,912	8,984,549,838	1,651,104,074	18
E.K.G심전도	556,767,031	555,610,493	1,156,538	0
E.E.G뇌파	118,098,533	100,964,528	17,134,005	17
E.T.S	-	-	-	0
동위원소검사	287,297,685	281,300,731	5,996,954	2
종합심리검사	11,280,000	14,880,000	-3,600,000	-24
판독료	50,440,864	38,886,788	11,554,076	30
일반촬영	54,740,000	46,433,890	8,306,110	18
일반행위료	1,600,625,105	1,570,223,066	30,402,039	2
특수촬영	242,211,965	264,930,883	-22,718,918	-9
특수행위료	237,304,243	203,708,683	33,595,560	16
초음파	980,244,705	896,176,450	84,068,255	9
C/T촬영	3,541,255,233	2,863,330,265	677,924,968	24
D.S.A	543,144,538	450,241,995	92,902,543	21
M.R.I	1,795,361,525	1,432,745,276	362,616,249	25
LINEAC	170,477,310	114,817,893	55,659,417	48
식 대	2,742,513,380	2,716,485,250	26,028,130	1
증명료	177,965,800	148,005,340	29,960,460	20
예방접종	8,684,000	6,584,000	2,100,000	32
장애진단	585,000	751,000	-166,000	-22
확인수수료	704,200	735,500	-31,300	-4
보철교정료	564,397,255	425,833,134	138,564,121	33
기 타	25,782,000	18,307,000	7,475,000	41
PET	235,873,800	267,091,929	-31,218,129	-12
선택진료비	3,221,280,928	2,653,370,807	567,910,121	21
재원환자수	220,276	216,759	3,517	2
입원계	83,706,211,537	73,482,091,190	10,224,120,347	14
1인 진료비	380,006	339,004	41,002	12

▼ 예제 : 표 5-22를 이용하여 수가항목별 구성비와 수가항목별 1인 평균진료비를 구하시오.

4. 직종별 1인당 월평균 진료수익

1) 직종별 1인당 월평균 진료수익

직종별 1인당 월평균 진료수익(Monthly Revenue per Capita by Occupational Category)은 진료수익을 각 직종별로 환산한 후 각 직종별 진료수익을 기간 중 월수로 나누어 직종별 월평균 진료수익을 산출한 후, 이를 직종별 평균 재직인원수로 나누어 산출하는 지표다. 각 직종별 인력이 진료를 통해 벌어들이는 직접적인 수익을 의미하는 것으로, **직종별 노동생산성을 알아보기 위한 지표**로 활용한다. 또 비교병원과 같은 직종의 인력 과다여부를 판단하는 지표로 활용한다. **특정 직종의 1인당 월평균 진료수익이 다른 병원에 비해 현저히 낮을 경우 해당 직종의 노동생산성이 낮다는 의미로 인력의 과다 여부에 관한 검토**와 아울러 해당 진료수익의 증대방안을 강구해야 할 것이다.

- 직종별 1인당 월평균 진료수익 $= \dfrac{\text{직종별 진료수익} \div \text{월수}}{\text{직종별 인원수}}$

[표 5-23] 직종별 1인당 월평균 진료수익(단위 : 천원)

구분	A병원		유사 규모 병원		전체 병원	
	당년도	전년도	당년도	전년도	당년도	전년도
직원수 전체			14.4	16.5	34.7	42.5
의사직 전체			68.9	59.7	367.3	472.5
전문의			178.4	141.1	492.6	570.3
간호직 전체			34.5	35.0	74.3	92.9
간호사/조무사			39.5	41.8	133.5	181.2
약무직 전체			942.3	973.7	1,861.0	2,024.9
약 사			1,127.1	1,131.4	3,371.8	3,902.3
의료기사직 전체			147.9	169.0	501.5	716.1
의료기사			153.4	175.6	513.5	735.3
영양직 전체			1,707.9	1,691.2	1,136.4	1,389.2
영양사			4,757.3	4,750.4	3,374.9	4,068.3

[표 5-24] 직종별 1인당 월평균 진료수익(단위 : 천 원)

구 분	A병원		유사 규모 병원		전체 병원	
	당년도	전년도	당년도	전년도	당년도	전년도
약무직 전체(투약료)			93,243	105,736	49,344	57,224
약 사			128,306	129,844	99,574	112,264
방사선직 전체(방사선료)			33,353	36,049	15,916	18,243
방사선 기사			34,853	37,143	16,668	19,343
임상병리직 전체(검사료)			38,527	35,344	22,873	20,431
임상병리사			39,249	35,963	23,157	20,922
OT/PT직 전체(물리치료료)			8,340	10,208	5,323	5,461
작업/물리치료기사			8,565	10,270	5,557	5,727
치과위생/기공직(치과료)			18,227	12,837	14,292	16,314
치과위생/기공사			18,330	13,299	15,282	16,688
영양직 전체(식대)			15,695	12,468	8,903	9,449
영양사			64,028	56,804	35,236	34,090

2) 직종별 1인당 월평균 부가가치

일정 기간의 부가가치를 계산하고 이를 기간 중 월수로 나누어 부가가치를 산출한 후 직종별 인원수로 나누어 산출한 지표다. 부가가치 지표는 생산성을 측정하기 위한 가장 합리적인 지표로, 특정 직종의 1인당 월평균 부가가치가 **다른 병원보다 현저히 낮으면 그 직종의 직원수가 상대적으로 너무 많거나 부가가치가 상대적으로 낮아 노동생산성이 저조하다는 의미**다. 병원은 다른 산업에 비해 인건비 비중이 높기 때문에 노동생산성을 측정하는 것이 반드시 필요하다. 이를 토대로 임금인상 등 병원의 중요한 경영정책을 적극 반영해야 한다.

- 직종별 1인당 월평균 부가가치(백만 원) $= \dfrac{\text{부가가치} \div \text{월수}}{\text{직종별 인원수}}$

[표 5-25] 직종별 1인당 월평균 의료수익과 부가가치(단위 : 천 원)

구분	A병원		유사 규모 병원		전체 병원	
	당년도	전년도	당년도	전년도	당년도	전년도
직원수 전체			8,684	10,232	6,638	6,924
의사직 전체			38,767	35,921	56,113	59,596
전문의			116,355	84,910	86,269	83,765
간호직 전체			83,765	20,531	17,590	18,088
간호사/조무사			23,232	24,531	29,205	33,852
약무직 전체			543,490	568,384	387,203	381,209
약 사			633,257	652,669	680,242	690,246
의료기사직 전체			85,051	93,406	75,235	73,244
의료기사			88,134	96,859	76,229	76,337
영양직 전체			1,090,829	907,108	402,521	373,596
영양사			2,896,190	2,638,626	983,487	1,002,768

5. 주요 의료기기 진료건수와 진료수익

주요 의료기기 진료건수와 진료수익(Monthly Volume of Cases and Revenues per Unit by Medical Equipment)은 병원에서 사용하는 주요 의료기기에서 발생한 진료건수 및 진료수익을 기간 중 월수로 나누어 대당·100병상당·조정환자 100명당 월평균 진료건수와 수익을 산출한 지표다.

의료기기 대당·100병상당·조정환자 100명당 월평균 검사건수 및 검사수익이 **다른 병원보다 현저히 낮으면 그 의료기기의 투자가 상대적으로 과다하거나 검사건수나 검사수익이 상대적으로 낮아 의료기기 생산성이 저조한 것을 의미**하니 많은 검사와 처방을 할 수 있도록 의료진에게 매달 사용건수와 발행 처방건수를 통보해 의료기기를 최대한 가동률을 높일 수 있도록 독려해야 한다.

또한 병원이 고가 의료기기를 구입해 사용하지만 이 의료기기들이 제대로 활용되는지를 파악할 필요가 있다. 이 지표는 의료기기에서 발생한 진료수익을 진료건수로 나누어 진료수익을 산출하고, 다른 병원과 비교해 낮은 것으로 나타난 경우는 의료기기의 생산성이 낮다는 것을 의미한다.

- 주요 의료기기 대당 월평균 진료건수, 수익= $\frac{\text{진료(건수/수익)} \div \text{월수}}{\text{의료기기 대수}}$

- 주요 의료기기 100병상당 월평균 진료건수, 수익= $\frac{\text{진료(건수/수익)} \div \text{월수}}{\text{병상수} \div 100}$

- 주요 의료기기 조정환자 1만명당 월평균 진료건수, 수익= $\frac{\text{진료(건수/수익)} \div \text{월수} \times 10{,}000}{\text{조정환자수}}$

[표 5-26] 입원 의료수익 상승 요인 분석

재료별	수익영향	당년도	전년도	증감	구성
약품비	2.44	10,577,921,722	9,097,231,612	16.3	15.0
재료비	3.53	11,348,729,797	9,204,631,898	23.3	15.
행위료	8.29	34,820,784,366	29,788,389,019	16.9	49.1
입원료	1.39	13,431,247,740	12,586,808,600	6.7	20.7
입원계	15.66	70,178,683,625	60,677,061,129	15.66	100.0

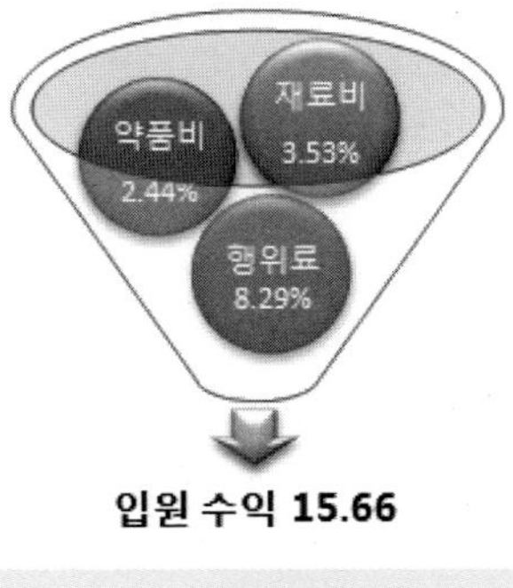

[그림 5-1] 입원수익 영향

[표 5-27] 외래 의료수익 상승 요인 분석

재료별	수익영향	당년도	전년도	증감	구성
약품비	3.55	3,658,636,978	2,888,794,959	26.6	13.3
재료비	0.28	1,688,209,186	1,628,539,227	3.7	7.5
행위료	15.24	20,465,775,447	17,161,061,814	19.3	79.2
입원료	19.07	25,812,621,611	21,678,396,000	19.07	100.0

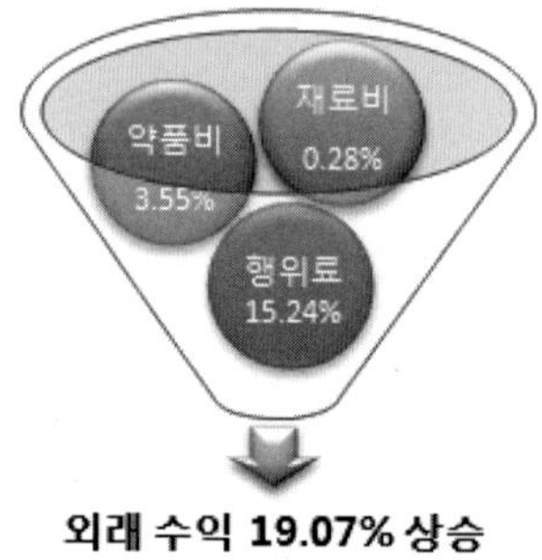
재료비
0.28%
약품비
3.55%
행위료
15.24%
외래 수익 19.07% 상승

[그림 5-2] 외래수익 영향

제3절 병원 손익분기점 분석

1. 손익분기점 분석

1) 손익분기점의 의의

손익분기점(Break-Even Pont)은 일정 기간의 매출액과 총비용이 일치해 이익이나 손실이 발생하지 않은 점으로 매출량·매출액을 나타낼 수 있다. 매출액이 손익분기점 이상이면 이익이 발생하고, 이하이면 손실이 발생한다. 손익분기점을 결정하는 요소는 매출액·고정비·공헌이익 등이 있으며, 손익분기점을 산출하는 방법에는 도표법과 공식법이 있다.

도표법은 매출액·비용·손익의 관계를 표시하는 방법으로 작성한 것을 손익분기 도표라 한다. 손익분기점은 수익과 비용이 같아 이익이나 손실이 없는 것을 의미하며, 의료수익·의료비용·의료이익의 관계를 분석 비용과 수익이 만나는 점을 분석함을 의미한다.

'수익−비용=이익'은 이익의 기본공식이며, '수익−비용=0'을 손익분기점, 수익보다 비용이 많은 경우를 손실이라 하고, 비용은 고정비와 변동비로 나눈다. 고정비는 의료수익이나 서비스의 증감에 관계없이 일정하게 발생되는 비용으로 감가상각비·보험료·인건비·관리비 등의 비용이다. 변동비는 재료비와 같이 의료수익이나 서비스의 증감에 따라 변동하는 비용을 말한다.

2) 손익분기점 산출과 선형방정식

① TC(Total Cost) : 총의료비용

② TFC(Total Fixted Cost) : 총고정비

③ TVC(Total Variable Cost) : 총변동비

④ TR(Total Revenus) : 총의료수익

⑤ TM(Total Margin) : 총의료이익

⑥ P(Price) : 환자 1인당 일평균 진료비

⑦ V(Variable Cost) : 환자 1인당 일평균 변동비

⑧ BEPQ : 손익분기점의 환자수

⑨ BEPR : 손익분기점의 의료수익이라고 하면

총비용은 고정비와 변동비의 합계이므로

TC=TFC+TVC ---------------①

또 손익분기점은 수익과 총비용이 일치하는 점이므로 의료수익(TR)은

TR=TC=TFC+TVC ---------------②

그리고 변동비(TVC)는

$$TVC=TR\times\frac{TVC}{TR} \quad \text{---------------③}$$

③식을 ②를 대입해 정리하면

$$TR=TFC+\frac{TVC}{TR}\times TR \quad \text{--------------③}$$

$$TR(1-\frac{TVC}{TR})=TFC$$

$$TR=\frac{TFC}{1-\frac{TVC}{TR}} \quad \text{--------------④(손익분기점의 기본공식)}$$

여기서 변동비 TVC는 의료수익 TR의 변화에 따라 일정하게 변하므로 $\frac{TVC}{TR}$는 불변으로 볼 수 있는데 이것을 변동비율(TVC)이라고 한다.

따라서 손익분기점은

$$TR=\frac{TFC}{1-TR} \quad \text{--------------⑤(1-TVC는 한계이익률)}$$

선형방정식 • TR=TC+TM • TC=TFC+TVC

• BEPQ=(TFC+TM)÷(P−V) • BEPR=(TFC+TM)÷(1−V/P)

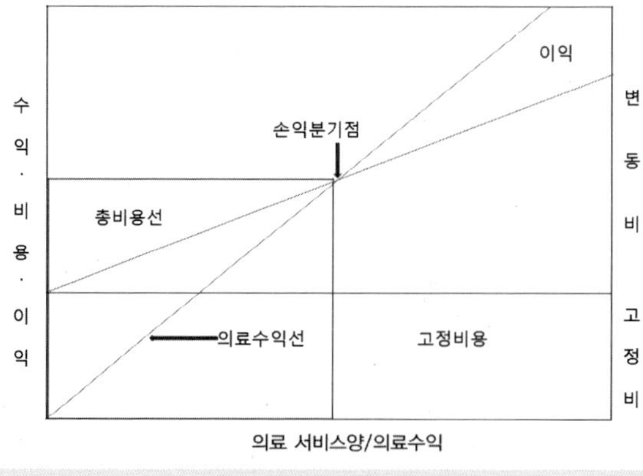

[그림 5-3] 손익분기 그래프

2. 손익분기점 분석 활용

1) 이익 Y를 달성하기 위한 의료수익 TR은?

$$TR=\frac{TFC+Y}{1-TVC}$$

2) 의료수익 TR'에서 의료이익 TM은?

$$TM=TR'(1-TVC)-TFC$$

환자 1인당 진료비 평균 단가 R% 만큼 변화했을 때 순이익분기점 의료수익 TR은?

$$TR=\frac{TFC}{1-\frac{TVC}{TR(1+R)}}=\frac{TFC}{1-TVC\times\frac{1}{1+R}}$$

3) 변동비율이 R만큼 변화했을 때의 손익분기점 TR은?

$$TR=\frac{TFC}{1-TVC(1+R)}$$

4) 고가장비가 a만큼 증가했을 때의 손익분기점 TR은?

$$TR=\frac{TFC\pm a}{1-TVC}$$

5) 손익분기점 활용

① 병원의 적정 의료수익 규모나 적정 환자수 결정

② 목표 이익 달성을 위한 의료수익이나 허용비용의 규모

③ 수가 변동이 손익에 미치는 영향

④ 고정비 변동비의 변화에 따른 이익의 변화

⑤ 수가 결정

⑥ 진료수준(진료량)의 결정

⑦ 일정 의료수익 상태에서 예상되는 비용과 이익의 규모

⑧ 설비투자가 손익에 미치는 영향 등

3. 손익분기점의 분석 예제 – 고정비·변동비·준고정비의 예제(단위 : 천 원)

구 분			금액	분해기준		고정비	변동비
				고정비	변동비		
의료수익			148,615,350	-	-	-	-
의료비용	재료비		50,529,219	-	100	-	50,529,219
의료비용	인건비	급 여	17,238,350	100	-	17,238,350	-
의료비용	인건비	제수당	18,064,650	60	40	10,838,790	7,225,860
의료비용	인건비	잡 급	918,516	60	40	551,109	367,407
의료비용	인건비	퇴직급여	14,307,703	100	-	14,307,703	-
의료비용	인건비	합 계	50,529,219	-	-	42,935,952	7,593,267
의료비용	교육연구비	임상연구비	1,210,100	100	-	1,210,100	-
의료비용	교육연구비	교육실습비	132,958	60	40	79,774	53,184
의료비용	교육연구비	연구도서비	101,909	80	20	81,527	20,382
의료비용	교육연구비	연구논문비	6,501	80	20	5,200	1,301
의료비용	교육연구비	연구잡비	75,650	30	70	22,695	52,955
의료비용	교육연구비	의학교육실습비	702,112	60	40	421,267	280,845
의료비용	교육연구비	합 계	2,229,230	-	-	1,820,563	408,667
의료비용	관리비		38,194,100	-	-	29,238,476	8,955,624
의료비용	선택진료		10,360,300	-	100	-	10,360,300
의료 외 손익			5,115,300	100	-	5,115,300	-
비용 합계			156,957,368	-	-	79,110,291	77,847,077
경상이익			-8,342,018	-	-	-	-

① 손익분기점의 의료수익은?

BEPR=(TFC+TM)÷(1−V÷P)(단, V÷P=TVC÷TR로 계산)

79,110,291,000÷(1−0.5238)=79,110,291,000÷0.4762=166,128,288,000원

② 변동비율(V=TVC÷TR)은 몇 퍼센트이며 그 의미는 무엇인가?

(77,847,077,000÷148,615,350,000)×100=52.4%

의료수익이 100% 증가할 때 변동비는 52.4% 증가하고,

변동비는 예상하는 의료수익의 52.4% 발생한다.

③ 이 병원이 의료손실을 면하면서 의료이익(TM)+3억원을 보려면 다른 조건(환자구성·고정비·변동비율)이 같다고 할 때 어느 정도의 목표 의료수익을 실현해야 하는가?

BEPR=(TFC+TM)÷(1−V÷P)(단, V÷P=TVC÷TR로 계산)

$$\text{BEPR}=\frac{79{,}110{,}291{,}000\text{원}+300{,}000{,}000\text{원}}{1-0.5238}=166{,}758{,}275{,}000\text{원}$$

④ 0000년에 의료수가만 평균 8%(R) 인상되고 다른 조건에 변화가 없다면 손익분기점 의료수익은?

$$\text{BEPR}=\frac{\text{TFC}}{1-\text{TVC}\div\text{TR}(1+\text{R})}$$

$$\text{BEPR}=\frac{79{,}110{,}291{,}000\text{원}}{1-(77{,}847{,}077{,}000\text{원}\div148{,}615{,}350{,}000\text{원}(1+0.08))}=153{,}612{,}215{,}000\text{원}$$

⑤ 0000년에 고정비만(a) 20억원 늘고 다른 조건에 변화가 없다면 손익분기점 의료수익은?

$$\text{BEPR}=\frac{\text{TFC}+\text{a}}{1-\text{V}\div\text{P}}$$

$$\text{BEPR}=\frac{79{,}110{,}291{,}000\text{원}+2{,}000{,}000{,}000\text{원}}{(1-0.5238)}=170{,}328{,}204{,}000\text{원}$$

▼ 예제2 : A병원의 어느해 고정비가 30억이고, 환자 1인당 변동비가 45,000원, 환자 1인당 진료비가 150,000원일 때 손익분기점(BEP) 상의 환자수와 손익분기점 상의 의료수익은?

$$\text{손익분기점}=\frac{\text{총 고정비}}{\text{환자 1인당 의료수익-환자 1인당 변동비}}$$

▶ 풀이 : 환자 수 : $\frac{3,000,000,000원}{150,000원-45,000원}$ = 28,571명

총 수익 : 28,571명 x 150,000원 = 4,285,650,000원

▼ 예제3 : B병원에서는 최근 MRI 장치를 20억에 구입하였다. 최소한 1일 몇 건 이상을 촬영해야 하는지 손익분기점의 1일 촬영건수는?(단 MRI 촬영수가 : 400,000원, 환자당 변동비 100,000원이다)

▶ 풀이 : $\frac{2,000,000,000원}{400,000원-100,000원}$ = 6,667건

1일 촬영건수 : $\frac{6,667}{365일}$ = 18.3건

▼ 예제4 : 어느 병원의 조정환자 1인당 진료비는 200,000원이고, 고정비는 1억원, 조정환자 1인당 변동비는 50,000원이다. 이 병원의 손익분기점에서 조정환자수는?

▶ 풀이 : $\frac{100,000,000원}{200,000원-50,000원}$ = 667명

▼ 예제5 : 어느 병원의 고정비가 90억이고 의료수가는 50,000이며, 이중 재료비는 20,000원이다. 이때 이 병원의 손익분기점상 환자수와 의료수익은?

제6장 학습목표

제6장을 공부한 후 사망률 통계의 개념에 대해 이해하고, 병원감염 관련 통계와 부검 관련 통계를 알아야 한다.

① 병원사망과 관련 주요 통계 산출방법을 배운다.

② 병원감염 관련 통계를 산출할 수 있어야 한다.

③ 부검 관련 통계 산출을 배운다.

제6장 의무기록 주요 통계

제1절 사망률 통계

1. 병원사망률

병원사망률(Mortality rate)이란 입원해 병원에서 사망한 환자를 말한다.

① **48시간 전 사망** : 입원 후 48시간 이내에 사망한 환자수

② **48시간 후 사망** : 입원 후 48시간 이후에 사망한 환자수

단 응급실 도착 당시 이미 사망한 환자(dead on arrival, **DOA**), 응급실에 머물면서 **입원수속이 되지 않은 채 사망한 환자, 사산아(fetal death)**는 포함시키지 않는다. 그러나 행정적으로 입원절차가 끝나 응급실이 아닌 수술실·회복실·특수치료실 등에서 사망한 경우는 입원환자로 간주해 병원사망에 포함시킨다.

① 병원조사망률은 기간 중 총퇴원환자에 대한 사망환자수의 비율을 말한다.

- **병원조사망률** : $\dfrac{\text{기간 중 사망환자}}{\text{기간 중 퇴원환자실수}} \times 100$

② 병원순사망률은 기간 중 48시간 이전 사망환자수를 제외한 퇴원환자수에 대한 48시간 이후 사망환자수의 비율을 말한다. 분모인 퇴원환자실수에는 사망환자수도 포함한다.

• 병원순사망률 : $\frac{\textbf{사망환자수}-\textbf{48시간 이전 사망환자수}}{\textbf{퇴원환자실수}-\textbf{48시간 이전 사망환자수}} \times 100$

▼ 예제 : 2019년 1월 환자수 현황이다. 병원조사망률과 병원순사망률을 구하라.

퇴원실수	2,112
입원실수	1,987
수술환자수	1,109
사망환자수	63
48시간 이전 사망환자	18
48시간 이후 사망환자	45

• 병원조사망률 :

$\frac{\text{기간 중 사망환자수(63)}}{\text{기간 중 퇴원실수(2,112)}} \times 100 = 3.0\%$

• 병원순사망률 :

$\frac{\text{48시간 이후 사망환자수(45)}}{\text{기간 중 퇴원실수}-\text{48시간 이내 사망수(2,112}-\text{18)}} \times 100 = 2.1\%$

2. 병원 모성사망률

병원 모성사망률(Hospital maternal death rate)은 기간 중 **산과 퇴원 총수에 대한 모성사망수의 비율**을 말한다. 보건의료통계에서는 직접 모성사망만을 모성사망으로 분류해 재원기간 중에 발생한 모성사망에 국한하고, 산과 퇴원실수에는 산과 사망환자수도 포함한다.

1) 모성사망의 정의

세계보건기구(WHO)에서는 모성사망의 정의를 **임신기간 중이나 임신종결 후 42일 이내(6주 이내)에 사망한 것**으로, 직접 모성사망과 간접 모성사망으로 나누었다.

2) 모성사망수

임신·분만·산후기(분만 후 42주까지)에 임신·미분만·산욕합병증이나 임신으로 지병이 악화되어 사망한 환자수를 말한다.

[표 6-1] 사망환자 통계

진료과/월	1월	2월	3월	4월	5월	6월	7월	8월	9월	10월	11월	12월	합계	48시간 전	48시간 후	수술 10일 전	수술 10일 후
순환기내과	3	1	1	3	-	1	3	1	3	3	-	-	19	6	13	-	-
내분비내과	-	-	-	1	-	-	-	-	-	-	-	-	1	-	1	-	-
소화기내과	5	7	5	3	4	11	5	7	7	8	11	5	78	30	48	-	-
종양혈액	7	5	6	5	5	3	5	7	4	3	3	3	56	4	52	-	1
감염내과	-	2	1	3	1	1	5	5	8	4	3	1	34	9	25	3	1
신장내과	2	-	2	-	-	1	-	1	-	2	1	1	10	2	8	-	1
류머티스	-	-	-	-	1	-	2	1	-	-	-	-	4	2	2	-	-
호흡기내과	4	4	6	9	5	3	10	8	2	8	4	9	72	12	60	-	-
신경과	-	2	3	3	1	1	1	-	4	4	2	6	27	7	20	1	1
일반외과	4	2	6	4	8	7	4	7	2	3	3	6	56	15	41	27	13
정형외과	-	1	1	-	-	1	-	-	-	1	1	-	5	1	4	1	1
신경외과	7	9	18	11	18	16	18	20	15	11	19	9	171	5	166	107	21
흉부외과	-	-	-	1	-	-	-	1	-	-	-	-	2	1	1	1	-
성형외과	-	-	-	-	-	-	-	-	-	-	-	-	-	-	-	-	-
산부인과	-	1	-	-	-	-	-	-	-	-	-	-	1	-	1	-	-
신생아실	1	-	-	5	1	1	1	1	-	-	1	-	11	5	6	-	-
소아청소년과	-	1	1	-	-	-	-	-	-	-	2	-	4	1	3	-	-
피부과	-	-	-	-	-	-	-	-	-	-	-	1	1	-	1	-	-
치 과	-	-	-	-	-	-	-	1	-	-	-	-	1	-	1	-	-
정신건강의학과	-	-	-	-	-	-	-	1	-	-	-	-	1	-	1	-	-
비뇨기과	-	-	-	1	-	-	-	-	-	-	-	-	1	-	1	-	-
응급의학과	-	-	2	1	3	5	3	1	3	-	-	4	22	13	9	-	-
응급의료센처	9	15	13	14	20	24	3	15	20	10	5	5	153	153	-	-	-
DOA	8	8	10	7	11	14	7	11	13	15	14	16	134	-	-	-	-
합 계	42	50	65	64	67	75	62	75	68	57	55	50	730	266	464	140	41
전년도	46	52	60	47	65	49	39	50	62	63	57	58	648	271	377	77	40
증 감	-4	-2	5	17	2	26	23	25	6	-6	-2	-8	13	-5	87	63	1

3) 직접 모성사망

사망원인이 임신이나 분만과 직접 관련이 있는 경우를 말한다.

4) 간접 모성사망

결핵이나 당뇨 같은 **질병이 임신과 분만으로 인하여 악화되어 사망하는 경우**를 의미하므로 사고를 제외하고 임신과 산후기간 중 질병을 가진 상태에서의 모든 사망이 포함된다. 즉 분만과 관계없는 사고로 임산부가 사망한 경우는 제외한다.

- 병원 모성사망률 : $\frac{\text{기간 중 직접 모성사망수}}{\text{기간 중 산과 퇴원실수}} \times 100$

3. 마취사망률

마취사망률(Anesthesia death rate)은 기간 중 **마취를 시행한 총환자수에 대한 마취제로 인한 사망수의 비율**을 말한다.

1) 마취의 정의

최면상태를 'anesthesia'라고 하는데 그리스어로 없다는 뜻의 'an(negative)'과 감각이라는 뜻의 'aisthesis(sensation)'가 합쳐진 말이다. 마취는 크게 전신마취(general anesthesia)와 부위마취(regional anesthesia)로 구분한다.

① 전신마취(general anesthesia) : 환자의 의식을 잃게 만들어 신체 어느 부분에 자극을 가해도 반응이 없는 상태로 유도하는 것으로, 마취제는 혈류에 의해 체내를 돌고 중추신경계의 작용으로 마취가 이루어진다. 주로 흡입마취를 시행하는데 가스나 기화된 액체의 마취제를 흡입해 폐포혈중 흡입을 시도한다.

② 척추마취(spinal anesthesia) : 국소마취제를 지주막 하강에 주입해 척수신경의 전근과 후근을 차단하는 방법이다.

③ 경막외마취(epidural anesthesia) : 국소마취제를 경막외강에 주입해 신경을 차단하는 방법이다.

④ 국소마취(local anesthesia) : 신경말단에서 흥분을 억제시키거나 말초신경의 전도를 차단시켜 감각을 잃도록 하는 방법이다. 수술부위에 따라 선택적으로 사용한다.

• 마취사망률 : $\frac{\text{기간 중 마취사망수}}{\textbf{기간 중 마취환자수}} \times 100$

수술환자수	1,112
수술건수	1,179
마취환자수	1,112
마취 중 사망	2
수술 후 48시간 이내 사망	3
수술 후 10일 이내 사망	10

▼ 예제 : 2019년 1월 환자수 현황이다. 마취사망률을 구하라.

$\frac{\text{기간 중 마취사망수(2)}}{\text{기간 중 마취환자수(1,112)}} \times 100 = 0.2\%$

4. 수술 후 사망률(Postoperative death rate)

수술 후 사망률(Postoperative death rate)은 기간 중 총수술환자수에 대한 **수술 후 10일 이내에 사망**한 비율을 말한다.

1) 수술의 정의

치료를 목적으로 피부나 점막, 그 밖의 조직을 절개해 시행하는 외과적인 치료행위를 말한다. 여기서 주의할 것은 **수술 후 감염률은 총수술건수로 나누지만 수술 후 사망률은 수술환자수로 나눈다.**

• 수술 후 사망률 : $\frac{\text{기간 중 }\textbf{수술 후 10일}\text{ 이내 사망자수}}{\textbf{기간 중 수술환자의 총수}} \times 100$

수술환자수	1,512
수술건수	1,588
수술 후 48시간 이내 사망	3
수술 후 10일 이내 사망	10
수술 후 30일 이내 사망	5

▼ 예제 : 2019년 1월 환자수 현황이다. 수술 후 사망률을 구하라.

$$\frac{\text{기간 중 10일 이내 사망환자수}(3+10)}{\text{기간 중 수술환자수}(1{,}512)} \times 100 = 0.86\%$$

5. 사산율

사산율(Stillbirth rate)은 기간 중 **총출생아에 대한 사산아수의 비율**을 말한다.

1) 사산의 정의

세계보건기구(WHO)의 규정에 따라 **임신기간이 20주 이상이나 체중이 501gm 이상인 태아가 사망해 출생한 경우를 사산아로 분류**한다. 즉 모태에서 완전히 만출되거나 적출되기 전에 사망한 경우를 말한다. 사망은 탯줄의 박동 유무로 확인한다.

• 사산율 : $\frac{\text{기간 중 사산아수}}{\text{기간 중 출생아수(신생아+사산아)}} \times 100$

출생 전후기 사망(perianatal death)은 사산아(stillborn infant)와 신생아 사망(neonatal death)을 포함하는 말이다. ICD-8차(WHO, 1965)에서는 출생 전후기 사망을 임신 28주부터 생후 7일 이내의 사망으로 정의했다.

신생아 퇴원실수	47
신생아 입원실수	49
출생아수	51
사산아수	2
신생아 사망수	2
유산수	5

▼ 예제 : 2019년 1월 환자수 현황이다. 사산율을 구하라.

$$\frac{\text{기간 중 사산아수}(2)}{\text{기간 중 출생아수}(51+2)} \times 100 = 3.8\%$$

6. 병원 신생아사망률

병원 신생아사망률(Hospital neonatal death rate)이란 기간 중 **그 병원에서 출산한 신생아 총퇴원수에 대한 신생아 사망수의 비율**을 말하고, 병원 신생아 사망이란 해당 의료기관에서 **출생부터 28일 이내에 사망**하는 것을 말하는데 사산아는 포함하지 않는다. 즉 해당 의료기관 분만실에서 분만한 아기에 한하며, **다른 병원이나 내원 중에 분만한 아기는 소아과로 분류**한다. 신생아기는 다음과 같이 구분한다.

① 신생아 1기 : 출생부터 23시간 59분까지

② 신생아 2기 : 출생 후 24시간부터 6일 23시간 59분까지

③ 신생아 3기 : 출생 후 7일부터 27일 23시간 59분까지

• 병원 신생아 사망률 : $\frac{\text{기간 중 신생아 사망수}}{\textbf{기간 중 신생아 퇴원실수}} \times 100$

신생아 퇴원실수	55
출생아수	31
사산아수	2
신생아 사망수	2
신생아 사망수(다른 병원 출생)	1
유산수	5

▼ 예제 : 2019년 1월 환자수 현황이다. 병원 신생아 사망률을 구하라.

$\frac{\text{기간 중 신생아 사망수(2)}}{\text{기간 중 신생아퇴원실수(55)}} \times 100 = 3.63\%$

제2절 병원감염 관련 통계

1. 병원감염의 정의

입원 전에는 감염되지 않았던 사람이 입원 후 병원에서 병원성 미생물에 감염되어 발생되거나 이미 지니고 있던 내인성 미생물에 의해 발생한 감염증을 말한다.

1) 병원감염의 문제점

의료의 질을 떨어뜨리며 환자의 불필요한 입원일수를 늘리고, 의료비 상승과 항균제 내성균주의 전파 등을 일으킨다.

2) 병원감염의 전파경로

병원감염은 내인성과 외인성 감염으로 나눈다.

내인성(endogenous)	외인성(exogenous)
① 환자 자신의 상재균으로 유발되는 감염 ② 면역 저하에 의해 발생 ③ 뚜렷한 예방대책 없음	① 외부에서 균이 숙주 내로 들어와 생기는 감염 ② 예방을 위한 조치 가능 ③ 환경(공기·물·침대 등), 의료인 손, 의료기기, 약제, 방문객, 주변 환자 등

3) 병원감염의 주된 요인

① 요로 감염 : 가장 흔히 발생하며 도뇨와 관련이 있다.

② 외과성 상처 감염 : 외과적 수술을 받은 환자에게 발생한다.

③ 호흡기 감염 : 병원 감염성 폐렴이다. 호흡기 보조장치나 약물과 관련이 있다.

④ 균혈증 : 정맥관 주입할 때 미생물과 함께 들어간다.

⑤ 피부 감염 : 병원감염 중 가장 낮으며 자가면역질환 대상자에게서 볼 수 있다.

4) 병원감염의 주요 원인균

① 황색포도알균(S.aureus)

② 녹농균(P.areuginosa)

③ 대장균(E.coli)

④ 폐렴막대균(K.pneumonia)

2. 병원감염률

병원감염률(Nosocomial infection rate)이란 일정 기간 중 **총퇴원환자수에 대한 병원감염 환자의 비율**을 말한다.

• 병원감염률 : $\frac{\text{기간 중 병원감염 환자수}}{\text{기간 중 퇴원환자수}} \times 100$

3. 수술 후 감염률

수술 후 감염률(Postoperative infection rate)이란 일정 기간 중 수술 총 건수에 대한 감염수의 비율을 말한다. 그러나 감염된 상태에서 수술한 경우는 제외한다.

1) 수술 후 감염의 정의

수술은 마취 후 훈련된 전문의사가 입히는 자상이다. 대부분의 수술이 피부를 절개하므로 피부에 있던 세균들이 절개된 부위를 통해 깊이 들어갈 기회가 생긴다. 절개부위·회복시간·자상의 간호 외에도 환자의 수술 전 건강 상태, 의사의 기술과 경험, 수술할 때 항생제 사용, 수술 후 의료 등이 모두 감염의 원인이 된다.

• 수술 후 감염률 : $\frac{\text{기간 중 수술 후 감염수}}{\text{기간 중 총수술건수}} \times 100$

수술 후 사망률은 수술환자수로 나누지만 수술 후 감염률은 총수술건수로 나눈다. 즉 수술건수는 발생횟수만큼 적용해야 한다. 예를 들면 백내장 수술인 경우 주로 좌안과 우안을 다른 날 수술하지만 같은 날 하더라도 수술횟수는 2건으로 산정한다. 수술건수는 수술일별, 수술과별 DB로 구성해 산정해야 하나 그렇지 않을 때는 수술 코드와 횟수를 각각 입력해 정확한 수술건수가 발생횟수로 산정해야 한다.

제3절 기타 통계

1. 제왕절개율

제왕절개율(cesarean section rate)이란 기간 중 **총분만수에 대한 제왕절개수**의 비율을 말한다. 사산아·영아·미숙아·과숙아 모두 분만에 포함한다. 특히 다태아 분만인 경우 분만수나 제왕절개수는 1건으로 계산한다.

[표 6-2] 분만 통계

분만방법/월		1월	2월	3월	4월	5월	6월	7월	8월	9월	10월	11월	12월	합계
질식 분만	자연 분만	5	4	3	4	4	6	5	9	9	4	5	5	62
	유도 분만	4	3	1	3	4	3	2	2	7	7	7	1	44
	흡입 분만	1	2	1	2	-	-	1	-	-	-	-	-	7
제왕절개분만		12	11	10	5	10	7	7	16	5	19	6	12	120
합계		22	20	15	14	18	16	15	26	21	30	18	18	233

1) 제왕절개의 정의

제왕절개 분만은 산모의 복부와 자궁을 절개한 후 분만하는 수술법이다

• 제왕절개율 : $\frac{\text{기간 중 제왕절개수}}{\text{기간 중 총분만수}} \times 100$

2. 조부검률

조부검률(Gross autopsy rate)이란 기간 중 총사망자수에 대한 부검수의 비율을 말한다. 조부검률은 입원 사망자만을 포함하며, 법적문제로 이송된 사체 건수는 고려하지 않고 분모에 포함시킨다. 신생아 입원환자의 사망이나 부검은 부검률을 계산할 때 포함시키나 신생아 부검률은 별도로 계산한다. 사산아의 경우 사망수나 부검수에 포함시키면 안 된다.

• 조부검률 : $\frac{\text{부검수}}{\text{총사망자수}} \times 100$

3. 순부검률

순부검률(Net autopsy rate)이란 기간 중 **법적문제로 인하여 다른 곳으로 이송한**

시체를 제외한 총사망자수에 대한 부검수의 비율을 말한다. 병원에서는 대개 순부검률을 쓴다. 병원 밖에서의 사망이나 응급실 사망(외래 사망) 등은 포함시키지 않고 입원환자 중의 사망만 포함한다.

- 순부검률 : $\dfrac{\text{부검수}}{\text{총사망자수}-\text{법적문제로 이송한 미부검수}} \times 100$

4. 병원부검률

병원부검률(Hospital autopsy rate)이란 해당 병원의 환자였던 경험이 있고, 사망 당시 환자의 입원상태나 부검 장소에 관계없이 부검이 가능한 사망에 대해 부검의 책임을 위임받은 병리의사가 시행하는 부검을 말한다. 총사망자수에서 기간 중 법적문제로 다른 곳으로 이송한 사체는 제외한다.

- 병원부검률 : $\dfrac{\text{부검수}}{\text{총사망자수}+\text{입원사망 외 부검}-\text{법적문제로 이송한 미부검수}} \times 100$

입원사망수	20
부검건수	6
법적문제로 사체 이송수	2
퇴원 후 사망환자 부검수	1

▼ 예제 : 2019년 1월 환자수이다. 조부검률, 순부검률, 병원부검률을 구하라.

- 조부검률 : $\dfrac{6}{20} \times 100 = 30.0\%$
- 순부검률 : $\dfrac{6}{20-2} \times 100 = 33.3\%$
- 병원부검률 : $\dfrac{6+1}{20+1-2} \times 100 = 36.8\%$

▼ 실전문제1 : 어느 병원의 2015년 통계이다. 아래 문제에 답하시오.

퇴원환자수	성인 및 소아 사망수
성인 및 소아 : 13,710명 신생아 : 1,802명 외과 : 1,351명 - 산과 통계 분만(출생아) :1,729명 유산 : 310명 미분만(산전) : 96명 미분만(산후) :13명 수술환자수 : 1,113명 수술건수 : 1,230건	- 성인 및 소아 48시간 이전 사망수 :41명 48시간 이후 사망 : 298명 - 신생아 48시간 이전 사망 : 30명 48시간 이후 사망 : 22명 - 수술 후 10일 이내 사망 : 10명 - 산과 분만 :1명 유산 : 1명 - 사산아 중기 : 1명 만기 : 1명

1-1) 위 병원의 조사망률은?

①3.2% ②3.0% ③2.5% ④2.0% ⑤2.7%

1-2) 위 병원의 순사망률은 얼마인가?

①2.7% ②2.4% ③2.2% ④2.1% ⑤1.8%

1-3) 위 병원의 신생아 사망률은?

①2.7% ②2.8% ③2.9% ④3.0% ⑤3.1%

1-4) 사산율은?

①0.1% ②0.4% ③0.5% ④0.7% ⑤0.9%

1-5) 수술 후 사망률은?

①0.9% ②0.7% ③0.6% ④0.5% ⑤0.3%

1-6) 모성사망률은?

①0.1% ②0.2% ③0.3% ④0.4% ⑤0.5%

▼ 실전문제2 : 아래의 자료를 이용하여 문제에 답하시오.

어느 병원의 입원사망이 20명, 이 중 6구의 사체를 병원 병리의사가 부검하였고, 20명 사망 중 사체 2구는 법적문제로 국과수에게 보내졌으며, 입원사망이 아닌 부검(퇴원 후 사망)이 1구였다.

2-1) 조부검률은?

①30.0% ②36.1% ③40.5% ④ 46.9% ⑤49.2%

2-2) 순부검률은?

①30.1 ②32.6% ③33.3% ④41.5% ⑤43.4%

2-3) 병원부검율은?

①31.6% ②36.8% ③42.5% ④49.2% ⑤50.1%

▶ 풀이

1-1) $\frac{41+298+30+22}{13,710+1,802} \times 100$

1-2) $\frac{298+22}{15,512-41-30} \times 100$

1-3) $\frac{30+22}{1,802} \times 100$

1-4) $\frac{2}{1,729} \times 100$

1-5) $\frac{10}{1,113} \times 100$

1-6) $\frac{2}{1,729+310+96+13} \times 100$

2-1) $\frac{6}{20} \times 100$

2-2) $\frac{6}{20-2} \times 100$

2-3) $\frac{6+1}{20+1-2} \times 100$

정답 | 1-1. ③ 1-2. ④ 1-3. ③ 1-4. ① 1-5. ① 1-6. ① 2-1. ① 2-2. ③ 2-3. ①

제7장 학습목표

제7장을 공부한 후 인력지표와 직종별 소요인력 산정기준을 알아야 한다.

① 병원의 소요 인력을 산정할 수 있다.

② 병원의 정원책정을 할 수 있다.

③ 직종별 소요 인력 산정 기준을 알 수 있다.

④ 병원의 인력을 분석할 수 있다.

제7장

병원 인적자원 통계

제1절 인력지표

1. 소요인력 산정의 접근 방법

1) 거시적 방법이란?

최고 경영자부터 가장 하부 직원까지 위에서 아래로 소요인원을 산정하고, 병원의 목표 총 인원을 부서별로 세부적으로 배정하여 총 소요 인력을 정한다. 이때 지불능력, 부가가치, 인건비 등을 중심으로 분석해야 한다. 거시적 소요인력 산정방법으로는 부가가치 기준에 의한 방법, 통계에 의한 방법, 상대병원과 비교하는 방법, 방정식에 의한 산정방법 등이 있다.

(1) 부가가치 기준에 의한 산정방법

부가가치란 재화와 용역에 대한 생산가치를 위해 소비한 구입가치를 차감한 가치를 말한다. 계산하는 방법에는 공제법과 가산법이 있다.

① 공제법 부가가치=의료수익(재료비+동력비+소모품비+외주비)

② 가산법 부가가치=세전순이익+인건비+금융비용+임차료+조세공과금+

감가산가액+대손상각액+교육훈련비+의료사회사업비)

$$\bullet\ \text{총소요인원수} = \frac{\text{부가가치액} \times \text{노동분배율}}{\text{직원 1인당 평균 인건비}}$$

$$\text{또는}\ \frac{\text{총의료수익} \times \text{부가가치율} \times \text{노동분배율}}{\text{직원 1인당 평균 인건비}}$$

※ 노동분배율=인건비/부가가치액(평균 60~70%)

※ 부가가치율=부가가치액/총의료수익(평균 50~60%)

▼ 예제 : G시에 있는 C병원의 사례다. 총소요인원수를 구하라.

– 총의료수익	82,300,000,000원
– 인건비	34,566,000,000원
– 부가가치액	4,938,000만원
– 직원 1인당 평균 인건비	25,000,000원

$$\text{총소요인원수} = \frac{49{,}380{,}000{,}000\text{원} \times (34{,}566{,}000{,}000\text{원}/49{,}380{,}000{,}000\text{원}}{25{,}000{,}000\text{원}} = 1{,}382.6\text{명}$$

(2) 통계에 의한 방법

인력 규모와 관련이 있는 환자 진료실적, 병상수, 시설규모 등의 변수와 소요인력과의 상관관계를 통계적으로 규명해 소요인력을 산정하는 방법이다.

(3) 상대병원과 비교에 의한 방법

지역사회 유사 규모(규모·진료수준 등) 병원의 병상당이나 환자당 인력을 비교해 소요인력을 산정하는 방법이다. 병원마다 병상수가 다르기 때문에 규모가 다른 병원 간에 같은 기준으로 비교하기 위해 100병상당으로 환산해 사용한다. 100병상 기준이라 함은 가동병상수 중 100병상을 기준으로 한 비율을 의미한다.

외래환자와 입원환자 1인당 평균 진료비는 외래환자에서 발생한 진료비와 입원환자에서 발생한 진료비를 쉽게 구분할 수 있으나 의료비용은 이 환자들에게 의료서비스를 제공함에 따라 소비된 가치를 화폐로 나타낸 것인데 이를 외래환자 분과 입원환자 분으로 구분하기는 어렵다. 그러므로 입원환자와 외래환자를 통합한 개념으로 파악해야 하고, 외래환자보다 입원환자에게 들어간 서비스 양이 많으므로 의료서비스 가치, 즉 원가와 진료비 간에 정확한 상관관계가 있는 것은 아니다.

그러나 어느 정도 비례하므로 1인당 일평균 진료비의 비율에 따라 외래환자수를 입원환자수로 환산해 모든 환자를 진료비를 근거로 입원환자로 환산해서 하나의 지표로 계산하기 위해서 조정환자수를 산출한다. 이를 다시 100병상으로 환산해 조정 환자수 대 직원수를 규모가 다른 병원과 비교한다.

▼ 예제 : 일평균 조정환자수를 130,000명이라고 가정한다면

130,000명/365일=356.1명

100병상당 조정환자수로 환산=3.57명

따라서 조정환자 100명당 직원수는 직종별 직원수 3.57명으로 나누어 비교한다.

2) 미시적 방법이란?

최고 경영자부터 최하위 직원까지 아래에서 위로 소요인원을 산정하고, 직무분석과 표준 작업량 설정 등 직무 단위 수준에서 목표 인원을 결정한다. 이때 작업수행 능력과 직무단위별 작업량을 중심적으로 분석해야 한다.

(1) 미시적 소요인력 산정방법–인력 정원의 구분

① **법정 정원** : 의료법등 관계 법규에 의해 정해진 인원

– **의사 정원** : 입원환자 20명 당 의사 1명, 외래환자 3명을 입원환자 1명으로 계산

– **간호사 정원** : 입원환자 2.5명 당 간호사 1명, 외래환자 12명을 입원환자 1명으로 계산

② 기구 정원 : 병원 조직 기구 상 부·과·계·실 등의 정원

③ 설비 정원 : 설비 규모와 수준에 따라 정해지는 인원

④ 방침 정원 : 병원의 경영 방침에 따라 정해지는 인원

⑤ 산정 정원 : 업무량에 비례해 필요로 하는 인원

▼ 예제 : A종합병원의 1일평균 입원환자 720명, 외래환자 2,350명 인 경우 이 병원의 의료법상 의사수와 간호사 수는 ?

▶ 풀이 : 의사 법정정원(입원) $= \frac{720명}{20명} = 36명$

▶ 풀이 : 의사 법정정원(외래) $= \frac{2,350명}{3명} = \frac{783.333명}{20명} = 39.17명$

▶ 풀이 : 의사 법정정원 = 36명 + 39.17명 = 76명

▶ 풀이 : 간호사 법정정원(입원) $= \frac{720명}{2.5명} = 288명$

▶ 풀이 : 간호사 법정정원(외래) $= \frac{2,350명}{12명} = \frac{195.833명}{2.5명} = 78.33명$

▶ 풀이 : 간호사 법정정원 = 288명 + 78.33명 = 367명

(2) 업무 단위별 소요인력 설정

업무 단위는 세부 업무당 소요시간을 측정하고 세부업무와 연관하여 총 소요시간을 측정하여 전문가의 의견이라 기존의 연구 자료를 통해 설정한다.

2. 정원책정

1) 소요인력 산정 결과의 조정 절차

① 거시적 방법으로 소요인력의 산정기준에서 필요이익, 목표 인력비율(계획 노동비율), 생산성 향상지수 등 최저 기준 허용치에 의한 소요인력을 정한다.

② 미시적 방법으로 인력소요의 집계치가 거시적 방법에 의한 최저 허용치에서의 인력소요를 초과하면 직종별로 감원 가능성을 검토한다.

③ 미시적 방법으로 적용한 각종 기준의 개정과 조직구조 업무의 개편 및 개선 방안을 모색한다.

2) 인력 소요에 영향을 주는 요소

① **조직구조** : 관리계층의 분화정도, 업무과정의 복잡성, 규정화 정도, 업무의 공식화·표준화 정도를 의미에 따라 영향을 준다.

② **인원구성** : 인력의 고도화 정도, 교육 훈련체계 등에 의해 인력소요에 영향을 준다.

③ **조직분위기** : 인력의 노력 정도(사기), 인간관계, 직무만족 등

④ **기술수준** : 의료의 전문화 정도, 의료기기의 구성 수준, 업무전산화, 사무자동화 정도, 설비 구성수준 등에 의해 영향을 준다.

3) 정원을 책정할 때 유의할 사항

(1) 적정인력 확보 유지

① 최다인력 소요시간(요일)에 대해서의 최대 업무 소요 시간수와 평균 업무 소요 시간수 간의 차이에 따른 인력 보완방안을 고려한다.

② 평균 업무 소요 시간을 초과한 단순인력은 시간 외 근무제로 병용한다.

③ 증원이 불가피한 경우에 고려하되 병원 업무 이외의 요소는 배제한다.

④ 정원의 경직성을 배제한다.

⑤ 직원의 자질향상과 주인의식을 고취시킨다.

(2) 업무의 원활화

① 업무의 현장사정을 충분히 고려해서 정원을 산정(필요에 따라 정밀하고 과학적으로 분석)한다.

② 직무 단위의 적절한 설정과 업무 편중현상을 방지한다.

③ 의료 등 기타 전문인력 기능의 자율성을 보장한다.

4) 정원을 산출하는 방법

총업무량을 총업무시간 개념으로 바꾸어 휴가와 결근을 고려한 직원 출근율과 휴게시간을 제외한 일평균 근로시간을 계산한다.

- $\text{정원} = \dfrac{\text{월간 총업무량(필요 근로시간수)}}{\text{월간 실근로일수} \times \text{출근율} \times \text{1일당 실근로시간}}$

- $\text{정원} = \dfrac{\text{전체 업무} \div \text{완료해야 할 기간일수}}{\text{1일당 개인 업무능력}}$

5) 정원 책정의 법적인 기준

의료기관의 의료인 정원은 의료법에 규정되어 있고, 다른 직종은 병원 운영실적에 따라 정원책정기준에 의거해 탄력적으로 운영한다. 의료법 제36조 제5호에 따른 의료기관의 종류에 따른 의료인의 정원 기준을 정하고 있다. [표 7-1] 정원과 현인원 현황 참조

[표 7-1] 정원과 현인원 현황

<table>
<tr><th rowspan="2">직 종</th><th rowspan="2" colspan="3">직위(직급)</th><th rowspan="2">정 원</th><th colspan="3">현인원</th><th rowspan="2">비 고</th></tr>
<tr><th>남</th><th>여</th><th>합계</th></tr>
<tr><td rowspan="11">의료직</td><td colspan="3">전문의</td><td>100</td><td>97</td><td>8</td><td>105</td><td></td></tr>
<tr><td colspan="3">전임의사</td><td>20</td><td>8</td><td>2</td><td>10</td><td></td></tr>
<tr><td colspan="3">임상심리 전문가</td><td>1</td><td>1</td><td>-</td><td>1</td><td></td></tr>
<tr><td rowspan="6">전공의</td><td rowspan="5">레지던트</td><td>1년차</td><td>40</td><td>30</td><td>6</td><td>36</td><td></td></tr>
<tr><td>2년차</td><td>40</td><td>28</td><td>9</td><td>37</td><td></td></tr>
<tr><td>3년차</td><td>40</td><td>26</td><td>8</td><td>34</td><td></td></tr>
<tr><td>4년차</td><td>40</td><td>25</td><td>2</td><td>27</td><td></td></tr>
<tr><td>소계</td><td>160</td><td>109</td><td>25</td><td>134</td><td></td></tr>
<tr><td colspan="2">인 턴</td><td>50</td><td>30</td><td>10</td><td>40</td><td></td></tr>
<tr><td colspan="3">임상심리 수련과정</td><td>2</td><td>-</td><td>1</td><td>1</td><td></td></tr>
<tr><td colspan="3">계</td><td>333</td><td>245</td><td>46</td><td>291</td><td></td></tr>
<tr><td rowspan="6">약무직</td><td rowspan="5">약사</td><td colspan="2">3급</td><td>1</td><td>1</td><td>-</td><td>1</td><td></td></tr>
<tr><td colspan="2">4급</td><td>1</td><td>-</td><td>1</td><td>1</td><td></td></tr>
<tr><td colspan="2">5급</td><td>2</td><td>1</td><td>1</td><td>2</td><td></td></tr>
<tr><td colspan="2">6급</td><td>5</td><td>-</td><td>4</td><td>4</td><td></td></tr>
<tr><td colspan="2">7급</td><td>11</td><td>1</td><td>6</td><td>7</td><td></td></tr>
<tr><td colspan="3">계</td><td>20</td><td>3</td><td>12</td><td>15</td><td></td></tr>
<tr><td rowspan="6">간호직</td><td rowspan="6">간호사</td><td colspan="2">3급</td><td>1</td><td>-</td><td>1</td><td>1</td><td></td></tr>
<tr><td colspan="2">4급</td><td>5</td><td>-</td><td>2</td><td>2</td><td></td></tr>
<tr><td colspan="2">5급</td><td>17</td><td>-</td><td>12</td><td>12</td><td></td></tr>
<tr><td colspan="2">6급</td><td>34</td><td>-</td><td>33</td><td>33</td><td></td></tr>
<tr><td colspan="2">7급</td><td>81</td><td>-</td><td>71</td><td>71</td><td></td></tr>
<tr><td colspan="2">8급</td><td>175</td><td>-</td><td>131</td><td>131</td><td></td></tr>
</table>

직 종	직위(직급)		정 원	현인원			비 고
				남	여	합계	
간호직		9급	61	3	81	84	
	계		374	3	331	334	
보건직	임상병리과	4급	1	2	-	2	
		5급	4	2	-	2	
		6급	13	7	4	11	
		7급	10	7	1	8	
		8급	4	-	-	0	
		9급	5	3	3	6	
	소계		37	21	8	29	
	방사선사	4급	2	2	-	2	
		5급	3	5	-	5	
		6급	6	5	-	5	
		7급	11	9	2	11	
		8급	5	4	-	4	
		9급	10	11	-	11	
	소계		37	36	2	38	
	의무기록사	4급	1	-	-	-	
		5급	1	-	-	-	
		6급	-	1	-	1	
		7급	1	-	-	-	
		8급	1	1	-	1	
		9급	1	2	1	3	
	소계		5	4	1	5	

직 종	직위(직급)		정 원	현인원			비 고
				남	여	합계	
보건직	물리치료	5급	1	1	-	1	
		6급	-	-	-	-	
		7급	1	-	1	1	
		8급	1	1	1	2	
		9급	1	1	1	2	
	소계		4	3	3	6	
	응급구조사	7급	1	-	-	-	
		8급	-	-	-	-	
		9급	2	-	1	1	
	소계		3	-	1	1	
	영양사	6급	1	-	1	1	
		7급	1	-	1	1	
		8급	-	-	-	-	
		9급	-	-	2	2	
	소계		2	-	4	4	
	기타	6급	-	-	-	-	
		7급	2	1	1	2	
		8급	1	1	-	1	
		9급	-	-	2	2	
	소계		3	2	3	5	
	계		91	66	22	88	
행정직	참여(2급)		-	-	-	-	
	부참여(3급)		1	1	-	1	

직 종	직위(직급)	정 원	현인원			비 고
			남	여	합계	
행정직	참사(4급)	7	7	-	7	
	부참사(5급)	7	7	-	7	
	주사(6급)	16	9	7	16	
	부주사(7급)	25	9	16	25	
	서기(8급)	15	6	8	14	
	부서기(9급)	4	2	2	4	2
	계	75	41	33	74	2
기술직	기술참사(4급)	1	-	-	-	
	기술부참사(5급)	1	2	-	2	
	기술주사(6급)	2	1	-	1	
	기술부주사(7급)	3	3	-	3	
	기술서기(8급)	2	-	-	-	
	기술부서기(9급)	1	4	-	4	3
	계	10	10	-	10	3
기능직	5급	1	-	-	-	
	6급	5	2	2	4	
	7급	23	16	5	21	
	8급	25	5	13	18	
	9급	18	8	8	16	
	10급	8	2	6	8	
	계	80	33	34	67	

3. 법률에 의한 정원

1) 의료기관별 의사의 정원

① 종합병원, 병원, 의원 의사 정원 : **연평균 1일 입원환자를 20명**으로 나눈 수로 계산하고, 소수점은 올림하며 **외래환자 3명은 입원환자 1명으로 환산**한다.

② 치과병원, 한의사 의사 정원 : 의료법 제43조 제2항에 따라 의과 진료과목을 설치하는 경우 추가하는 진료과목당 1명의 의사를 둔다.

③ 요양병원 의사 정원 : 연평균 1일 **입원환자 80명까지는 2명**으로 하되, **80명을 초과하는 입원환자는 매 40명당 1명**을 기준으로 하고(한의사를 포함하여 환산함) 외래환자 **3명은 입원환자 1명으로 환산**한다.

④ 종합병원, 치과병원, 치과의원 치과의사 정원 : 의사 정원과 같다.

[표 7-2] 의료기관 종별 기관수·병상수·의사수·간호사수·CT수·MRI수

구 분	기관수	허가병상수	의사수	간호사수	CT수	MRI수
상급종합병원	44	42,158	19,327	24,761	165	116
종합병원	274	92,057	15,776	36,965	381	309
병 원	1,295	175,316	8,061	22,586	636	369
요양병원	867	111,929	2,533	8,711	17	1
의 원	27,466	97,805	33,633	13,921	518	171
치과병원	187	222	13	99	5	0
치과의원	14,678	47	1	516	0	0
조산원	46	116	0	0	0	0
보건소	240	0	765	2,608	0	0
보건지소	1,296	0	1,234	562	0	0
보건진료소	1,916	0	0	1,878	0	0
보건의료원	17	467	172	220	3	0
한방병원	168	9,974	37	1,468	1	0
한의원	12,044	2,162	0	1,165	0	0
군병의원	47	5,896	585	611	17	14
합 계	60,585	538,149	82,137	116,071	1,743	985

자료 : 건강보험심사평가원, 요양기관현황자료(2010년 말 기준)

⑤ 한방병원 : 의사·치과의사는 추가하는 진료과목당 1명, 한의사는 연평균 1일 입원환자 20명당 1명, 외래환자 3명은 입원환자 1명으로 환산

⑥ 병원, 한방병원, 요양병원 치과의사 정원 : 의료법 제43조 제3항에 따라 치과 진료과목을 설치하는 경우 추가하는 진료과목당 1명의 치과의사를 둔다.

⑦ 종합병원, 병원, 치과병원의 한의사 정원 : 의료법 제43조 제1항에 따라 한의과 진료과목을 설치하는 경우 추가하는 진료과목당 1명의 한의사를 둔다.

⑧ 한방병원, 한의원의 한의사 정원 : 연평균 1일 입원환자를 20명으로 나눈 수로 계산하고, 소수점은 올림하며 외래환자 3명은 입원환자 1명으로 환산한다.

⑨ 요양병원의 한의사 정원 : 연평균 1일 입원환자 40명마다 1명을 기준으로 하고(의사를 포함해 환산함), 외래환자 3명은 입원환자 1명으로 환산한다.

[표 7-3] 시도별 병상수·의사수·간호사수·CT수·MRI수

구분	기관수	허가병상수	의사수	간호사수	CT수	MRI수
서울	7,557	65,403	23,990	26,978	315	234
부산	2,207	35,552	6,123	8,396	142	74
대구	1,609	23,350	4,623	5,688	110	53
인천	1,389	20,506	3,240	4,036	68	40
광주	913	16,368	2,767	4,239	66	38
대전	998	13,609	2,765	3,309	51	32
울산	573	8,413	1,258	2,022	39	25
경기	5,900	75,206	13,992	16,303	326	196
강원	722	14,536	2,020	3,375	67	29
충북	817	13,078	1,815	2,012	57	24
충남	1,084	15,479	2,247	2,384	61	28
전북	1,131	18,481	2,677	3,367	86	39
전남	983	22,865	2,243	4,243	84	44
경북	1,262	23,360	2,531	4,499	73	34
경남	1,619	37,493	3,748	5,832	142	68
제주	315	3,637	758	1,550	13	7
합계	29,079	407,336	76,797	98,233	1,700	965

분석 대상 의료기관은 상급종합병원, 종합병원, 병원, 의원.
자료 : 건강보험심사평가원, 요양기관현황자료(2010년 말 기준)
통계청 주민등록인구통계(2010년 말 기준)

[표 7-4] 시도별 인구당 병상수·의사수·간호사수·CT수·MRI수

	인구 천 명당			인구 십만 명당	
	허가병상수	의사수	간호사수	CT수	MRI수
서울	6.3	2.3	2.6	3.1	2.3
부산	10.0	1.7	2.4	4.0	2.1
대구	9.3	1.8	2.3	4.4	2.1
인천	7.4	1.2	1.5	2.5	1.5
광주	11.3	1.9	2.9	4.5	2.6
대전	9.1	1.8	2.2	3.4	2.1
울산	7.5	1.1	1.8	3.5	2.2
경기	6.4	1.2	1.4	2.8	1.7
강원	9.5	1.3	2.2	4.4	1.9
충북	8.4	1.2	1.3	3.7	1.5
충남	7.5	1.1	1.1	2.9	1.3
전북	9.9	1.4	1.8	4.6	2.1
전남	11.9	1.2	2.2	4.4	2.3
경북	8.7	0.9	1.7	2.7	1.3
경남	11.4	1.1	1.8	4.3	2.1
제주	6.4	1.3	2.7	2.3	1.2
전국	8.1	1.5	1.9	3.4	1.9

분석 대상 의료기관은 상급종합병원, 종합병원, 병원, 의원.
자료 : 건강보험심사평가원, 요양기관현황자료(2010년 말 기준)
통계청 주민등록인구통계(2010년 말 기준)

4. 전공의 정원책정 기준

1) 인턴의 정원책정 기본방침

인턴의 정원은 **진료실적·병상수·병원 신임평가성적으로 결정**하고, 정원을 증감할 때는 전년도 정원의 5% 이내에서 조정한다.

① 진료실적 기준

– 일평균 재원환자수

- 인턴 1인당 평균 재원환자수
- 재원일수 기준
- 책정비율 : 진료실적 기준 소요 인턴수의 **50%** 범위 내

② **병상 기준**

- 허가 병상수 100개당 1명
- 책정비율 : 진료실적 기준 소요 인턴수의 **20%** 범위 내

③ **병원 신임평가성적 기준**

- 최근 5년 동안의 평균 성적으로 산출, 책정비율은 진료실적 기준 소요 인턴수의 **30%** 범위 내

2) 레지던트의 정원책정 기본방침

레지던트의 정원은 전문과목별 지도전문의 수와 진료실적을 감안해서 배정한다.

① **N−5** : 영상의학과(지도전문의 6인에 전공의 1인 배정, 추가 지도전문의 1인당 전공의 1인)

② **N−4** : 내과, 외과(지도전문의 5인에 전공의 1인 배정, 추가 지도전문의 1인당 전공의 1인 가산)

③ **N−3** : 소아청소년과, 정형외과, 신경외과, 마취통증학과(지도전문의 4인에 전공의 1인 배정, 추가 지도전문의 1인당 전공의 1인 가산). 단, 정형외과와 마취통증의학과는 지도전문의가 5인 이하일 경우 N-3를 적용하고, 지도전문의가 6인 이상일 경우에는 N/2를 적용한다. 신경외과는 전공의 1인일 경우에는 N-3, 2인일 경우에는 N-4, 3인일 경우에는 N-5을 적용한다.

④ **N−2** : 신경과, 정신건강의학과, 흉부외과, 산부인과, 안과, 이비인후과, 비뇨기과, 진단검사의학과, 병리과, 방사선종양학과(지도전문의 3인에 전공의 1인 배정, 추가 지도전문의 1인당 전공의 1인 가산)

⑤ **N−1** : 피부과, 성형외과, 재활의학과, 응급의학과(최소 지도전문의 3인 이상), 핵의학과, 직업환경의학과(지도전문의 2인에 전공의 1인 배정, 추가 지도전문의 1인당 전공의 1인 가산)

⑥ **N×4** : 가정의학과

5. 의료기관별 조산사 정원

종합병원, 병원, 의원은 산부인과에 배정한 **간호사 정원의 3분의 1 이상**을 둔다(산부인과가 있는 경우). 다만 한방병원에 산부인과를 설치·운영하는 경우는 이를 준수한다.

6. 의료기관별 간호사(치위생사) 정원

① 종합병원, 병원, 치과병원, 의원, 치과의원 : 연평균 1일 **입원환자를 2.5명**으로 나눈 수로 계산하고, 소수점은 올림하며 **외래환자 12명을 입원환자 1명**으로 환산한다.

② 한방병원, 한의원 : 연평균 1일 입원환자를 **5명**으로 나눈 수로 계산하고, 소수점은 올려서 외래환자 12명은 입원환자 1명으로 환산한다.

③ 요양병원 : 연평균 1일 입원환자 **6명**마다 1명을 기준으로 계산하고, 외래환자 12명은 입원환자 1명으로 환산한다. 다만 간호조무사는 간호사 정원의 3분의 2 범위 내에서 둘 수 있다.

참고자료

① 간호관리료 차등지급제 : 1999년 11월부터 시행한 제도다. 요양기관 종별로 간호인력 확보수준에 따라 입원환자 간호관리료를 차등지급해 진료의 질 향상을 유도해 환자가 적절한 간호서비스를 받도록 하는 데 목적이 있다

② 간호관리료 차등제의 간호인력 기준 : 일반 병동의 **직전 분기 평균 병상수** 대비 당해 병동에서 간호업무에 종사하는 **직전 분기 평균 간호사수**(병상수 대 간호사수의 비)에 따라 간호인력 확보수준을 다음과 같이 **1~7등급**으로 구분한다. 다만 의원, 치과의원, 한의원, 보건의료원은 7등급에 해당해도 6등급을 적용한다.

③ 일반 병동의 병상 : 일반 병동의 병상은 요양기관 전체 병상에서 **응급실, 신**

생아실, 분만실, 회복실, 중환자실, 격리실, 무균치료실, 인공신장실, 납차폐 특수치료실, 낮병동 등 제외한 입원료를 산정한 병동의 병상을 말한다. 이때 별도의 병동으로 구분하지 않고 격리실과 무균치료실은 일반 병동의 병상으로 본다. 다만 정신과 폐쇄병동의 경우는 일반 병동 병상에서 제외할 수 있다.

④ 일반 병동 근무 간호사 : 일반 **병동에 근무하는 간호사**로, 원무과와 간호과 등 행정부서, 진료 각 과 외래, 정신과 폐쇄병동, 응급실, 공급실, 중환자실, 무균치료실, 인공신장실, 신생아실, 분만실, 수술실, 마취회복실 등 기타 특수 부서 근무 간호사를 제외한 **순수 병동에 근무하는 간호사수**를 말한다.

[표 7-5] 입원환자 간호관리료(입원료) 간호등급 적용표

일반병동 간호등급	상급종합병원	상급종합병원 제외 의료기관
1등급	2.0 : 1 미만	2.5 : 1 미만인 경우
2등급	2.5 : 1 미만 2.0 : 1 이상인 경우	3.0 : 1 미만 2.5 : 1 이상인 경우
3등급	3.0 : 1 미만 2.5 : 1 이상인 경우	3.5 : 1 미만 3.0 : 1 이상인 경우
4등급	3.5 : 1 미만 3.0 : 1 이상인 경우	4.0 : 1 미만 3.5 : 1 이상인 경우
5등급	4.0 : 1 미만 3.5 : 1 이상인 경우	4.5 : 1 미만 4.0 : 1 이상인 경우
6등급	4.0 : 1 이상인 경우	6.0 : 1 미만 4.5 : 1 이상인 경우
7등급	-	6.0 : 1 이상인 경우

[표 7-6] 병동별 간호사수와 간호사 1인당 환자수

구분	31 병동	32 병동	33 병동	51 병동	52 병동	53 병동	61 병동	62 병동	63 병동	71 병동	72 병동	73 병동	제1 중환자실	제2 중환자실	신생아	NRCU	응급실	무균실	옥소실	계
간호사수	12	14	16	6	18	18	20	20	18	19	14	16	21	20	5	5	통계 제외			242
1인당 환자수	2.1	2.1	3.2	3.4	2.5	3.3	3.3	2.5	3.2	4.1	2.1	3.0	0.8	0.8	2.0	0.6				2.5

[표 7-7] 간호등급별 입원료 산정기준

일반병동 간호등급	상급종합병원, 의원, 치과의원, 한의원, 보건의료원	종합병원, 병원, 치과병원, 한방병원
1등급	입원료 소정 점수 50% 가산	2등급 입원료에 2등급 입원료 소정 점수 10% 가산
2등급	입원료 소정 점수 40% 가산	3등급 입원료에 3등급 입원료 소정 점수 10% 가산
3등급	입원료 소정 점수 30% 가산	4등급 입원료에 4등급 입원료 소정 점수 10% 가산
4등급	입원료 소정 점수 20% 가산	5등급 입원료에 5등급 입원료 소정 점수 10% 가산
5등급	입원료 소정 점수 10% 가산	6등급 입원료에 6등급 입원료 소정 점수 10% 가산
6등급	입원료 소정 점수	입원료 소정 점수
7등급	-	입원료 소정 점수

7. 의료기관의 약사 정원

의료법 시행규칙 제38조2항1호에 의거 약사 수를 산정할 때 그 수가 1 미만일 때는 1로 하고, 1 이상일 때는 소수점은 반올림한다.

① 상급 종합병원 : 연평균 1일 입원환자를 **30명**으로 나눈 수와 외래환자 원내조제 처방전을 **75매**로 나눈 수를 합한 수 이상

② 종합병원(500병상 이상) : 연평균 1일 입원환자를 **50명**으로 나눈 수와 외래환자 원내조제 처방전을 **75매**로 나눈 수를 합한 수 이상

③ 종합병원(300병상 이상 500병상 미만) : 연평균 1일 입원환자를 **80명**으로 나눈 수와 외래환자 원내조제 처방전을 **75매**로 나눈 수를 합한 수 이상

④ 종합병원(300병상 미만) : 1인 이상

⑤ 병원 : 1인 이상의 약사. 다만 100병상 이하의 경우에는 주당 16시간 이상의 시간제 근무 약사를 둘 수 있다.

⑥ 치과병원(30병상 이상에 한정한다) : 1인 이상의 약사. 다만 100병상 이하의 경우에는 주당 16시간 이상의 시간제 근무 약사를 둘 수 있다.

⑦ 한방병원 : 1인 이상의 한약사. 다만 100병상 이하는 주당 16시간 이상의 시간제 근무 한약사를 둘 수 있다.

⑧ 요양병원 : 1인 이상의 약사나 한약사. 다만 200병상 이하는 주당 16시간 이상의 시간제 근무 약사나 한약사를 둘 수 있다.

⑨ 약사 수의 산정 시 2 수가 1 미만인 경우에는 1로 하고, 1 이상인 경우 소수점은 반올림 한다.

8. 영양사의 기준

입원시설을 갖춘 종합병원·병원·치과병원·한방병원·요양병원은 **1명 이상**의 영양사를 둔다.

9. 의료기사의 법적 기준

① 의료기관에는 보건복지부장관이 정하는 바에 따라 각 진료과목별로 필요한 수의 의료기사를 둔다.

② **종합병원에는** 보건복지부장관이 정하는 바에 따라 **필요한 수의 보건의료정보관리사를 둔다.**

10. 기타 인력의 법적 기준

① 의료기관은 보건복지부장관이 정하는 바에 따라 필요한 수의 간호조무사를 둔다.

② 종합병원은 「사회복지사업법」에 따른 사회복지사 자격을 가진 자 중에서 환자의 갱생·재활·사회복귀를 위한 상담과 지도 업무를 담당하는 요원을 1

명 이상 둔다.

③ 보건복지부장관은 간호사나 치과위생사의 인력수급에 필요하다고 인정할 때는 제1항에 따른 간호사나 치과위생사 정원의 일부를 간호조무사로 충당할 수 있다.

④ 요양병원에는 시설 안전관리를 담당하는 당직 근무자를 1명 이상 둔다.

제2절 직종별 소요인력 산정기준

1. 병원 소요인력 산정방법

1) 병상규모와 환자수 기준

- 직종별 인력= $\dfrac{\text{유사 규모 병원 직종별 인력}}{\text{유사 규모 병원 조정환자수(평균 병상수)}}$ ×병상수(혹은 조정환자수)

2) 직종별 적정 인력 산정하는 방법

병원은 다양한 직종과 면허와 자격을 갖춘 인력이 근무하는 곳으로, 개인의 업무량을 산출하는 것이 중요하지만 업무량만으로 인력을 산출할 때는 업무의 질적인 측면을 고려하지 않으면 문제가 생긴다. 병원의 동일 업무에 대한 교차측정을 고려해야 하고, 개인의 업무 능력, 업무 처리 시간, 시설이나 장비 등에 따라 업무처리 시간이 차이가 날 수 있다.

(1) 의사(전문의·일반의·전공의)

- 의사= $\dfrac{\text{1일 예상 입원환자수}}{\text{의사 1인당 병상수}}$ 또는 $\dfrac{\text{1일 예상 외래환자수}}{\text{의사 1인당 외래환자수}}$

- 의사= $\dfrac{\text{총가동병상수×평균 병상가동률}}{\text{의사 1인당 병상수}} + \dfrac{\text{총가동병상수×입원환자수 대 외래환자수}}{\text{의사 1인당 외래환자수}}$

앞의 공식으로 과목별·개인별로 연외래환자수, 연입원환자수, 조정환자수, 총의료수익과 인건비율, 개인별 총근무시간 중 실제 근무가용 시간 등을 구할 수 있다.

- $\text{의사} = \dfrac{\text{외래환자수} \times \text{환자당 평균 진료시간}}{\text{의사당 주평균 외래진료시간}}$

- $\text{의사 1인당 근무시간} = 1 - \dfrac{\text{수술 소요시간} + \text{입원 회진시간} + \text{여유시간}}{\text{총근무시간수}}$

(2) 간호사

간호사는 근무부서 병동별, 외래진료실, 응급실, 수술실, 중환자실, 회복실, 중환자실, 중앙공급실, 행정지원 등 다양하게 부서별로 산정한다.

- $\text{병동 근무시간대별 간호직} = \dfrac{\text{환자수} \times \text{환자당 일평균 간호시간수}}{\text{간호사 1인당 1일 근무시간수}(1 - \text{여유율})}$

$$\times 1 + \dfrac{\text{기타업무 소요시간수}}{\text{총근무시간수}}$$

기타 외래근무시간수 : 개인업무량 지표와 시설수 기준

- $\text{간호사} = \dfrac{\text{1일 예상 입원환자수}}{\text{간호사 1인당 담당 병상수}}$

또는 $\dfrac{\text{1일 예상 외래환자수}}{\text{간호사 1인당 법정 외래환자수}}$

- $\text{간호사} = \dfrac{\text{총가동병상수} \times \text{평균 병상가동률}}{\text{간호사 1인당 담당병상수}} +$

$$\dfrac{\text{총가동병상수} \times \text{평균 병상가동률} \times \text{입원환자수 대 외래환자수}}{\text{간호사 1인당 외래환자수}}$$

$$\text{• 간호사(병동별)} = \frac{\text{환자수} \times \text{환자당 일평균 간호시간수}}{\text{간호사 1인당 1일 근무시간}(1-\text{여유율})} \times 1 - \frac{\text{기타업무 소요시간수}}{\text{총근무시간수}}$$

(3) 의료기사

주로 임상병리사·방사선사·물리치료사·치위생사 등이 해당한다. 병원의 시설, 의료장비와 수, 업무분야별이나 Room수, 환자수, 검사건수 등 업무 처리시간 등에 의해 좌우된다.

$$\text{• 임상병리사} = \frac{\text{검사건수}(1-\text{기계화율}) \times \text{검사1건당 소요시간수} + \text{검사기기 가동시간}}{\text{의료기사 1인당 근무시간수}(1-\text{여유율})} \times 1 + \frac{\text{기타업무 소요시간수}}{\text{총 근무시간수}}$$

$$\text{• 임상병리사} = \frac{\text{1일 외래환자수} \times \text{입원환자당 1일 검사건수}}{\text{임상병리사 1인당 1일 검사량}}$$

$$\text{• 임상병리사} = \frac{\text{1일 외래환자수} \times \text{외래방문당 검사건수}}{\text{임상병리사 1인당 1일 검사량}} + \text{야간근무 인원수}$$

$$\text{• 임상병리사} = \frac{\text{총가동병상수} \times \text{평균 병상가동률} \times \text{입원환자당 1일 검사건수}}{\text{임상병리사 1인당 1일 검사량}} + \text{야간근무 인원수}$$

$$+ \frac{\text{총가동병상수} \times \text{평균 병상가동률} \times \text{입원환자수 대 외래환자수} \times \text{외래방문당 검사건수}}{\text{임상병리사 1인당 1일 검사량}}$$

$$\text{• 방사선사} = \frac{\text{1일 예상 입원환자수} \times \text{입원환자당 1인당 촬영건수}}{\text{방사선사 1인당 1일 촬영량}} + \frac{\text{1일 외래환자수} \times \text{외래 1회 방문당 촬영건수}}{\text{방사선사 1인당 1일 촬영량}} + \text{야간근무 인원수}$$

- 방사선사 = $\dfrac{\text{총가동병상수×평균 병상가동률×입원환자당 1일 촬영건수}}{\text{방사선사 1인당 1일 촬영량}}$ + 야간근무 인원수 +

$$\dfrac{\text{총가동병상수×평균 병상가동률×입원환자수대 외래환자수×외래 방문당 촬영건수}}{\text{방사선사 1인당 1일 촬영량}}$$

(4) 약사

- 약사 = $\dfrac{\text{1일 예상 입원환자수×입원환자당 1인당 조제건수}}{\text{약사 1인당 1일 조제량}}$ +

$$\dfrac{\text{1일 외래환자수×외래 1회 방문당 조제건수}}{\text{약사 1인당 1일 조제량}} + \text{야간근무 인원수}$$

- 약사 = $\dfrac{\text{총가동병상수×평균 병상가동률×입원환자당 1일 조제건수}}{\text{약사 1인당 1일 조량}}$ + 야간근무 인원수 +

$$\dfrac{\text{총가동병상수×평균 병상가동률×입원환자수 대 외래환자수×외래방문당 조제건수}}{\text{약사 1인당 1일 조제량}}$$

(5) 기타직 업무량 기준

① 보건의료정보관리사 : 환자수

② 원무 : 환자수, 진료비 청구건수, 창구수, 개인별 업무분장, 행정절차

③ 서무 : 직원수, 업무량

[표 7-8] 월별·종류별 촬영과 검사 통계(단위 : 건수)

종류별		3월	4월	5월	6월	7월	10~2월	합계	월평균	당년도
진단검사의학	진단검사의학	325,843	338,793	342,729	337,739	352,863		2,381,394	340,199	3,648,248
조직세포	조직/세포	2,530	2,872		2,997	3,236		20,145	2,878	30,613
방사선	일반/특수촬영	32,791	34,177	35,596	34,408	34,432		240,540	34,363	368,725
	MRI	670	667	662	717	764		4,908	701	7,286
	CT	2,446	2,594	2,684	2,613	2,673		18,245	2,606	26,520
	DSA(혈관검사)	188	179	141	150	151		1,068	153	2,070
	INTERVENTION	114	102	98	124	113		767	110	1,133
	중재적시술	-	-	-	-	-		-	-	-
	계	36,209	37,719	39,181	38,012	38,133	0	265,528	22,127	405,734
	쇄석기	16	15	11	14	18		107	15	167
핵의학	체내검사(감마카메라)	144	135	125	139	148		967	138	1,490
	체외검사	4,382	4,670	4,467	4,655	4,959		32,750	4,679	49,732
	PET-CT	181	223	182	252	249		1,548	221	2,561
	계	4,707	5,028	4,774	5,046	5,356	0	35,265	2,939	53,783
초음파	방사선과	912	973	866	986	1,099		6,819	974	11,191
	산부인과	336	298	264	320	334		2,187	312	3,236
	계	1,248	1,271	1,130	1,306	1,433	0	9,006	751	14,427
	혈액투석	1,166	1,149	1,212	1,234	1,347		8,574	1,225	13,271

2. 다른 병원과 비교

다른 병원과 인력을 비교할 때는 병상의 규모를 기준으로 하지만 합리적으로 비교하기 어려운 점이 있다. 병상규모가 작아도 시설과 장비가 좋을 수 있고, 병원의 동선 길이와 개설 진료과목수나 의료인력수가 많거나 의료수준이 매우 높을 수도 있다. 병원운영과 인력관리를 잘 하는 **가장 유사한 비교군의 병원의 100병상 기준**으로 다른 병원과 비교할 수 있다. 비교 항목은 다음과 같다.

① 병상가동률

② 진료과목 수

③ 환자 진료실적(입원, 외래, 종합검진, 수술 등)

④ 직종별 직원수(의사, 간호사, 약사, 의료기사, 행정직 등)

⑤ 100병상당 직원수, 외래환자수 및 입원환자

⑥ 외주용역(전기, 기계, 환경미화, 운전, 경비, 환자급식 등)

3. 의료기관 인증평가 적정인력 산정기준

1) 인적자원 관리와 인사관리 체계

(1) 기준

환자의 안전과 질 향상을 위해 인사관리규정을 확보하고, 합리적인 인력관리가 이루어질 수 있도록 인사관리체계를 갖추고 적절히 운영한다.

(2) 조사의 목적

의료기관은 기관의 사명과 비전을 달성하고 환자의 요구를 충족시키기 위해 **인사체계를 확보**하고, 정기적으로 **재검토**하고, **수정**해야 한다. 인사계획을 정기적으로 수립해 적절한 자격요건을 갖춘 인력을 확보할 수 있도록 노력해야 하며, 인사기준을 세울 때 직원들의 **의견을 반영**할 수 있도록 노력해야 한다.

(3) 기준의 이해

① 인사규정은 합리적인 인력관리가 이루어질 수 있도록 기관의 목표와 운영방침에 맞게 구성해야 하며 인사계획, 직원임용, **직원의 교육·기술·지식과 기타요건에 관한 내용 등을 포함**할 수 있다.

– 인사계획

- 직무기술서
- 직원의 모집, 선발 및 인력배치 절차
- 직원 평가 및 승진 절차
- 직원의 오리엔테이션 및 교육훈련 절차
- 인사정보 관리 및 기타 인적자원 관리에 필요한 사항

② **인사계획은 의료기관의 인사규정에 따라 직원의 채용 및 승진, 인력배치, 직원평가 등에 대한 계획을 일정 주기로 수립**해야 하며, 인력확보 계획 수립 시 기관의 사명, 환자구성 및 중증도, 의료서비스의 종류 및 기술에 대한 내용을 고려해 인력의 수를 예측해야 한다.

③ 의료기관은 수립된 인사계획에 의거해 인력관리를 시행해야 한다.

2) 적정인력 확보 절차

(1) 기준

환자안전과 질 향상을 위한 적정인력을 확보하기 위해 직원의 **모집, 평가 및 임용 절차를 수립**한다.

(2) 조사의 목적

의료기관은 인력관련 지표 및 인력요구도 조사를 통해 인력수요를 추계하고, 적정 인력규모를 산정해 직원을 모집하고 임용하는 합리적인 절차를 갖추어야 한다.

(3) 기준의 이해

① 직원모집과 인력배치는 의료기관이 정기적으로 **인력요구도**(적정인력산출)를 파악하고, **객관적인 지표**를 **활용**해 **계획을 세우고 시행**해야 한다. 적정 인력은 의료기관 내에서 부서별 업무량을 기초로 산출한 필요한 인력이다.

② 의료기관은 인사관련 부서 및 실무 부서단위에서 **적정한 인력의 배치**, 인력충원 등에 대한 **필요성을 정기적으로 확인**해 **인력 요구도를 산출**한다.

③ 효율적인 인력관리를 위해 **경력직원 비율, 직원 이직률** 등을 활용한다.

3) 직무의 평가절차

(1) 기준

의료기관의 목표를 달성하기 위해 모든 직원에 대해 요구되는 교육, 기술 및 기타 **자격요건과 직무를 확인하고 평가하는 절차**를 가지고 있다.

(2) 조사의 목적

의료기관은 사명을 달성하고 환자의 요구를 충족시키기 위해 모든 부서 및 직원에 대해 필요한 지식, 교육과 자격요건을 확인하고, 해당 직무에 관련된 내용과 책임에 대해 확인하는 체계를 갖추고 적절히 운영해야 하며, **직무능력을 정기적으로 평가하고 관리**해야 한다.

(3) 기준의 이해

① 인사규정은 **직원의 자격 요건과 직무를 확인하는 절차**를 포함한다.

② 의료기관이 직원에 대해 요구하는 교육, 기술과 기타 자격요건과 직무를 확인하는 절차에는 직무기술서가 포함된다. **직무기술서란 의사직을 제외한 모든 직원들의 업무와 그에 따른 책임을 구체적으로 기술한 문서로, 직무분석의 기초자료가 된다.**

③ **직무기술서**는 직무 내용(Job Content)과 수행에 필요한 책임 등을 포함한다. 직무기술서는 의료기관의 규정에 맞게 정기적으로 검토하고 다시 설계(Redesign)해야 한다.

④ 의료기관은 절차에 따라 **직무평가** 등을 **정기적으로 시행**하고, **평가결과에 따라 재교육·훈련·승진 등의 피드백을 제공**한다.

㉮ 직무평가 **시행유무** 및 **시행주기**

㉯ **평가결과**를 직원 재교육 및 훈련, 승진 등 **인력관리에 활용**

4) 인사 정보관리

(1) 기준

효율적인 인력관리를 위해 인사정보를 관리한다.

(2) 조사의 목적

의료기관은 자격을 갖춘 적격한 의료 인력을 갖춤으로써 환자의 진료 및 치료결과에 기여 할 수 있도록 효율적인 인사정보 관리체계를 갖추어야 한다.

(3) 기준의 이해

① **인사 정보체계**는 각 직원의 자격정보·근무경력·인사고과·교육훈련 등에 관한 내용을 포함한다.

② **인사고과**

- 직원의 직무능력 평가 및 상벌관리 사항
- 대학병원의 진료부 인사고과는 학교와 별도 관리하고 있는 절차에 관한 사항
- 재임용 평가결과(의사의 경우, 해당 절차를 가진 의료기관에 만 해당)등

③ **자격정보 관리** : 의사, 간호사 및 기타 의료인력에 대한 자격정보(면허, 교육, 훈련, 경험)수집, 검증 및 평가절차에 관한 사항

④ **기타 의료인력**

- 약사법 제3조 : 약사
- 국민영양관리법제15조 : 영양사
- 의료기사 등에 관한법률
- 제1조 : 보건의료정보관리사, 안경사
- 제2조 : 임상병리사, 방사선사, 물리치료사, 작업치료사, 치과기공사 및 치과위생사

(4) 면허·교육·훈련 정보를 각 직원마다 문서화하고 갱신한다.

5) 의료인력 적정성

(1) 기준

양질의 의료서비스를 제공하기 위해 법적 의료인력 기준을 준수한다.

(2) 목적

의료기관은 직원의 수 또는 구성에 대해 법적 인력기준을 준수함으로써 안전하고 효과적인 치료를 환자에게 제공해야 한다.

(3) **조사항목**

① 의사인력 법적기준을 준수한다.

② 응급실 전담의사 법적기준을 준수한다.

③ 간호인력 법적기준을 준수한다.

④ 응급실 간호 인력 법적기준을 준수한다.

⑤ 중환자실 간호 인력 법적기준을 준수한다.

⑥ 기타 의료 인력에 대한 법적기준을 준수한다.

(4) 기준의 이해

① 의료기관의 종류에 따른 의료인 등의 정원 기준은 다음과 같다. 의료인 등의 정원 : 의료법 시행규칙 제38조 관련 [별표5]

② 응급의료에 관한 법률 시행규칙에 따른 인력기준은 다음과 같다.

• 응급의료센터 지정기관

–권역응급의료센터 : 시행규칙 제13조 제2항 관련 [별표5의2]

–전문응급의료센터(외상, 화상, 심혈관, 독극물) : 제16조 제1항 관련 [별표6]

–지역응급의료센터 : 제17조 제2항 관련 [별표7]

–권역외상센터 : 제17조의2 제2항 관련 [별표7의2]

–지역응급의료기관 : 제18조 제1항 관련 [별표8]

• 응급의료센터 비지정기관

–응급의료시설 : 제23조 제1항 관련[별표9]

③ 중환자실 간호 인력의 법적기준은 다음과 같다.

• 중환자실 간호인력 : 의료법시행규칙 제34조 관련 [별표4]

–**전담간호사를 두되, 간호사 1명당 연평균 1일 입원환자수는 1.2명(신생아 중환자실 경우에는 1.5명)을 초과해서는 안 된다.**

(5) 비상 진료체계

① 권역응급의료센터 : **내과, 외과, 산부인과, 소아청소년과, 정형외과, 신경외과, 흉부외과, 마취통증의학과, 신경과, 영상의학과 전문의** 각 1명 이상 당직 전문의를 두어야 한다.

② 지역응급의료센터 : **내과, 외과, 산부인과, 소아청소년과, 마취통증의학과 전문의** 각 1명 이상 당직 전문의 배치

② 지역응급의료기관 : 내과계열 및 외과계열 전문의 각 1명 이상 당직 전문의 배치

제3절 병원의 인력 분석

1. 인적자원 지표

1) 직종별 100병상당 인력

직종별 100병상당 인력(Number of Employees per 100 Beds Occupational Category)은 직종별 인력을 구분한 후 다시 100병상으로 환산한 지표이며, **규모가 서로 상이한 병원간에 직종별 인력을 비교하기 위한 지**표다.

- 직종별 100병상 인력(명)= $\dfrac{\text{직종별 인력}}{\text{병상수} \div 100(\text{병상})}$

2) 직종별 조정환자 100명당 인력

직종별 조정환자 100명당 인력(Number of Employees per 100 Adjusted Inpatient day by Occupational Category)은 직종별 인력을 구분해 이를 조정환자 100명당으로 환산한다. **환자의 진료량을 고려한 직종별 인력의 과소여부를 판단하는 지표**다.

- 직종별 조정환자 100명당 인력(명)= $\dfrac{\text{직종별 평균 인력} \times 365(\text{일})}{\text{조정환자수} \div 100(\text{명당})}$

[표 7-9] 100병상당 직종별 인력(단위 : 명)

구분	A병원		유사 규모 병원		전체 병원	
	당년도	전년도	당년도	전년도	당년도	전년도
계			198.6	193.3	125.4	119.0
의사직 소계			47.2	49.1	26.2	21.5
전문의			19.1	21.5	12.5	11.3
일반의			2.8	2.1	5.5	6.0
레지던트			22.3	23.3	31.0	14.1
인턴			22.1	6.7	14.5	5.9
간호직 소계			83.8	83.6	48.6	48.3
조산사			0.3	0.5	4.4	1.8
간호사			71.8	69.4	36.2	37.7
간호조무사			7.9	11.6	10.6	9.6
오더리등			18.4	9.5	9.0	5.6
약무직 소계			3.4	3.4	2.4	2.3
약사			3.0	2.8	1.4	1.4
조제보조원			1.0	1.2	1.5	1.4
영양직 소계			3.8	5.2	5.1	4.8
영양사			0.7	1.4	1.3	1.2
조리사			1.7	1.8	2.2	1.8
배식원			3.7	4.5	3.3	3.5
조리보조원			2.9	4.2	2.7	3.1
의료기사직 소계			21.3	20.6	19.5	18.3
방사선사			6.6	6.0	4.1	4.0
보조기사			0.7	0.7	0.7	0.9
임상병리사			7.6	7.3	4.0	4.0
보조기사			0.5	0.5	0.4	0.5
물리치료사			1.2	1.3	2.4	2.5
보조기사			0.4	0.2	0.6	0.6
작업치료사			0.3	0.3	0.9	1.6
보조기사			0.0	0.0	0.0	0.3
치과기공사			0.7	0.3	5.4	1.9
보조기사			0.6	0.1	0.6	0.1
치과위생사			0.7	0.8	33.6	18.5
보조기사			0.1	0.2	0.5	1.4
보건의료정보관리사			1.1	1.4	1.7	1.4
보조기사			1.2	1.6	1.0	1.2
기타 의료기사			7.1	7.5	6.0	4.9
보조기사			1.7	2.7	0.4	1.3
사무직/기술직 소계			20.3	23.1	18.8	18.1
사무직			16.3	18.6	15.3	14.8
기술직			2.3	3.7	4.1	3.2
전산직			1.4	1.3	1.7	1.5
의공직			3.0	0.8	2.8	0.9
고용/기타			17.4	17.4	9.9	10.0

구분	A병원		유사 규모 병원		전체 병원	
	당년도	전년도	당년도	전년도	당년도	전년도
계			139.6	136.2	108.1	89.1
의사직 소계			33.0	34.9	20.2	15.8
전문의			13.5	15.0	10.7	8.9
일반의			1.6	1.3	1.7	1.1
레지던트			16.4	16.4	21.3	9.6
인턴			15.3	4.7	10.2	3.2
간호직 소계			59.5	59.5	44.1	39.3
조산사			0.2	0.4	3.5	0.9
간호사			52.3	49.2	32.8	31.1
간호조무사			5.8	8.5		7.1
오더리등			12.9	5.8	8.2	4.0
약무직 소계			2.4	2.4	1.9	1.8
약사			2.1	2.0	1.2	1.1
조제보조원			0.8	0.8	1.2	1.1
영양직 소계			2.7	3.3	5.0	3.7
영양사			0.5	0.8	1.2	0.9
조리사			1.2	1.1	2.2	1.3
배식원			2.8	3.4	2.8	3.0
조리보조원			1.8	2.6	3.6	2.3
의료기사직 소계			14.8	14.8	15.1	10.8
방사선사			4.7	4.4	3.4	3.3
보조기사			0.5	0.5	0.6	0.6
임상병리사			5.4	5.6	3.6	3.4
보조기사			0.3	0.4	0.3	0.3
물리치료사			0.9	0.9	2.1	1.6
보조기사			0.3	0.2	0.4	0.4
작업치료사			0.2	0.2	0.7	0.4
보조기사			-	-	-	-
치과기공사			0.5	0.2	2.2	0.7
보조기사			0.3	0.1	0.3	0.1
치과위생사			0.5	0.5	18.8	1.4
보조기사			0.1	0.2	0.4	0.4
보건의료정보관리사			0.8	1.0	1.2	1.0
보조기사			0.8	1.1	0.8	0.9
기타 의료기사			5.0	5.3	4.5	3.5
보조기사			1.3	1.9	0.5	1.0
사무직/기술직 소계			14.9	15.9	16.2	13.1
사무직			12.2	12.7	13.8	10.6
기술직			1.7	2.6	2.8	2.4
전산직			1.1	1.0	1.0	0.9
의공직			2.2	0.5	2.1	0.5
고용/기타			12.3	11.9	8.3	7.3

3) 진료과별 100병상당 의사수

진료과별 의사직 인력을 100병상으로 환산한 지표다. 레지던트를 포함하며 진료과별 의사직 구성을 나타낸다.

- 100병상당 진료과별 의사수= $\frac{\text{진료과별 의사수}}{\text{총병상수} \div 100\text{(병상)}}$

[표 7-10] 직종별 100병상당 신규채용과 퇴직인력수(단위 : 명)

구분	A병원		유사 규모 병원		전체 병원	
	당년도	전년도	당년도	전년도	당년도	전년도
계			24.5	31.7	26.8	25.7
의사직			10.5	9.1	8.4	5.8
간호직			9.2	12.8	10.5	11.0
약무직			0.9	1.1	1.2	1.0
영양직			0.4	1.4	2.2	1.6
의료기사직			1.4	2.4	5.8	5.3
사무/기술직			0.8	2.5	2.7	3.8
고용/기타			2.0	4.3	4.2	3.1

4) 100병상당 직종별 신규채용과 퇴직인력

100병상당 직종별 신규채용과 퇴직인력(Number of Newly Employed and Retired per 100 Beds by Occupational Category)은 직종별(의사직·간호사직·약무직·의료기사직·사무기술직·기능직·고용직) 연간 퇴직과 신규채용 인력을 100병상당으로 환산한 것이다. 병원의 직종별 인사 변동사항을 나타내는 지표다. **퇴직률이나 평균재직 기간은 해당 병원의 근무환경, 복지제도, 직원의 만족도 등의 간접적인 지표**이다.

- 100병상당 직종별 신규채용수= $\frac{\text{직종별 평균 신규채용수}}{\text{병상수} \div 100\text{(병상)}}$

- $100병상당\ 직종별\ 퇴직자수 = \frac{직종별\ 퇴직인력}{병상수 \div 100(병상)}$

- $퇴직률 = \frac{직종별\ 퇴직인력}{직종별\ 재직인원} \times 100$

- $직종별\ 평균\ 재직기간 = \frac{직종별\ 총재직기간}{직종별\ 재직인원}$

[표 7-11] 직종별 100병상당 신규채용과 퇴직인력수(단위 : %)

구분	A병원		유사 규모 병원		전체 병원	
	당년도	전년도	당년도	전년도	당년도	전년도
계			13.7	15.4	27.9	23.9
의사직			20.7	19.2	36.5	33.2
간호직			11.9	13.8	33.5	28.6
약무직			29.3	31.7	47.9	42.3
영양직			10.7	86.3	44.0	41.0
의료기사직			6.8	12.6	31.4	23.4
사무/기술직			5.2	6.5	22.1	19.5
고용/기타			22.1	32.0	54.2	39.9

5) 직종별 구성비(Propotion of Employees by Occupational Category)

- $직종별\ 인력구성비 = \frac{직종별\ 인력수}{전체\ 인력수} \times 100$

6) 직종별 보조인력 비율
(Ratio of Assistants & Aids to Licensed Persons by Occupationl Category)

- $직종별\ 보조인력\ 비율 = \frac{직종별\ 보조\ 인력}{주\ 인력} \times 100$

[표 7-12] 직종별 인력 구성비(단위 : %)

구분	A병원		유사 규모 병원		전체 병원	
	당년도	전년도	당년도	전년도	당년도	전년도
계			100.0	100.0	100.0	100.0
의사직 소계			23.5	27.9	14.5	14.2
전문의			10.0	12.0	9.5	9.3
일반의			1.1	2.2	3.4	2.0
레지던트			12.0	13.3	8.8	7.6
인턴			10.5	3.9	6.6	2.9
간호직 소계			43.2	42.1	44.4	44.5
조산사			0.2	0.3	4.7	1.4
간호사			38.1	35.1	32.2	33.2
간호조무사			4.3	5.8	11.6	10.3
오더리등			9.2	4.5	7.2	6.0
약무직 소계			1.7	1.7	2.4	2.3
약사			1.5	1.4	1.3	1.3
조제보조원			0.6	0.6	1.7	1.6
영양직 소계			2.0	2.4	6.8	6.0
영양사			0.4	0.6	1.7	1.4
조리사			0.9	0.8	3.0	2.2
배식원			2.2	2.4	3.4	3.9
조리보조원			1.4	2.0	4.3	4.5
의료기사직 소계			10.7	10.3	14.4	12.7
방사선사			3.4	3.2	3.7	3.6
보조기사			0.4	0.4	0.7	0.8
임상병리사			3.9	3.8	3.8	3.7
보조기사			0.3	0.3	0.4	0.4
물리치료사			0.7	0.7	3.3	3.0
보조기사			0.3	0.1	0.8	0.7
작업치료사			0.2	0.2	1.6	1.1
보조기사			0.0	0.0	0.0	0.8
치과기공사			0.4	0.2	2.7	0.7
보조기사			0.2	0.1	0.3	0.1
치과위생사			0.4	0.4	12.2	3.4
보조기사			0.1	0.1	0.4	0.6
보건의료정보관리사			0.6	0.7	1.5	1.3
보조기사			0.7	0.9	0.9	0.9
기타 의료기사			3.5	3.5	3.8	3.7
보조기사			0.9	1.4	0.4	1.1
사무직/기술직 소계			11.1	11.6	15.7	15.7
사무직			9.2	9.4	13.1	12.9
기술직			1.2	1.8	3.4	3.1
전산직			1.5	0.4	2.0	0.5
의공직			8.1	8.4	8.1	8.6
고용/기타			8.1	8.4	8.1	8.6

여기서 직종별 보조 인력과 주 인력은 다음과 같이 분류한다.

① 전문의 대 전공의, 전문의 대 일반의

② 간호사 대 간호조무사

③ 약사 대 조제보조원

④ 영양사 대 조리사, 영양사 대 조리보조원

⑤ 의료기사 대 보조기사

- 방사선사 대 보조기사
- 임상병리사 대 보조기사
- 물리·작업치료사 대 보조기사
- 치과기사(치기공사, 치위생사) 대 보조기사
- 보건의료정보관리사 대 보조기사

[표 7-13] 직종별 1인당 보조인력 비율(단위 : %)

구 분	A병원		유사 규모 병원		전체 병원	
	당년도	전년도	당년도	전년도	당년도	전년도
전문의 대 전공의			1.8	1.3	1.1	0.9
간호사 대 간호조무사			0.1	0.2	0.6	0.6
약사 대 조제보조원			0.5	0.4	1.7	1.7
영양사 대 조리보조원			3.4	5.1	2.8	3.3
의료기사 대 보조기사			0.1	0.1	0.1	0.2
방사선사			0.1	0.1	0.2	0.2
임상병리사			0.1	0.2	0.1	0.2
물리/작업치료사			0.6	0.1	0.4	0.4
치과기공/위생사			1.3	0.2	0.9	0.7
보건의료정보관리사			1.3	1.9	1.0	1.4
기타 의료기사			2.1	0.2	0.3	0.7

2. 주요시설 이용과 외주용역

1) 주요시설 이용실적

- 주요 진료시설 이용률 $= \dfrac{\text{연이용환자수}}{\text{주요 진료시설 병상수} \times 365(\text{일})} \times 100$

2) 100병상당 월평균 외주용역 인력과 용역비

- 100병상당 월평균 외주용역인력(명) $= \dfrac{\text{일평균 용역인력} \times 31(\text{일})}{\text{병상수} \div 100(\text{병상})}$

- 100병상당 월평균 외주용역비 $= \dfrac{\text{연간 외주용역비} \div 12(\text{월})}{\text{병상수} \div 100(\text{병상})}$

- 외주용역인력 1인당 월평균 외주용역비 $= \dfrac{\text{월평균 외주용역비}}{\text{월평균 외주용역인력}}$

[표 7-14] 주요 진료시설과 이용실적

구분	A병원		유사 규모 병원		전체 병원	
	당년도	전년도	당년도	전년도	당년도	전년도
100병상당 시설수						
중환자실(병상)			6.4	6.5	36.1	5.7
수술장(실)			1.9	82.4	5.2	22.1
인공신장실			3.6	81.7	7.8	85.2
100병상당 이용건수						
중환자실(환자수)			2,053.8	2,132.5	5,955.4	1,479.8
수술장(건수)			1,491.6	1,623.6	1,688.3	1,445.5
인공신장실(건수)			1,981.9	1,717.9	2,666.1	2,668.2
진료시설 이용실적						
중환자실(명/병상)			116.8	95.4	166.6	90.3
수술장(건수/실)			294.2	257.1	275.9	262.1
인공신장실(건수)			199.0	150.4	151.6	135.7
평균 병상수						
계			855.5	842.0	284.0	313.2
일반 병상			764.6	755.0	239.2	256.2
중환자 병상			43.6	42.6	11.4	11.0
정신 병상			23.2	21.1	27.2	38.6
결핵 병상			1.0	1.1	1.8	2.0
재활 병상			9.1	8.8	1.6	2.3
나 병상			0.8	0.9	0.1	0.2
인큐베이터			13.9	13.6	2.6	2.9

제8장 학습목표

제8장을 공부한 후 병원 경영분석과 생산성 지표에 대해 산출할 수 있다.

① 병원의 경영분석 개념을 이해한다.

② 병원 경영분석 지표를 알 수 있다.

③ 병원 경영분석 용어를 이해한다.

④ 병원 재무제표 지표를 이해하고 해설할 수 있다.

⑤ 병원 생산성 지표를 이해하고 해설 및 산출할 수 있다.

⑥ 진료권을 분석하고 분석을 근거로 대안을 도출할 수 있다.

⑦ 병원 건립계획을 수립할 수 있다.

제8장

병원 경영분석 통계

제1절 병원 경영분석 개념

1. 병원 경영분석 의의

1) 경영분석의 정의

병원의 재무제표 분석의 **협의적인 개념**을 의미한다. 병원 이해관계자의 의사결정에 유용한 정보제공의 목적으로 병원 관계 자료를 수집분석해서 병원의 실태 파악과 미래 재무성과를 예측하는 활동으로 **광의적 경영분석의 개념**이다. 각종 병원의 **경영 통계를 분석해 경영성과와 재무상태를 판단하고, 그 원인을 규명하기 위한 종합적인 기술과 방법**이라고 할 수 있다.

경영기법은 미국의 은행들이 처음 도입해 시행한 것으로 대출에 대한 기업의 지급능력을 판단하기 위한 수단으로 시도되었다. 처음에는 기업의 재무구조분석을 중심으로 안정성 분석이 위주가 되어 단기지급 능력을 판단하기 위한 유동성 분석에 역점을 두었으나, 기업은 장기적인 측면에서 성장 가능성이 중요시됨에 따라 신용분석의 단계에서 수익성 분석이나 성장성 분석을 중점으로 다루게 되었다.

이와 같이 기업경영자가 경영성과 및 재무상태를 스스로 판단하고 이를 기업 경영 개선의 수단으로 활용하게 되었다. 따라서 경영분석 통계란 병원의 과거와 현재뿐 아니라 향후 계획까지도 포함한 광범위 한 재무자료 및 경영 통계자료를 근거로 경영성과 및 경영상태를 통계적 기법을 이용해 분석하고 그 원인을 규명해 경영자 및 이해관계자에게 병원의 정확한 경영정보를 제공하기 위한 모든 분석방법을 말한다.

2) 경영분석의 전제

병원의 경영분석을 정확하게 하려면 다음 몇 가지 전제조건이 선행되어야 한다.

① 병원 경영분석자료의 공개성

② 병원 경영분석자료의 진실성

③ 회계처리와 경영 통계작성의 통일성(계정과목·내용·회계기간·표시방법·자료 평가 방법)

④ 분석자료의 계속성과 경영여건의 비교성

3) 경영분석의 한계

경영분석은 다음과 같은 한계가 있으니 충분히 감안해 비교·검토가 필요하다.

① 재무제표 작성자 개인의 판단으로 작성하거나 자산의 정확한 현재 가치를 나타낼 수가 없다.

② 각종 통계수치의 한계로 종업원의 질적 수준, 의료기계의 노후도, 성능 등을 나타낼 수 없다.

③ 경영자나 종업원의 자질과 능력, 병원 직원의 사기와 협동심 등 비계량적 요소를 반영하기가 곤란하다.

④ 다른 병원과 비교할 때 절대평가를 하기 곤란하다.

2. 경영분석 방법의 체계

경영분석 방법은 크게 실수분석법과 비율분석법으로 나눈다. 실수분석법은 경영 실적치를 비교하거나 가감해 경영의 양부와 원인을 분석·규명하는 방법이고, 비율분석법은 어떤 수치를 그와 관련있는 다른 수치로 나누어 비율로 나타내는 방법이다.

1) 실수분석법

① 절하법

② 공제법

③ 균형법(이익도표, 자본도표)

④ 중감법(비교 대차대조표, 비교 손익계산서, 비교 제조원가보고서)

2) 비율분석법

① 구성비율법(공통형 대차대조표, 공통형 손익계산서, 공통형 제조원가 보고서)

② 추세비율법(추세형 대차대조표, 추세형 손익계산서, 추세형 제조원가 보고서)

③ 관계비율법은 정태비율과 동태비율로 나눈다.

- 정태비율 : 안전성 측정비율(유동성 측정비율, 자본구성 측정비율, 자본배분 측정비율)
- 통태비율 : 활동성 측정비율, 수익성 측정비율—자본수익성, 경영수익성

3. 병원 경영분석과 분석지표

병원 경영분석은 병원의 일반현황, 재무제표, 경영정보자료를 이용해 병원의 **재무제표, 생산성 지표, 환자 진료실적, 의료수익 및 경영수지지표, 인력** 등의 지표를 **분석하는 것으로 병원의 기본재무제표에는 대차대조표, 손익계산서, 현금흐름표, 이익잉여금처분계산서, 재무상태변동표, 기본재산변동계산서 등이 있다.**

1) 경영실적자료

① 일반현황 : 병상수, 의료기관 일반현황

② 재무제표 : 대차대조표, 손익계산서

③ 경영정보 : 환자 진료실적, 병원인력 관계자료, 시설·기타 정보, 원가계산자료

2) 경영분석지표 내용

① **재무 분석** : 재무비율 분석, 의료원가 분석

② **생산성 분석** : 노동생산성 분석, 부가가치 분석

③ **진료실적 분석** : 진료과별 분석, 수가종목별 분석, 환자종류별 분석

④ **의료수익 분석** : 외래수익 분석, 입원수익 분석, 환자종류별 분석

⑤ **인력과 시설 분석** : 직종별 인력 분석, 주요 의료기기 이용도, 주요 의료시설 이용도

3) 경영분석지표 분류

(1) 재무제표

일정 기간에 발생한 수익·비용·기타 손익에 관련된 사항과 일정 시점에서의 자산을 분류 집계해 병원 **재정상태의 안전성·수익성·활동성·성장성과 의료원가에 관한 정보를 제공**하는 지표로 주요 지표와 통계의 종류는 다음과 같다.

① 안전성 지표

② 수익성 지표

③ 활동성 지표

④ 성장성 지표

⑤ 주요 지표와 통계

⑥ 100병상당 대차대조표, 손익계산서

⑦ 의료수익 대 원가 비율

⑧ 조정환자당 과목별 의료원가

(2) 생산성 지표

병원운영에 **투입한 각 요소(인력, 재료, 기타 자원)가 창출한 서비스의 양(환자수) 또는 부가가치를 종합적으로 또는 각 요소단위별로 분석**해 병원의 물량적·가치적 생산성(productivity)을 파악하는 지표다. 주요 지표와 통계의 종류는 다음과 같다.

① 진료과별 전문의 1인당 월평균 진료실적(입원·외래)

② 진료과별 의사직 1인당 월평균 진료실적(입원·외래)

③ 직종별 직원 1인당 월평균 진료실적(입원·외래)

④ 진료과별 직원 1인당 월평균 의료수익과 부가가치

⑤ 전문의 1인당 월평균 의료수익, 조정환자수와 부가가치

⑥ 의료수익 부가가치율

⑦ 투자(자본, 인건비, 의료기기, 총자본) 효율

⑧ 조정환자 1인당, 100병상당 월평균 부가가치

⑨ 주요 의료기기 진료건수와 수익

(3) 진료실적 지표

진료받은 환자의 수를 **병상(beds), 인원(person), 기간(day) 등의 일정 단위로 진료과별, 진료비 지불 형태별(건강보험·보호급여·산재·자보 등의 지불자 형태별과 행위당·일당·질병당(DRG) 수가 형태별), 진료 방법별(입원·외래) 등으로 분류 집계하고, 인력이나 시설 등의 투입(input)과 비교분석하는 지표다.** 즉 병원이 사회에 제공한 서비스의 양을 파악하며 분석하는 지표다. 주요 지표와 통계의 종류는 다음과 같다.

① 진료과별·환자종류별 100병상당 일평균 환자수(외래 및 입원)

② 진료과별·환자종류별 평균 재원일수

③ 진료과별·환자종류별 입원환자 및 외래환자 비율

④ 외래환자 입원율, 초진(신환자)율

⑤ 병상이용률·회전율·회전간격

⑥ 병원이용률·응급환자율

⑦ 평균 재원일수

(4) 의료수익 지표

병원에서 진료를 통해 발생한 **의료수익을 과별, 수가종목별, 환자종류별로 파악·**

분석하는 지표다. 주요 지표와 통계는 다음과 같다.

① 진료과별·환자종류별 100병상당 월평균 의료수익(입원, 외래, 전체)

② 진료과별·환자종류별 1인 1일당 평균 진료비(입원, 외래, 전체)

③ 수가종목별 환자종류별 100병상당 월평균 진료비(입원, 외래, 전체)

(5) 인력과 기타 지표

병원에서 진료를 통해 발생한 의료수익을 과별, 수가종목별, 환자종류별로 파악·분석하는 지표다. 주요 지표와 통계의 종류는 다음과 같다.

① 100병상 직종별 인력

② 조정환자 100명당 직종별 인력

③ 직종별 인력 구성비, 직종별 보조인력 비율

④ 주요 시설이용률

⑤ 외주용역 및 임차현황

(6) 원가분석

원가계산을 통해 병원의 경영계획, 경영정책상의 의사결정, 원가관리 등에 기여하는 지표다. 주요 지표와 통계의 종류는 다음과 같다.

① 의료수익 대 의료원가

② 조정환자 1인당 의료원가

4. 경영분석 결과 활용

병원은 경영분석 결과 지표의 표준치나 다른 병원의 지표를 비교·분석하고, 그 원인을 규명해 경영자와 여러 이해관계자에게 더 정확한 경영정보를 제공하고 병원의 경영방침에 적극 활용해야 한다.

제2절 경영분석의 기초자료

1. 세입·세출 결산서 작성하는 방법

세입·세출 결산서 작성하는 방법은(Govrnmental Account Based Statement of Revenue & Expenditure) 병원회계 기준에 의한 대차대조표와 손익계산서를 기준으로 하며, 수입과 지출의 항목별 작성기준은 예산편성 기준에 의거해 작성한다.

2. 대차대조표(Balance Sheet)의 용어 정리

대차대조표(B/S)는 일정시점에서 병원의 재무상태를 알아보고 위한 회계보고서이다.

① 현금예금(Cash Deposits) : 현금, 통화대용증권(자기앞수표, 타인발행수표 등), 만기 1년 이내의 제예금(당좌예금, 정기예금, 정기적금, 보통예금 등)의 합계를 기재하되 임의해약이 불가능하고 결산일로부터 1년 이내에 현금회수가 불가능한 예금은 투자와 기타 자산으로 분류해야 하므로 제외한다.

② 유가증권 : 국채와 공채 등의 유가증권으로 장기투자 목적이 아닌 유가증권의 합계를 기록한다.

③ 의료 미수금 : 의료 서비스를 제공하고 발생한 미수금만을 기록하고, 재원미수금·퇴원미수금·외래미수금·기타 미수금이 포함되도록 한다.

④ 기타 받을 채권 : 의료 미수금을 제외한 기타 회수기간이 1년 이내에 돌아오는 채권금액의 합계 액을 기록한다.

⑤ 약품 : 진료를 목적으로 보유한 약품으로 주사약·마약·마취약·일반약품 등을 포함해 기재한다.

⑥ 진료재료 : 진료용 재료로 직접 소비되는 것과 진료 용구로 1년 이내에 소모되는 재료를 포괄한다. 여기에는 검사재료, 방사선재료, 동위원소재료, 위생재료, 혈액, 기타 진료재료 등을 포함해야 한다.

⑦ 기타 재고자산 : 전체 재고자산에서 약품 및 진료재료 재고자산을 차감한 잔액을 기재하도록 한다.

⑧ 기타 유동자산 : 선급금, 선급비용, 선급세제 등 위의 계정과목에 해당되지 않는 유동자산의 합계를 기재한다.

⑨ 투자자산 : 투자유가증권, 출자금 등 투자자산의 합계액을 기재한다.

⑩ 기타 자산 : 장기대여금, 특정 현금과 예금, 전세금, 전신전화 가입금, 임차보증금, 퇴직급여예치금 등 기타자산의 합계액을 기재하도록 한다.

⑪ 토지 : 업무용과 비업무용 토지를 포괄해 기재토록 한다.

⑫ 건물 : 건물과 건물부속설비(승강기, 위생, 냉온방, 전기설비, 경보, 공조설비 등)의 합계액에서 감가상각충당금을 차감한 잔액을 기재한다.

⑬ 의료기기 : 의료소모품(구입 금액은 건당 십만원 이하나 1년 이상의 내용 연수를 갖는 청진기, 수술도구 등) 제외한 의료기기 합계액에서 감각상각충당금을 차감한 잔액을 기재한다.

⑭ 건설·미착계정 : 건물. 구축물의 건설을 위해 투입한 일시적 경과계정과 미착의료기기 등의 합계액을 기재한다.

⑮ 기타유형고정자산 : 비품, 차량운반구, 동위원소(1년 이상 사용분), 기계장치 등 토지, 건물, 의료기기 등의 합계액을 기재한다.

⑯ 무형고정자산 : 특허권, 실용신안권, 영업권이 있으면 이 항목에 기재한다.

⑰ 이연자산 : 창업비, 개업비, 환율조정차, 기타 이연자산 합계액을 기재한다.

⑱ 지급채무 : 지급어음, 외상매입금, 미지급금, 미지급비용, 기타 지급채무의 합계액을 기재한다.

⑲ 단기 차입 채무 : 은행차입금, 당좌차월, 유동성 장기차입금 등 차입채무 중에서 1년 이내에 상환해야 할 차입채무를 기재한다.

⑳ 기타 유동부채 : 유동부채 중 지급채무와 단기차입채무를 차감한 잔액을 기재한다. 예수금, 선수금, 선수 수익, 단기부채충당금(상여금, 연월차 충당금 등), 미지급 법인세 등이 해당된다.

㉑ 외화 장기 차입금 : 외화표시 차입금으로 상환기일이 1년 이후에 도래하는 차관 및 외화차입금을 기재한다.

㉒ 기타 장기차입금 : 외화표시 차입금을 제외한 상환기일이 1년 이후에 도래하는 장기채무, 장기차입금 중에서 1년 이내에 상환될 부분은 유동부채로 이체해서 차감한 후 금액을 기재한다.

㉓ 퇴직급여 충당금 : 금년 말 추계금액은 전년 말 전액과 기간 중 지급액을 기초로 해당기간 분을 추계해 기재한다. 별도로 추계된 금액이 있으면 그대로 기재한다.

㉔ 기타 장기제 충당금 : 퇴직급여충당금 이외에 장기성 제충당금을 기재한다.

㉕ 이연부채 : 환율 조정 계정이 있으면 기재한다.

㉖ 기본금 : 출연한 기본금을 기재한다.

㉗ 적립금 : 자산재평가적립금, 임의사업적립금, 보조금(자본잉여금 성질의 보조금만 해당) 등의 합계를 기재한다.

㉘ 이월잉여금 : 전기에서 이월된 미처리잉여금을 기재한다.

㉙ 단기순손익 : 단기 순이익과 순손실을 기재한다.

3. 손익계산서

손익계산서는 일정기간 동안의 구익과 비용을 나타내는 회계보고서이다.

① 입원수익 : 입원진료수익의 합계를 기재한다.

② 외래수익 : 외래진료수익의 합계를 기재한다.

③ 의료수익조정 : 진료비 심사에 의해 삭감되었거나 재심청구에 의해서 증가된 수익, 의료수익에누리 등을 기재한다.

④ 기타의료수익 : 건강진단수익, 수탁검사수익 등의 합계를 기재한다.

⑤ 의료부대수익 : 직원급식, 영안실, 매점운영, 증명료수익(진단서), 수입임대료 등의 합계를 기재한다.

⑥ 선택진료(특진) 수익 : 선택진료(특진) 수익을 기재한다.

⑦ 인건비 : 인건비 합계에는 전문의 및 일반의, 전공의 등 의사와 간호사, 약사 의료기사(보건의료정보관리사, 영양사 포함), 사무기술직, 기능·고용 및 기타 직원의 인건비총액을 기재한다. 여기에는 급여와 퇴직급여 충당금전입액이 포함되는데, 급여에는 본봉, 직무수당 등 매월 정액으로 지급되는 수당이 포함되고 퇴직급여 충당금전입액은 ⑧항과 같다.

⑧ 퇴직급여충당금전입액 : 해당년도의 비용화된 퇴직급여로서 결산재무제표 또는 세무조정계산서상에 적힌 금액을 기재하되 계상되어 있지 않은 경우는 연간 금액을 추정해 기재한다.

⑨ 약품비 : 주사약, 마약, 마취약, 일반의약품 등의 실제 사용금액을 기재한다.

⑩ 진료재료비 : 약국재료비, 검사재료비, 방사선재료비, 동위원소재료비, 치과재료비, 위생재료비, 혈액비, 특수재료비(환자체내에 삽입되는 재료)등의 합계를 기재한다.

⑪ 검사재료비 : 진료재료비 중 시약, 초자류 등 임상병리검사에 사용된 검사재료비만을 기재한다.

⑫ 방사선재료비 : 진료재료비 중 필름, 카테타, 조영제 등 방사선 촬영, 치료에 사용된 재료비만을 기재한다.

⑬ 기타진료재료비 : 전체 진료재료비 중 검사재료비와 방사선재료비를 차감한 잔액을 기재한다.

⑭ 급식재료비 : 환자와 직원을 위한 급식재료비와 급식용구비를 기재한다.

⑮ 의료 소모품비 : 진료용 소도구(핀, 청진기, 감자류 등)로 내용 연수는 1년 이상이나 취득가액은 건당 100,000원 미만이어서 사용 부서에 불출할 때 비용화된 금액과 소모성 의료 비품비를 기재한다.

⑯ 복리후생비 : 직원의료비(국민건강보험부담금 등), 단체생활비, 축조위금, 회식대 등 직원복리후생을 목적으로 지급한 금액의 합계를 기재한다. 단, 직원 급여항목으로 계산되고 있는 인건비성 복리후생비는 제외한다.

⑰ 동력비 : 전력료, 수도료, 연료비의 합계액을 기재한다.

⑱ 소모품비 : 사무용품비, 사무용품비(비품 중 내용 년수는 1년 이상이나 취득가액이 100,000원 미만인 자산의 불출에 따른 비용처리금액), 저장·소모품비(소독비용 등 포함)의 합계를 기재한다.

⑲ 감가상각비 : 토지분을 제외한 해당기간에 계상된 건물, 의료기기, 비품 등에 관한 감가상각비의 합계액을 기재하되 결산재무제표 또는 세무조정계산서상의 합계액과 일치시켜 기재한다. 단, 계상되어 있지 아니한 경우는 전년도 감가상각비를 기초로 년간 금액을 추계해 기재한다.

⑳ 수선유지비 : 시설관리 용역비, 건물유지 보수비, 시설유지 보수비, 환경정리비, 기타 수선유지비의 합계를 기재한다.

㉑ 지급임차료 : 건물, 시설, 의료기기에 대한 임차료(리스료 포함)을 기재한다.

㉒ 외주용역비 : 시설관리, 건물유지, 기타시설에 대한 외주용역비를 기재한다.

㉓ 선택진료 경비 : 지정재료(선택진료)에 사용한 비용을 기재한다.

㉔ 의학교육연구비 : 병원에서 발생하는 임상연구비, 연구도서비, 학구용환자비, 교육실습비, 연구논문비 등의 합계액을 기재한다.

㉕ 의료이익 : 의료사업 수입 합계에서 의료사업 비용 합계를 뺀 잔액을 기재한다.

㉖ 수입이자와 할인료를 기재한다.

㉗ 보조금수익 : 운영비 보조자금으로 받은 금액을 기재한다.

㉘ 기타 수익 : 유가증권 처분이익, 대손충당금 환입액, 폐품 매각수익, 외환차익 등을 기재한다.

㉙ 의료 외 비용 : 지급이자와 할인료, 이연자산 상각비, 외환차손, 전출금, 잡손실 등을 기재한다.

㉚ **경상손익** : **의료손익에 의료 외 수익을 더하고 의료 외 비용을 차감해 계산한 금액을 기재**한다.

㉛ 특별이익 : 고정자산 처분이익, 투자자산 처분이익, 상각채권, 추심이익, 기타 특별이익의 합계를 기재한다.

㉜ 특별손실 : 고정자산 처분손실, 투자자산 처분손실, 재해손실, 기타 특별손

실의 합계를 기재한다.

㉝ 법인세 등 : 결산서나 세무조정계산서상에 기재된 법인세금액을 기재한다.

㉞ **당기순손익 : 경상손익에 특별이익을 가산하고 특별손실과 법인세를 차감해 계산한 금액을 기재**한다.

4. 진료과별·환자종류별 외래 및 입원환자수

① 진료과를 중심으로 계산하되 한 환자가 하루에 2개과(예 : 내과와 이비인후과)에서 진료를 받았다면 2명으로 계산한다. 입원 중에 전과한 환자는 진료비를 계산하는 과의 환자로 계산하되 전출한 과에서 이중으로 계산하지 않는다. 단, 전과 환자라도 입원료를 과별로 분리해서 계산한 경우에는 환자수도 과별로 분리해서 계산한다.

② 응급환자는 과별로 분류하지 않고 진료과목별의 응급실란에 일괄 집계해 기재한다.

③ 초진환자수는 진료과별 초진이 아니라 병원외래에 처음으로 진료를 받으러 온 신환자수를 나타낸다. 입원실 인원은 실제 입원수속 또는 퇴원소속을 한 환자의 수이며, 입원 연인원 입원환자 또는 퇴원환자의 총재원일수이고 입원일과 퇴원일 중 하나만 산입하여 계산한다. 소아청소년과 환자수에 신생아 및 유아상담은 제외한다. 단, 신생아는 분만 후 4일째부터 입원수속을 밟아 입원료를 부과하는 경우에 한하여 소아청소년과 환자수로 계산한다.

④ 건진센타는 비보험으로 종합건강진단 및 신체검사를 받은 환자수를 외래환자와 별도로 기재하고 외래환자수 합계에서 제외한다.

⑤ 환자의 종류는 다음과 같이 구분한다.

㉮ 일반 환자 : 일반 수가를 적용받는 환자. 특정 수가를 기준으로 계약한 기관의 환자라도 건강보험, 산재보험, 의료급여, 자동차보험 이외의 환자는 일반 환자에 포함한다.

㉯ 건강보험환자 : 국민건강보험법에 의해 건강보험 적용대상이 되는 환자

㉰ 산재환자 : 산업재해보상보험법에 의해 산재보험적용 대상이 되는 환자

㉱ 의료보호환자 : 의료급여법에 의해 의료급여 대상이 되는 환자

㉲ 자동차보험환자 : 자동차 손해배상보험법으로 자동차보험 대상이 되는 환자

㉳ 기타 : 위의 구분에 해당하지 않은 환자

5. 진료과별·환자종류별 의료수익 산출하는 방법

① 모든 수익은 **발생주의에 의해 인식하는 것을 원칙**으로 한다. 따라서 청구 중에 있는 건강보험·의료급여 진료비 미수금과 일반재원환자의 미수금도 포함된 진료비총액을 말한다.

② 모든 수익은 환자 종류에 따라 구분한다. 따라서 보험환자가 비급여항목의 진료를 받았을 경우라도 이에 대한 수익은 보험환자수익으로 계상한다.

③ 외래수익의 경우 건진센타수익은 합계에서 제외하고 별도로 기재한다.

6. 수가종목별·환자종류별 의료수익 산출하는 방법

① 수가종목의 구분은 보건복지부 '요양급여기준'의 진료수가 산정 분류방법에 따라 분류 기재한다.

② 처치 및 수술료에는 조산료, 혈액료 및 캐스트료를 합산 기재한다.

③ 수가종목별로 정확한 자료생산이 불가능한 경우는 1개월의 자료를 표본 조사해 연간으로 환산해 기재한다.

7. 직종별 인력 산출하는 방법

① 진료과별 전문의 및 레지던트 : 인턴은 특정 진료과에 배치되어 있더라도 진료과별 전문의·일반의 및 레지던트난에는 포함되지 않는다. 1인이 2개부서 이상의 진료를 담당하는 경우에는 주 소속과로 나타낸다. 진료과목별 의사직 인력(인턴 제외)은 전년도 말, 당년도 말 시점으로 각각 분류해서 기재한다.

② 직종별 인력 : 직종별 인력은 연도 말 시점으로 기재하며, 퇴직자 및 신규 채용자에게는 한 해 동안 퇴직 했거나 신규 채용된 인력수를 기재한다.

8. 주요 의료기기 사용실적 산출하는 방법

① 의료기기별 총 보유대수는 구입, 리스, 임대를 포함해 기재하되(폐기장비 제외), 리스 및 임차인 경우는 그 금액을 연간으로 환산해 기재한다.

② 총 진료건수 및 진료수입은 의료기기별 연간건수 및 금액을 기재하되, 정확한 실적자료가 없는 경우에는 한달치 자료를 표본 조사해 연간으로 환산해 기재한다.

9. 주요시설 이용실적 및 용역·임차현황 산출하는 방법

① 주요시설(ICU, 수술장, 분만실, 인공신장실)의 이용실적은 연간실적으로 기재하되, 자료작성이 불가능한 경우는 최근 1개월의 자료로 연간으로 환산해 기재한다.

② 외주용역인원수는 일평균 근무인원수를 기재하되, 용역비를 월 단위 및 분기별로 지불 하는 경우는 연간으로 환산해 기재한다.

제3절 병원 재무제표 지표 해설

병원 재무제표 지표 해설(Financial of Indicators)은 병원에서 일정 기간에 발생한 수익과 비용, 기타 손익의 사항과 일정 시점에서 자산을 분류하고 집계해 병원 재정의 안정성, 수익성, 활동성, 성장성 및 의료원가에 관한 정보를 제공하는 지표다.

1. 안정성 지표

안정성 지표(Stability Indicators)는 병원 경영체로서 **병원 자본구조의 건실성과 지불능력을 알아보는 지표**다. **병원의 부채상환 능력이나 자금운용 적정성 여부를 판단하는 지표**를 의미한다. 안정성은 일차적으로 병원경영에 투입된 자금 중에서 장기성 타인자본에 의한 조달비중으로 판단할 수 있다. 안정성분석은 대차대조표 항목간의 관계를 설명하는 정태비율 분석으로 부채비율이나 자기자본비율과 같이 타인자본의 비중이 어느 정도인가를 알 수 있는 **레버리지 비율을 주로 사용**한다.

투자자의 입장에서는 이러한 레버리지 비율을 통해 채권회수의 안전성을 측정할 수 있는 한편 타인자본 의존도가 높은 병원은 적은 자본으로도 지배가 가능하므로 투자자는 안정성 분석을 통해 병원경영 지배에 필요한 자본의 규모를 파악할 수 있으며, 경영자는 자본의 고정화 정도를 파악함으로써 병원수요 변동에 대한 병원의 대응능력을 측정할 수 있다.

이러한 레버리지 비율은 자기자본비율(자기자본·총자본)이나 부채비율(부채·자기자본)과 같이 대차대조표 항목간의 관계를 이용해 부채의존도를 측정하는데 활용되기도 하며 금융비용부담률(이자비용·매출액)과 같이 손익계산서 항목간의 관계를 이용해 부채의존도가 수익성에 미치는 영향을 파악할 수 있다.

안정성은 레버리지 비율 이외에 조달된 자본이 병원의 자산에 얼마나 적절히 배분되고 있는지, 즉 자금운용 측면에서 자본의 고정화 정도를 나타내는 고정비율이나 고정장기적합률을 이용해 측정할 수 있다. 고정비율과 고정장기적합률의 표준비율은 100% 이하인데 이는 시설투자에 필요한 장기성 자금은 가급적 상환부담이 없는 자기자본으로 충당하는 것이 필요하며 자기자본이 부족한 경우에는 장기부채로 조달하는 것이 바람직함을 의미한다. 왜냐하면 설비투자로부터 기대되는 수익은 비교적 장기에 걸쳐 발생하므로 이에 소요되는 타인자본은 장기성 부채로 조달하는 것이 안정적이기 때문이다.

병원이 타인자본에 크게 의존해 성장을 추구하다 보면 재무구조가 부실해져 경영위험을 초래할 가능성이 높아지는 반면 재무구조의 안정성과 단기 유동성의 확보를 지나치게 강조하면 더 높은 수익창출을 위한 투자기회를 상실할 수도 있다. 따라서 경영자는 성장을 무리없이 추진할 정도의 재무 안정성을 유지하는 것이 중요하다. 이외에도 장기 채무에 대한 지급능력을 판단하는 경우 정상적인 경영활동에서의 차입금 상환능력을 나타내는 수익성에 대한 분석과 장기부채 추가조달능력에 대한 점검도 동시에 고려하는 것이 바람직하다.

1) 기본재산(자기자본) 비율

기본재산(자기자본) 비율(Net Worth to Total Assets)은 총자본 중 기본재산이 차지하는 비율을 알아보기 위한 대표적인 안전성 지표로, 기본재산(총자산−부채)이란 자기자본과 동일하며 총자산에서 부채를 제외한 개념이다. **기본재산(자기자본) 비율이 높을수록 재무상태가 건전한 것을 의미**하나 지나치게 높으면 자금활용이 비효율적이라는 의미다.

- 자기자본 비율= $\frac{\text{기본재산}}{\text{총자본}} \times 100$ 또는 $\frac{\text{총자산}-\text{부채}}{\text{총자본}} \times 100$

2) 타인자본 의존도

타인자본 의존도(Liability to Total Assets)는 **총자본 중에서 부채가 차지하는 비율을 알아보는 지표**다. **높을수록 재무구조가 열악하다는 뜻**이다. 그러나 지나치게 낮아도 자금활용의 효율성 저하를 초래할 수도 있다는 뜻이다. 타인자본 의존도는 부채비율과 같은 의미로, 부채비율은 자기자본 비율과 역의 관계이므로 자기자본 비율이 높을수록 부채비율은 낮아진다.

타인자본은 차입금·매입채무·미지급금·부채성 충당금 등의 부채를 말한다. 1년 이내에 지급일이 도래하는 부채는 **유동부채**, 1년 이후에 도래하는 부채는 **고정부채**다. 병원 경영자 입장에서는 단기채무 상환의 압박을 받지 않고 투자수익률이 이자율을 상회하는 한 타인자본을 계속 이용하는 것이 유리하다. 그러나 채권회수의 안전성을 중시하는 채권자는 부정적일 수 있다. 왜냐하면 부채비율이 지나치게 높으면 추가로 부채를 조달하는 것이 어려울 뿐만 아니라 과다한 이자로 수익성도 악화되어 지급불능 상태에 빠질 가능성이 높아지기 때문이다.

- 타인자본 의존도= $\frac{\text{부채}}{\text{총자본}} \times 100$

(1) 유동부채 비율

유동부채 비율(Current liabilities ratio)은 자기자본에 대한 유동부채의 비율로, **자본구성의 안정성을 측정하는 보조지표**다 이 비율이 **100%를 초과하면 자본구성**

의 안정성은 물론 재무유동성도 불안정하다는 의미다.

$$\bullet\ \text{유동부채 비율} = \frac{\text{유동부채}}{\text{자기자본}} \times 100$$

(2) 고정부채 비율

고정부채 비율(Fixed liabilities ratio)은 자기자본에 대한 고정부채의 비율로, 자본구성의 안정성을 판단하는 보조지표다.

$$\bullet\ \text{고정부채 비율} = \frac{\text{고정부채}}{\text{자기자본}} \times 100$$

3) 유동비율

유동비율(Current Ratio)은 **유동부채를 유동자산으로 안전하게 상환할 수 있는가를 알아보기 위한 비율**이며, **높을수록 지불능력이 높아져 재무구조가 안전하다는 것을 의미**한다. 유동비율이 높을수록 단기지급능력이 양호하다고 볼 수 있으나 지나치게 높으면 자금의 유휴화로 수익성의 저하를 초래할 수 있고, 병원의 현금, 의료미수금, 재고자산 등 유동자산이 비수익자산으로 구성되어 유동비율이 지나치게 높다는 것은 자금이 수익증대를 위해 효율적으로 활용되지 않음을 의미한다. 병원은 이 비율이 **100% 이상** 되어야 한다.

$$\bullet\ \text{유동비율} = \frac{\text{유동자산}}{\text{유동부채}} \times 100$$

자산은 크게 유동자산과 고정자산으로 구분되며,

- 유동자산: 당좌자산(현금, 현금성 자산, 단기금융상품, 매출채권), 재고자산
- 고정자산: 투자자산, 유형자산, 무형자산, 기타 비유동자산)

▼ 예제 : 어느 병원의 유동자산이 100억, 고정자산20억, 유동부채 80억, 고정부채 10억일 경우 유동비율은?

▶ 풀이 : 유동비율 $= \frac{100\text{억}}{80\text{억}} \times 100 = 125\%$

4) 당좌비율

당좌비율(Quick Ratio)은 **1년 이내에 상환해야 할 유동부채를 당좌자산으로 안전하게 지급할 수 있는가를 알아보기 위한 비율**이다. 유동비율에 대한 보조지표로 **당좌비율이 높을수록 즉시 현금화가 가능한 자산에 의해 유동부채를 상환할 수 있는 능력이 크다는 것을 의미**한다. 당좌비율은 일반적으로 **100% 이상을 유지**해야 하는 것으로 알려져 있으나 병원의 경우 자금계획이 합리적으로 수립되어 있으면 이보다 낮더라도 별 문제가 없는 것으로 판단한다.

- 당좌비율 $= \dfrac{\text{현금예금+유가증권+의료 미수금+받을어음 등의 당좌자산}}{\text{유동부채}} \times 100$

- 의료 미수금 대 재고자산 비율 $= \dfrac{\text{의료 미수금}}{\text{재고자산}} \times 100$

- 의료 미수금 대 매입채무 비율 $= \dfrac{\text{의료 미수금}}{\text{지급어음+외상매입금}} \times 100$

- 재고자산 대 순운전자본 비율 $= \dfrac{\text{재고자산}}{\text{유동자산}-\text{유동부채}} \times 100$

- 재고자산 대 고정자산 비율 $= \dfrac{\text{재고자산}}{\text{고정자산}} \times 100$

- 고정부채 대 순운전자본 비율 $= \dfrac{\text{고정부채}}{\text{유동자산}-\text{유동부채}} \times 100$

- 고정부채 대 장기자본 비율 $= \dfrac{\text{고정부채}}{\text{자기자본+고정부채}} \times 100$

- 매입채무 대 재고자산 비율 $= \dfrac{\text{지급어음+외상매입금}}{\text{재고자산}} \times 100$

5) 고정비율

고정비율(Fixed Ratio)은 기본재산에 대한 고정자산의 비율로, **기본재산의 몇 퍼센트가 고정자산에 투입되었는가를 알아보기 위한 지표**다. 고정자산에 대한 투자는 **기본재산(자기자본)의 범위 내에서 이루어져야 안전한 것으로 100% 이하를 유지**하는 것이 바람직하다. 병원은 비영리 조직으로 고정자산이 투자되면 변동 또는 수정하기 어려우며, 이것을 개조하거나 일부를 처분이 어렵고 고정자산이 과다 투자되면 감가상각비와 고정비가 증가하고 운전자본이 부족하게 된다. 또한 부채증가로 인해 지급이자가 증가되어 수익성 측면과 재무적 측면에서 압박을 받을 수 있다.

- **고정비율**$= \frac{\text{고정자산}}{\text{기본재산}} \times 100$

6) 고정장기적합률

고정장기적합률(Ratio of Fixed Assets to Long Term Capital)은 **장기성 자금에 의한 고정자산 투자 정도를 알아보는 지표**로, 운용자금 조달의 적정성과 투하자본의 고정화 정도를 측정하는데 활용한다. 일반적으로 고정자산에 대한 투자는 자기자본의 범위 내에서 하는 것이 안정적이나 실제로 큰 설비투자를 해야 하는 산업은 부족한 자금을 모두 자기자본으로만 충당하기에는 어려움이 있다.

따라서 소요자금의 일부를 타인자본으로 충당하더라도 단기부채보다는 상환기간이 긴 장기부채로 조달하면 안정성을 유지할 수 있다고 볼 수 있고, 그런 의미에서 **100% 이하를 표준비율로 보는 것이 일반적**이다. 이 비율은 조정비율에 대한 보조지표로, 100%를 넘지 않아야 안정적인 것으로 본다. **고정비율이 높더라도 이 비율이 낮으면 고정자산에 대한 투자규모가 상대적으로 위험성이 낮다고 판단**한다. 고정자산은 유형고정자산만을 의미하며, 감가상각충당금을 차감 후의 순가치를 말한다.

- **고정장기적합률**$= \frac{\text{고정자산}}{\text{기본재산}+\text{고정부채}} \times 100$

▼ 예제 : 어느 병원의 고정자산 80억, 기본재산 50억, 유동자산 15억, 고정부채 30억원인 경우 이 병원의 고정장기접합률은?

▶ 풀이 : $고정장기접합률 = \frac{80억}{50억+30억} \times 100 = 100\%$

7) 기타 안전성 비율

- $고정자산\ 대\ 총자산\ 비율 = \frac{고정자산}{총자산} \times 100$

[표 8-1] 재무지표 현황(단위 : %, 회, 일)

구 분	A병원		유사 규모 병원		전체 병원	
	당년도	전년도	당년도	전년도	당년도	전년도
안전성 지표			-	-	-	-
기본재산 비율			28.5	29.7	43.3	41
타인자본 의존도			71.5	70.3	67.2	59
유동비율			99.6	77.7	113	91.5
당좌비율			76.5	75	75	83.5
고정비율			192.3	241.2	179	181.9
고정장기적합률			109.3	112.8	106.6	103.2
총자본 의료이익률			1	0.3	6.2	5.6
의료수익 의료이익률			0.3	0.2	4.4	5.5
총자본 경상이익률			-2	-1.7	4.2	3.5
의료수익 경상이익률			-1.7	-1.3	1.5	3.5
총자본 순이익률			-2.2	-1	4.8	2.7
의료수익 순이익률			-0.6	-0.7	1.4	2.7
총자본 회전율			1.5	1.3	1.3	1
총자본 회전기간			271.8	272.1	346.9	358.2
재고자산 회전율			145.9	146.8	111.2	112
재고자산 보유일수			8.1	6.7	7	10
의료 미수금 회전율			13.4	9.2	9.7	10.7
의료 미수금 회전기간			17.2	38.8	28.3	35.2
의료수익 증가율			0	15.1	0	7.2
입원수익 증가율			7.2	9.6	3.8	7.9
외래수익 증가율			8.1	9.4	5.2	6.9
총자본 증가율			8	12.1	5.9	7.4
입원환자 증가율			0	10.9	0	7.1
외래환자 증가율			0	7.4	0	6
조정환자 증가율			0	3.5	0	1.3

• 고정부채 대 장기자본 비율$= \dfrac{\text{고정부채}}{\text{자기자본}+\text{고정부채}} \times 100$

2. 수익성 지표

수익성 지표(Profitability Indicators)는 **투입한 자본과 이익의 비율이 적정한가를 알아보는 지표**다. 이 지표의 각종 이익률은 높을수록 수익성이 좋다는 의미다. 수익성 분석은 경영성과와 이익 창출능력을 측정하는 것으로 대부분의 수익성 비율은 분자에는 이익 항목이, 분모에는 투하된 자산이나 매출액이 사용되는데 이는 생산·판매 등의 경영활동을 통해 자산을 얼마나 효율적으로 활용했는가를 의미한다.

수익(收益, revenue)이란 재화의 생산·판매, 용역의 제공 및 그 밖의 주요 영업활동에 의해 발생되는 자산의 유입(현금·매출채권 등의 증가)을 말하며, **이익(利益, income)이란** 수익에서 수익창출을 위해 희생된 가치인 비용(費用,expenses)을 차감한 금액이며, 비용이 수익을 초과할 경우에는 이를 **손실(損失, loss)**이라 한다.

1) 총자본 의료이익률

총자본 의료이익률(Operation Profit to Total Assets)은 투입한 총자본에 대한 의료이익의 비율을 알아보기 위한 지표다. 의료이익은 의료수익에서 의료비용을 차감한 금액이다.

• 총자본의료이익률$= \dfrac{\text{의료이익}}{\text{총자본}} \times 100$ 또는 $\dfrac{\text{의료이익}}{\text{기본재산}+\text{타인자본}} \times 100$

2) 의료수익 의료이익률

의료수익 의료이익률(Operationg Profit to Gross Revenues)은 의료수익에 대한 의료이익의 비율을 알아보기 위한 지표다.

• 의료수익 의료이익률$= \dfrac{\text{의료이익}}{\text{의료수익}} \times 100$ 또는

※ 국·시립병원의 의료수익은 세입총액에서 관유물대여금, 잡수입, 전기이월금, 전

입금, 기타수입을 제외한 병원수입액을 말하며, 의료비용은 세출총액에서 배상금, 자본적지출, 시설비, 시설부대비, 이자, 전출금, 예비비, 차기이월금을 제외한 금액임.

3) 총자본 경상이익률

총자본 경상이익률(Normal Profit to total Assets)은 총자본에 대한 경상이익의 비율을 알아보기 위한 지표다. **경상이익은 의료이익에 의료 외 이익을 더하고 의료 외 비용을 차감한 금액**이다.

- 총자본 경상이익률 $= \dfrac{\text{경상이익}}{\text{총자본}} \times 100$

▼ 예제 : 어느 병원의 의료수익 6억원, 의료비용 4억, 의;료외수익 1억, 의료외 비용 1억, 법인세 2천만원인 경우 경상이익과 당기순이익은?

▶ 풀이 : 경상이익 공식 : (의료수익+의료외수익)−(의료비용+의료외비용)

▶ 풀이 : 당기순이익 공식 : (의료수익+의료외수익)−(의료비용+의료외비용+법인세)

4) 의료수익 경상이익률

의료수익 경상이익률(Normal Profit to Gross Revenues)은 의료수익에 대한 경상이익의 비율을 알아보기 위한 지표다.

- 의료수익 경상이익률 $= \dfrac{\text{경상이익}}{\text{의료수익}} \times 100$

5) 총자본 순이익률

총자본 순이익률(Net Profit to Total Assets)은 총자본에 대한 순이익의 비율을 알아보기 위한 지표다. **당기순이익은 총수익에서 총비용을 차감한 금액이다.**

- 총자본 순이익률 $= \dfrac{\text{당기순이익}}{\text{총자본}} \times 100$ 또는 $\dfrac{\text{당기순이익}}{\text{기본재산}+\text{타인자본}} \times 100$

6) 의료수익 순이익률

의료수익 순이익률(Net Profit to Gross Revenues)은 의료수익에 대한 순이익의 비율을 알아보기 위한 지표다.

- 의료수익 순이익률 $= \dfrac{\text{당기순이익}}{\text{의료수익}} \times 100$

국·시립병원의 당기순이익은 세입총액에서 관유물 대여금, 잡수입, 전기 이월금, 전입금, 기타 수입 등을 제외한 병원수입액에서, 세출총액에서 자본적지출, 시설비, 시설부 대비, 예비비, 차기 이월금을 제외한 금액을 차감한 금액이다.

3. 활동성 지표

활동성 지표(Activity Indicators)는 **병원에 투입한 자본이 의료수익 증가에 얼마나 효과적이었나를 판단하고 재고자산과 미수 채권관리 등 업무활동의 성과를 평가하는 지표**다. 활동성 지표 산출의 의료수익에는 입원수익, 외래수익, 기타 의료수익에 의료부대수익을 더하고 의료수익 조정계정을 가감한 의료사업 수익이 쓰인다.

1) 총자본 회전율

총자본 회전율(Turn-over Ratio of Total Assets)은 투입한 자본에 대한 의료수익의 비율, 즉 **의료수익에 대한 자본의 회전속도를 판단하는 비율**이다. **높을수록 투입한 자본을 적극적으로 활용했다는 의미**다. 총자산이 1년 동안 몇 번 회전했는가를 나타내는 비율로, 병원에 투입된 총자산의 운용효율을 총괄적으로 표시하는 지표다. 총자산 회전율은 매출액 경상이익률과 함께 병원의 총자산 경상이익률을 결정하는 중요한 요인이 된다. 총자산 회전율이 높으면 유동자산이나 고정자산을 효율적으로 이용한다고 볼 수 있다. 그러나 낮으면 투자가 비효율적이라는 뜻이다.

- 총자본 회전율 $= \dfrac{\text{의료수익}}{\text{총자본}}$

2) 총자본 회전기간

총자본 회전기간(Turn Period of Total Assets)은 투자된 **총자본이 의료수익으로 환원되는 소요기간**, 즉 자본회전율이 1회가 되는데 소요되는 일수다. **총자본 회전기**

간이 길수록 자본투자 효과가 적다는 의미다. 분석 대상 기간이 1년이면 365(6)일을 곱하나 1년이 아니면 해당 일수를 곱한다.

- 총자본 회전기간 = $\frac{\text{총자본}}{\text{의료수익}}$ × **365(일)**

3) 자기자본 회전율

자기자본 회전율(Stockholders' equity turnover)은 자기 자본이 1년 동안 몇 번 회전했는가를 나타내는 비율로, **자기자본 이용의 효율성을 측정하는 지표**다.

- 자기자본 회전율 = $\frac{\text{의료수익}}{\text{자기자본}}$

4) 자본금 회전율(Capital stock turnover)

자본금 회전율(Capital stock turnover)은 납입 자본금의 회전속도, 즉 **자본금 이용의 효율성을 나타내는 지표**다.

- 자본금 회전율 = $\frac{\text{의료수익}}{\text{자본금}}$

5) 재고자산 회전율(Turn-over Ratio of Inventories)

재고자산 회전율(Turn-over Ratio of Inventories)은 재고자산에 대한 의료수익 비율을 비교해 재고자산 운용의 적정 여부를 판단하는 지표다. 재고자산 회전율은 매출액을 재고자산으로 나눈 비율로 재고자산의 회전속도, 즉 재고자산이 현금 등 당좌자산으로 바뀌는 속도를 나타낸다. 일반적으로 이 비율이 높을수록 상품의 재고손실 방지, 보험료, 보관료 절약 등 재고자산을 효율적으로 관리한다는 뜻이다.

그러나 재고를 의료활동에 필요한 적정수준 이하로 유지해 수요변동에 적절히 대처하지 못할 때도 높게 나타날 수 있으므로 잘 해석해야 한다. 또 진료재료의 가격이 상승세에 있는 병원이나 재고자산의 보유수준이 크게 높아지는 병원은 주로 후입 선출법(LIFO)으로 평가해 이 비율이 높게 나타나는 경향이 있다. 따라서 재고자산 회전율에 대한 상대적인 차이는 실제로 재고자산을 효율적으로 관리했는지, 의료 제공기간이 단축되어 감소했는지, 병원의 재고보유 방침이 바뀌었는지, 재고자산 평가방법을 다르게 했는지를 비교 분석해서 판단해야 한다.

- 재고자산 회전율= $\frac{\text{의료수익}}{\text{평균 재고자산}}$ 또는 $\frac{\text{의료수익}}{(\text{기초재고}+\text{기말재고})\div 2}$

※ 평균 재고자산은 기간 중 매월 말 재고자산의 평균치를 말한다.

6) 재고자산 보유일수

재고자산 보유일수(Turn Period of Inventories)는 **재고자산의 보유수준이 평균 며칠 동안 사용할 수 있는 재고량인가를 알아보기 위한 지표**다. 재고자산 보유일이 길수록 재고자산 관리가 비효율적이라는 의미다. 즉 필요 이상의 물품재고를 보유한다는 뜻이다. 평균 재고자산에는 재료재고 외에 일반 저장품을 포함시켜야 한다.

- 재고자산 보유일수= $\frac{\text{평균 재고자산}}{\text{재료비}+\text{소모품비}+\text{연료비}+\text{피복침구비}}\times 365(\text{일})$

7) 의료 미수금 회전율

의료 미수금 회전율(Turn−over Ratio of Patient Receivables)은 의료 미수금에 대한 의료수익의 비율을 비교해 의료 미수금의 과다여부를 알아보기 위한 지표다. 이 비율은 높을수록 의료 미수금이 적어 미수금 관리를 잘 하고 있다는 의미다.

- 의료 미수금 회전율= $\frac{\text{의료수익}}{\text{평균 의료 미수금}}$ 또는 $\frac{\text{의료수익}}{(\text{기초 미수금 재고}+\text{기말 미수금})\div 2}$

8) 의료 미수금 회전기간

의료 미수금 회전기간(Turn Period of Patient Receivabbles)은 **의료 미수금 잔액이 며칠 분의 의료수익에 해당하는가를 알아보기 위한 지표**다. 이 비율의 기간이 길수록 의료 미수금 관리가 부실해 미수금이 적체되어 있다는 의미다. 빠른 시일 내에 미수금을 회수해야 하며 지속적인 미수금 관리가 필요하다.

- 의료 미수금 회전기간= $\frac{\text{의료 미수금 잔액}}{\text{의료수익}}\times 365(\text{일})$

9) 기타 활동성 지표

환자 유형별, 자동차보험 회사별로 관리할 수 있는 지표다.

- $\text{의료 미수금 회전율} = \dfrac{\text{의료 미수금 발생액}}{\text{평균 의료 미수금}}$

- $\text{의료 미수금 보유일수} = \dfrac{\text{평균 의료 미수금 잔액}}{\text{의료 미수금 발생액}} \times 365$

4. 성장성 지표

성장성 지표(Growth Rate Indicators)는 전기보다 의료수익·총자본·진료실적 등이 증가하는가를 판단하기 위한 지표다. 높을수록 규모와 성과가 올라간다는 의미다.

1) 입원수익·외래수익·의료수익 증가율

입원수익·외래수익·의료수익 증가율(Growth Rate of Inpatient, Outpatient, Patient Revenues)은 전기에 비해 입원수익, 외래수익, 의료수익이 얼마나 증감했는지를 알아보는 지표다.

- $\text{수익(입원·외래·의료 수익) 증가율} = \dfrac{\text{(당기}-\text{전기)수익}}{\text{전기 수익}} \times 100$

2) 총자본 증가율

총자본 증가율(Growth Rate of Total Assets)은 전기에 비해 총자본이 얼마나 증감했는지를 알아보는 지표다.

- $\text{총자본 증가율} = \dfrac{\text{(당기}-\text{전기)총자본}}{\text{전기 총자본}} \times 100$

3) 입원·외래·조정 환자수 증가율

입원·외래·조정 환자수 증가율(Growth Rate of Inpatient Days, Outpatient

Visits, Adjusted Inpatient Days)은 전기에 비해 환자수가 얼마나 증감했는지를 알아보기 위한 지표다.

- $환자(입원·외래·조정)수와 증가율 = \frac{(당기-전기)환자수}{전기\ 환자수} \times 100$

조정환자수는 모든 환자를 진료비를 근거로 입원환자로 환산한 것으로 다음과 같이 계산한다.

- $조정환자수 = 총재원일수 + (연외래환자수 \times \frac{외래환자\ 1인\ 1일당\ 평균\ 진료비}{입원환자\ 1인\ 1일당\ 평균\ 진료비})$

▼ 예제 : 입원환자 1인당 일평균 진료비 500,000원

입원환자 1인당 일평균 진료비	500,000원
외래환자 1인당 일평균 진료비	100,000원
총재원일수	30,000일
연외래환자수	80,000명

$$조정환자수 = 30,000(일) + (80,000(명) \times \frac{100,000(원)}{500,000(원)}) = 46,000(명)$$

5. 100병상당 대차대조표

100병상당 대차대조표(Balance Sheet per 100 Beds)는 대차대조표의 항목별 금액을 100병상으로 환산해 산출하는 것이다. 경영지표 산출의 기초가 되고 다른 병원과의 계정과목별 실수의 비교로 특정과목의 금액이 많은지 적은지를 알 수 있다. 100병상 대차대조표의 각 계정과목별 금액은 다음과 같이 산출한다.

- $100병상당\ 계정과목별\ 금액 = \frac{계정과목별\ 금액}{병상수 \div 100(병상)}$

6. 100병상당 손익계산서

손익계산서의 항목별 금액을 100병상당으로 환산·제시해 병원 규모와 관계없이

다른 병원과 비교할 수 있다. 100병상당 손익계산서(Income Statement per 100 Beds) 의 계정과목별 금액은 다음과 같이 산출하며, 100병상당 대차대조표와 같이 경영지표 산출의 기초가 되고, 규모가 다른 병원과 비교할 수 있다.

- 100병상당 계정과목별 금액$=\dfrac{\text{계정과목별 금액}}{\text{병상수}\div 100(\text{병상})}$

7. 100병상당 세입세출결산서

- 100병상당 계정과목별 금액$=\dfrac{\text{계정과목별 금액}}{\text{병상수}\div 100(\text{병상})}$

8. 의료원가 비율과 조정환자 1인당 원가

의료원가 비율과 조정환자 1인당 원가(Operating Expenses to Patient Revenue & per Adjusted Inpatient Day)는 의료수익과 원가구성항목(인건비·재료비·관리비·기타)을 백분율로 나타내는 지표다. 원가의 각 항목별 금액을 조정환자수로 나누어 산출한다.

- 의료수익 대 원가구성비$=\dfrac{\text{원가구성항목}}{\text{의료수익 합계}}\times 100$

- 조정환자 1인당 원가$=\dfrac{\text{원가구성항목}}{\text{조정환자수}}\times 100$

1) 원가항목의 구분

(1) 민간병원

인건비·재료비·관리비·기타로 구분해 백분율과 금액을 산출하되 각 항목별 세부항목의 비율도 산출한다.

① 인건비 : 각 직종별 기본금, 상여금, 수당의 합계

– 의사(전문의, 일반의, 전공의 포함)

– 간호사(간호조무사 제외)

– 약사(조제보조 제외)

– 의료기사(기사보조 제외)

– 사무기술직(사무직, 기술직, 의공직, 전산직 등)

– 고용기타(고용직, 간호조무, 조제보조, 기사보조 등 포함)

– 퇴직급여(전 직종의 퇴직급여 충당금 전입액)

② 재료비 : 약품비, 진료재료비, 급식재료비, 의료소모품비의 합계

– 약품비

– 진료재료비(검사재료비, 방사선재료비, 기타 진료재료비)

– 급식재료비

–의료소모품비

③ 관리비 : 복리후생비, 동력비, 소모품비, 감가상각비, 수선유지비, 지급임차료, 외주용역비, 기타관리비의 합계

– 복리후생비

– 동력비

– 소모품비

– 감가상각비

– 수선유지비

– 지급임차료

– 외주용역비

– 기타 관리비

④ 기타 : 선택진료경비, 의학교육연구비 등의 합계

(2) 국·시립병원

① 인건비 : 봉급, 상여금, 정액 수당, 초과근무·기타 수당, 비정규직 보수, 일용잡급

② 재료비 : 의료비, 구료급식비

③ 관리비 : 피복비, 연금지급금, 상용피복비, 급식비, 여비, 수용비·수수료 복리후생비, 재료비 기타, 판공비, 공공요금, 제세공과금, 임차료, 용역비, 차량비, 시설장비 유지비, 연료비, 관서당 경비, 기타 수익적 지출, 기타

100병상당 대차대조표 계정과목

1. 유동자산 계

1. 현금예금
2. 유가증권
3. 받을 채권
   1) 의료 미수금
   2) 기타 받을 채권
4. 재고자산
   1) 약품
   2) 진료 재료
   3) 기타 재고자산
5. 기타 유동자산

2. 투자와 기타자산 계

1. 투자자산
2. 기타자산

3. 고정자산 계

1. 유형고정자산
   1) 토지
   2) 건물
   3) 의료기기
   4) 건설가 계정
   5) 기타 유형고정자산
2. 무형고정자산

4. 이연자산

5. 자산 합계

6. 유동부채 계

1. 지급채무
2. 단기차입채무
3. 기타 유동부채

7. 고정부채 계

1. 장기차입채무
   1) 외화 장기차입금
   2) 기타 장기차입금
2. 퇴직급여충당금
3. 기타 장기제충당금

8. 이연부채

9. 부채합계

10. 자본금

11. 적립금

12. 미처리 잉여금

1. 이월 잉여금
2. 당기 순손익

13. 기본재산계

14. 부채와 기본재산 합계

100병상당 손익계산서 계정과목

1. 의료수익 합계

1. 입원수익
2. 외래수익
3. 의료수익 조정
4. 기타 의료수익

2. 의료 부대수익

3. 선택진료(특진)수익

4. 의료사업수익 합계

5. 인건비 합계

1. 의사 급여
    1) 전문의/일반의 급여
    2) 전공의 급여
2. 간호사 급여
3. 약사 급여
4. 의료기사 급여
5. 사무기술직 급여
6. 고용/기타 급여
7. 퇴직급여 충당금

6. 재료비 합계

1. 약품비
2. 진료 재료비
    1) 검사 재료비
    2) 방사선 재료비
    3) 기타 진료 재료비
3. 급식 재료비
4. 의료 소모품비

7. 관리비 합계

1. 복리후생비
2. 동력비
3. 소모품비
4. 감가상각비
5. 수선유지비
6. 지급임차료
7. 외주용역비
8. 기타 관리비

8. 선택진료 경비

9. 의학 교육연구비

10. 의료사업 비용 합계

11. 의료 이익

12. 의료 외 이익

1. 수입이자와 할인료
2. 보조금 수입
3. 기타 수익

13. 의료 외 비용

1. 지급이자와 할인료
2. 전출금
3. 기타 비용

14. 경상손익

15. 특별 이익

16. 특별 손실

17. 법인세 등

18. 당기순손익

[표 8-2] 100병상당 대차대조표(단위 : 천 원)

구 분	A병원		유사 규모 병원		전체 병원	
	당년도	전년도	당년도	전년도	당년도	전년도
1. 유동자산 합계			5,223,764	4,426,450	3,411,220	2,826,162
1. 현금 예금			1,251,107	736,326	764,645	693,503
2. 유가증권			1,226,884	981,446	971,820	369,152
3. 받을 채권			2,919,557	2,557,546	1,739,888	1,517,059
1) 의료 미수금			941,010	2,232,391	711,993	1,091,491
2) 기타 받을 채권			2,149,921	325,155	1,453,101	413,939
4. 재고자산			157,247	153,584	116,146	112,060
1) 약품			82,643	73,495	66,181	60,200
2) 진료 재료			65,781	68,995	62,020	40,051
3) 기타 재고자산			9,538	11,094	16,625	11,809
5. 기타 유동자산			82,068	-2,452	268,439	134,388
2. 고정자산 합계			13,350,712	11,208,316	9,237,218	8,290,916
1. 투자자산			869,331	555,575	544,164	313,766
2. 유형자산			11,859,663	10,128,000	8,597,246	7,899,418
1) 토지			1,933,559	1,834,036	1,907,405	1,886,899
2) 건물			6,624,512	4,676,002	5,382,187	4,138,828
3) 취득원가			8,730,745	6,378,827	6,774,300	5,155,128
4) 감가상각누계액			2,106,232	1,702,825	1,466,357	1,016,300
5) 의료기기			1,796,906	1,422,695	1,152,023	843,616
6) 취득원가			7,084,170	6,123,654	426,782,634	3,283,986
7) 감가상각누계액			5,287,264	4,700,959	3,223,549	2,440,370
8) 건설가 계정			1,517,525	1,174,305	2,439,751	376,409
9) 기타 유형자산			894,606	1,020,962	539,918	653,667

구 분	A병원		유사 규모 병원		전체 병원	
	당년도	전년도	당년도	전년도	당년도	전년도
10) 취득원가			2,820,410	1,841,582	1,729,427	1,428,369
11) 감가상각누계액			1,975,183	820,619	1,294,384	774,703
3. 무형자산			1,225,622	524,741	578,458	77,732
4. 부채 합계			13,388,052	10,987,883	7,732,738	6,556,731
1. 유동부채 합계			6,968,104	5,698,787	3,965,921	3,089,670
1. 지급채무			3,803,291	3,097,097	2,206,800	1,233,885
2. 단기차입채무			1,157,018	487,186	1,265,379	871,249
3. 기타 유동부채			2,533,951	2,114,504	1,219,811	996,149
2. 고정부채 합계			6,419,948	5,289,096	4,131,348	3,476,140
1. 장기차입채무			2,671,738	1,298,560	2,351,746	2,066,168
1) 외화장기차입금			65,165	65,165	722,533	81,173
2) 기타 장기차입금			2,562,073	1,233,396	2,337,367	1,984,995
2. 퇴직급여충당금			2,079,705	1,446,674	1,533,486	557,368
3. 기타 충당금			2,703,571	2,543,862	2,303,644	852,604
5. 기본재산 합계			5,186,203	4,646,883	4,565,209	4,558,035
1. 자본			9,194,948	8,194,289	6,284,202	4,885,886
1. 법인 기본금			5,400,345	6,029,744	4,489,940	2,786,513
2. 기타 자본금			6,081,131	2,164,545	5,862,154	2,099,372
2. 잉여금			-3,778,871	-3,547,406	-1,518,265	-327,851
1. 자본잉여금			1,232,805	426,678	1,645,428	379,034
2. 이익잉여금			-4,087,073	-3,974,084	-1,886,106	-706,885
1) 당기순손익			-321,351	-154,919	-30,868	289,122
부채와 기본재산 합계			18,574,255	15,634,766	12,214,740	11,114,765

100병상당 세입세출결산서의 계정과목

세입	세출
1. 병원 수입 1) 입원 2) 외래 2. 관유물 대여금 3. 잡수입 4. 전기 이월금 5. 전입금 6. 기타 7. 세입계	1. 봉급 2. 상여금 3. 정액수당 4. 초과근무 및 기타수당 5. 비정규직보수 6. 피복비 7. 배상금 8. 연금지급금 9. 자본적지출 10. 시설비 11. 시설부대비 12. 상용피복비 13. 급량비 14. 일용잡금 15. 여비 16. 수용비 및 수수료 17. 복리후생비 18. 재료비기타 19. 판공비 20. 공공요금 21. 제세공과금 22. 임차료 23. 용역비 24. 차량비 25. 시설장비유지비 26. 연료비 27. 의료비 28. 이자 29. 구료급식비 30. 전출금 31. 예비비 32. 관서당경비 33. 기타 수익적지출 34. 기타 35. 차기이월
세 입 계	세 출 계

분석 지표

1. 조정환자 1인당 원가 합계

1. 인건비 비율
2. 재료비 비율
3. 관리비 비율
4. 기타 비율

2. 조정환자 1인당 인건비 합계

1. 기본급/수당
   1) 의사 급여
   2) 간호사 급여
   3) 약사 급여
   4) 의료기사 급여
   5) 사무기술직 급여
   6) 기능·고용직/기타 급여
2. 퇴직 급여

3. 조정환자 1인당 재료비 합계

1. 약품비
2. 진료재료비
3. 급식재료비
4. 의료소모품비

4. 조정환자 1인당 관리비

1. 복리후생비
2. 동력비
3. 소모품비
4. 감가상각비
5. 수선유지비
6. 지급임차료
7. 외주용역비
8. 기타관리비

5. 조정환자 1인당 기타 비용

[표 8-3] 의료원가지표(단위 : %, 원)

구 분	A병원		유사 규모 병원		전체 병원	
	당년도	전년도	당년도	전년도	당년도	전년도
의료수익 대 원가 비율			99.6	99.8	98.5	94.5
인건비 비율			43.9	43.7	46.5	41.9
재료비 비율			36.1	34.7	26.5	29.6
관리비 비율			21.2	21.4	26.5	23.1
조정환자 1인당 원가			413,508.3	400,005.9	291,681.6	217,723.6
조정환자 1인당 인건비			180,340.0	175,113.2	145,520.1	96,437.6
의사 급여			52,280.1	42,339.2	59,441.3	27,111.5
간호사 급여			59,695.6	48,196.5	37,461.1	28,763.6
약사 급여			2,764.3	1,959.2	1,500.8	965.4
의료기사 급여			18,718.7	14,291.8	13,486.4	7,193.8
사무기술직 급여			18,355.9	18,399.8	20,859.2	10,116.9
고용/기타 급여			22,720.7	27,217.1	13,605.1	15,158.9
퇴직 급여			11,300.5	22,709.5	8,837.5	7,127.4
조정환자 1인당 재료비			143,930.1	139,223.3	75,241.8	68,114.7
약품비			76,021.0	74,738.6	32,854.3	32,919.4
진료 재료비			63,472.8	60,802.2	36,317.0	28,644.6
급식 재료비			3,768.4	3,237.8	7,246.9	3,789.9
의료 소모품비			4,164.4	444.7	13,211.1	2,760.9
조정환자 1인당 관리비			89,238.2	85,669.4	72,473.3	53,171.3
복리후생비			13,822.9	12,743.0	10,178.6	7,401.4
동력비			6,967.8	6,307.8	6,119.6	4,466.2
소모품비			2,388.9	2,408.9	2,361.3	2,072.3
감가상각비			22,394.5	19,689.3	17,380.2	13,239.9
수선유지비			5,467.2	5,114.7	3,239.0	2,418.0
지급임차료			2,987.5	3,224.6	4,569.9	1,169.6
외주용역비			17,509.6	15,748.2	12,542.8	6,927.6
기타 관리비			18,158.2	20,433.0	20,585.2	15,476.2

제4절 병원 생산성 지표 해설

병원 생산성 지표(Productivity Indicators)는 병원에 투입한 인력·재료·자원이 창출한 서비스의 양(환자수) 또는 부가가치를 종합적으로 각 요소별로 분석해 병원의 물적·가치적 생산성을 파악하는 지표다. 또한 부가가치·투자효율성 지표는 병원이 일정 기간 새로 창출한 가치를 조정환자수·병상수·의료수익 기준으로 평가하고 투입한 자본, 인건비, 의료기기 등의 투자비에 대한 효율을 알아보기 위한 지표다. 이 지표의 비율이 크고 높을수록 생산성이 높다는 것을 의미한다.

이 지표에서 부가가치는 의료수익에서 재료비·소모품비·동력비·외주 가공비를 제외한 금액으로 계산한다. 생산성 지표를 이용할 경우 다음과 같은 점에 유의해야 한다. 즉, 부가가치율 등이 증가했는데도 기업의 이익은 변하지 않고 인건비·금융비용·임차료 등의 항목만 더 크게 증가했다면 생산성 증가로 기업의 성장기반이 강화되었다고 보기 어렵다. 따라서 부가가치 생산성을 분석할 때는 부가가치의 항목별 구성비와 각각의 변동을 동시에 고려하고, 수익성 분석 결과와 연결해서 해석해야 한다.

1. 생산성 지표

1) 조정환자 1인당 부가가치

조정환자 1인당 부가가치(Value Added per Adjusted Inpatient Day)는 **일정 기간에 조정환자 1인당 얼마만큼의 부가가치를 새로 창출했는가를 나타내는 지표**다. 환자수와 일평균 진료비는 외래와 입원이 다르기 때문에 먼저 조정환자수를 계산한 다음 1인당 부가가치를 계산한다. 부가가치가 높다는 것은 가처분 소득이 높다는 의미이므로 **조정환자 1인당 부가가치가 높을수록 병원의 부가가치 생산성은 높다.**

- 조정환자 1인당 부가가치 $= \dfrac{\text{부가가치}}{\text{조정환자수}}$

※ 부가가치=의료수익−(재료비, 소모품비, 동력비, 외주용역비)

※ 국·시립 병원의 부가가치=의료수익−(재료비 기타, 용역비, 연료비, 의료비, 구료급식비)

2) 병상당 월평균 부가가치

병상당 월평균 부가가치(Monthly Value Added per Bed)는 병원이 일정 기간에 **새로 창출한 부가가치가 병상당 월평균 얼마인가를 나타내는 지표**다. 병상당 월평균 부가가치가 높을수록 생산성이 양호하다는 의미다.

- 병상당 월평균 부가가치= $\frac{\text{부가가치} \div \text{월수}}{\text{병상수}}$

3) 의료수익 부가가치율

의료수익 부가가치율(Value Added Ratio to Gross Revenue)은 **병원의 의료수익 중에서 몇 퍼센트가 새로 창출된 부가가치인가를 나타내는 지표**다. 부가가치율이 높을수록 새로운 부가가치를 많이 창출했다는 의미다.

- 의료수익 부가가치율= $\frac{\text{부가가치}}{\text{의료수익}} \times 100$

4) 총자본 투자효율

총자본 투자효율(Value Added Ratio to Total Assets)은 병원에서 **투입한 총자본이 일정 기간 동안 부가가치 창출에 얼마나 효과적이었나를 나타내는 지표**다. 부가가치를 총자본으로 나누어 이를 비율로 나타낸 것이며, 총자본 투자효율이 높을수록 투입한 자본이 효율적으로 운영되었다는 의미다.

- 총자본 투자효율= $\frac{\text{부가가치}}{\text{총자본}} \times 100$

5) 자본생산성

자본생산성(Value Added to Total Fixed Assets)은 병원에서 투입한 **유형고정자산이 일정 기간 동안 부가가치의 창출에 얼마나 효과적으로 기여했는가를 나타내는**

지표다. 부가가치를 유형자산으로 나누어 이를 비율로 나타낸 지표이며, 자본생산성이 높을수록 투입한 유형고정자산을 효율적으로 운영했다는 의미다. 여기서 유형고정자산은 토지를 제외한 것이다.

- 자본생산성 $= \dfrac{\text{부가가치}}{\text{유형고정자산}} \times 100$

6) 인건비 투자효율

인건비 투자효율(Value Added Ratio to Personnel Expenses)은 병원에서 일정 기간 **투입한 인건비에 비해 새로 창출한 부가가치가 얼마나 되는가를 나타내는 지표**다. 이 지표가 높을수록 노동생산성이 높다는 의미다.

- 인건비 투자효율 $= \dfrac{\text{부가가치}}{\text{인건비}} \times 100$

7) 의료기기 투자효율

의료기기 투자효율(Valus Added Ratio to Medical Equipment)은 병원에서 일정 기간 투입한 의료기기 투자액에 비해 새로 창출한 부가가치가 얼마나 되는가를 나타내는 지표다. 이 지표가 높을수록 의료기기 투자효율이 높다는 의미다.

- 의료기기 투자효율 $= \dfrac{\text{부가가치}}{\text{의료기기 투자액}} \times 100$

8) 전문의 1인당 월평균 의료수익, 부가가치, 조정환자수

전문의 1인당 월평균 의료수익, 부가가치, 조정환자수(Monthly Patient Revenues, Monthly Value Added, Monthly Adjusted Inpatient Days per Specialist)는 진료과별 의료수익·부가가치·조정환자수를 기간 중 월수로 나누어 진료과별 월평균 의료수익·부가가치·조정환자수를 산출하고, 이를 과별 전문의수로 나누어 전문의 1인당 월평균 의료수익·부가가치·조정환자수를 계산한다. 전문의 1인당 월평균 의료수익·부가가치·조정환자수가 높을수록 전문의 생산성이 높다는 의미다.

- 전문의 1인당 월평균 조정환자수= $\frac{\text{조정환자수} \div \text{월수}}{\text{전문의수}}$

- 전문의 1인당 월평균 부가가치= $\frac{\text{부가가치} \div \text{월수}}{\text{전문의수}}$

- 전문의 1인당 월평균 의료수익= $\frac{\text{의료수익} \div \text{월수}}{\text{전문의수}}$

9) 100병상당 직원수

100병상당 직원수(Number of Employees per 100 Beds)는 일정 기간(월·분기·연간)의 평균 재직직원 총수나 직종별 직원수를 100병상으로 환산해 규모가 다른 병원과 비교하는 지표다. 100병상당 직원수가 많으면 인력 낭비가 없는지 검토하고, 적으면 인력이 부족해 업무에 지장이 없는지를 검토해야 한다.

- 100병상당 직원수= $\frac{\text{평균 재직직원수}}{\text{평균 병상수} \div 100\text{(병상)}}$

또는 $\frac{\text{(기초 직원수} + \text{기말 직원수)} \div 2}{\text{평균 병상수} \div 100\text{(병상)}}$

10) 조정환자 100명당 직원수

조정환자 100명당 직원수(Number of Employees per 100 Beds)는 환자를 기준으로 규모가 다른 병원과 직원수를 비교하는데 사용하는 지표다. 일정 기간 중의 평균 재직직원 총수나 직종별 직원수를 조정환자 100명 단위로 환산해 산출한다. 100병상당 직원수와 조정환자 100명당 직원수가 상충되는 결과가 나오면 조정환자 100명당 직원수를 중심으로 판단하는 것이 보편적이다.

- 조정환자 100명당 직원수= $\frac{\text{평균재직 직원수}}{\text{조정환자수} \div 100}$

[표 8-4] 생산성 지표(단위 : 천 원, %, 명)

구 분	A병원		유사 규모 병원		전체 병원	
	당년도	전년도	당년도	전년도	당년도	전년도
조정환자 1인당 부가가치			247	238	199	142
병상당 월평균 부가가치			10,395	10,341	6,074	5,096
의료수익 부가가치율			58	59	67	66
총자본 투자효율			84	91	74	80
자본생산성			204	205	140	250
인건비 투자효율			138	138	169	160
전문의 1인당 월평균 의료수익			125,594	84,910	86,269	83,765
전문의 1인당 월평균 부가가치			67,673	50,109	56,590	54,382
전문의 1인당 월평균 조정환자			281	214	662	598

$$\text{또는}\quad \frac{(\text{기초 직원수}+\text{기말 직원수})\div 2}{\text{조정환자}\div 100(\text{명당})}$$

2. 부가가치 생산성

1) 부가가치의 개념

기업이 **생산·판매한 생산실적과 판매액부터 그 때문에 소비된 외부로 부터의 구입가치를 차감한 것**으로 **기업이 신규로 창출한 가치를 의미**하며, 부가가치는 순이익·인건비·금융비용·임대료·조세공과·감가상각비를 포함한 것으로 출자자에게 필요한 순이익과 종업원 총자본 투자효율은 아래와 같이 '총자본투자효율×자본집약도=종업원 1인당 부가가치'로 표시되어 노동생산성의 변동요인 분석에 이용할 수 있다. 자본생산성이 향상되면 자본집약도에 변화가 없는 한 노동생산성도 높아진다. 필요한 인건비와 경영활동에 필수적인 금융비용 등 제반 비용이 포함되어 있다.

2) 부가가치 계산하는 방법

부가가치를 계산하는 방법은 공제법과 가산법으로 나눈다. 단, 인건비에는 급여·수당·상여금·복리후생비 등이 포함되고, 금융비용에는 지급이자·할인료·사채이자 등이 포함되며, 임차료에는 토지임차료·집세·기타 임차료가 포함된다.

① 공제법 : 의료수익−재료비, 의료수익−(재료비+동력비+소모품비+외주용역비)

② 가산법 : 세전 순이익+인건비+금융비용+임차료+조세공과(법인세 제외)+감가상각비+대손상각+교육훈련비+의료사회사업비

3) 부가가치 생산성 측정

- 노동 부가가치 생산성$=\dfrac{\text{부가가치}}{\text{노동투입량}}$

- 자본 부가가치 생산성$=\dfrac{\text{부가가치}}{\text{자본투입량}}$

4) 부가가치 생산성 분석

(1) 부가가치 생산요소의 분해

종업원 한 사람이 창출한 부가가치를 산출한 지표로, 부가가치 기준에 의한 노동생산성(Labor productivity)을 말하며 임금결정의 기준이 되기도 한다. 노동생산성이 높다는 것은 기업이 보유 노동력을 효율적으로 이용해 보다 많은 부가가치를 창출했음을 의미한다. 기업의 활동은 크게 노동과 자본의 결합에 의해 이루어지므로 그 성과도 노동요인과 자본요인으로 구분해 볼 수 있다. 따라서 노동생산성만을 기준으로 생산성을 평가할 수는 없으며 자본생산성을 함께 고려해야 한다.

① 1인당 부가가치=부가가치율×1인당 의료수익

$$\frac{\text{부가가치}}{\text{종업원수}}=\frac{\text{부가가치}}{\text{의료수익}}\times\frac{\text{의료수익}}{\text{종업원수}}$$

② 1인당 부가가치=부가가치율×자본집약도×총자본 회전율

$$\frac{부가가치}{종업원수} = \frac{부가가치}{의료수익} \times \frac{총자본}{종업원수} \times \frac{의료수익}{총자본}$$

③ 1인당 부가가치=부가가치율×노동장비율×유형고정자산회전율

$$\frac{부가가치}{종업원수} = \frac{부가가치}{의료수익} \times \frac{유형고정자산}{종업원수} \times \frac{의료수익}{유형고정자산}$$

(2) 순노동 생산성의 측정

자본의 변화에서 오는 영향을 제거하고 순수한 노동만의 생산성을 측정하기 위해 자본집약도 지수를 이용해 부가가치를 조정하는 것을 의미한다.

- 자본집약도 지수= $\frac{당기자본\ 집약도}{전기자본\ 집약도}$
- 순노동 생산성= $\frac{부가가치}{자본집약도\ 지수}$

(3) 수익성과 부가가치 생산성의 관계

- $\frac{순이익}{총자본} = \frac{순이익}{의료수익} \times \frac{의료수익}{총자본}$

$$= \frac{순이익}{부가가치} \times \frac{부가가치}{총자본}$$

$$\frac{부가가치}{종원업수} = \frac{부가가치}{총자본} \times \frac{총자본}{종업원수}$$

$$\frac{인건비}{종원업수} = \frac{부가가치}{종업원수} \times \frac{인건비}{부가가치}$$

- 총자본 이익률=의료수익 이익률×총자본 회전율=이윤분배율×총자본 투자효율
- 종업원 1인당 부가가치=총자본 투자효율×자본집약도
- 종업원 1인당 인건비=종업원 1인당 부가가치×노동분배율
- 종업원 1인당 인건비=이익분배율×총자본 투자효율×자본집약도×노동분배율

3. 기타 생산성 측정 지표

- 직원 1인당 의료수익= $\frac{\text{의료수익}}{\text{직원수}}$

- 직원 1인당 부가가치= $\frac{\text{부가가치}}{\text{직원수}}$

- 직원 1인당 순이익= $\frac{\text{순수익}}{\text{직원수}}$

- 직원 1인당 인건비= $\frac{\text{인건비}}{\text{직원수}}$

- 과별 전문의 1인당 환자수= $\frac{\text{과별 환자수}}{\text{과별 전문의수}}$

- 직원 1인당 환자수= $\frac{\text{환자수}}{\text{직원수}}$

- 직원 1인당 진료건수= $\frac{\text{해당 진료건수}}{\text{직원수}}$

- 총자본 투자효율= $\frac{\text{부가가치}}{\text{총자본}} \times 100$

- 설비투자효율= $\frac{\text{부가가치}}{\text{유형고정자산}+\text{건설가 계정}} \times 100$

- 기계투자효율$=\dfrac{\text{부가가치}}{\text{기계장치}}\times 100$

- 노동장비율$=\dfrac{\text{유형고정자산}-\text{건설가 계정}}{\text{종업원수}}\times 100$

- 기계장비율$=\dfrac{\text{기계장치}}{\text{직원수}}$

- 자본집약도$=\dfrac{\text{총자본}}{\text{직원수}}$

- 부가가치율$=\dfrac{\text{부가가치}}{\text{의료수익}}\times 100$

- 이윤분배율$=\dfrac{\text{순이익}}{\text{부가가치}}\times 100$

- 노동분배율$=\dfrac{\text{인건비}}{\text{부가가치}}\times 100$

- 인건비 효율$=\dfrac{\text{부가가치}}{\text{인건비}}\times 100$

4. 진료권 분석

특정 병원을 이용하는 주민들의 지역 분포 범위를 그 병원의 진료권이라고 한다. 진료권은 지역에서 병원의 역할과 환자 점유상태를 파악하고, 향후 의료수요와 의료 서비스양의 변화를 추정할 필요가 있다. 병원의 진료권은 지역별 주민의 특정한 병원의 친화도를 산출해 설정한다. **진료권 분석은 내원하는 환자의 유형을 분석해 병원의 컨셉을 재정립할 수 있고, 향후 타겟팅을 통한 마케팅을 진행할 때 유용한 자료가 된다.** 또 진료내역(보험종류)으로 병원의 수익구조 효과를 판단할 수 있다.

[표 8-5] 지역별 외래·입원 환자 통계(단위 : 명, %)

지역/환자	외래환자수					입원환자수				
	남	여	합계	전년도	증감	남	여	합계	전년도	증감
A구	36,384	40,656	77,040	73,716	4.5	1986	2021	4,007	3,887	3.1
B구	21,361	25,186	46,547	46,415	0.3	957	1034	1,991	2,121	-6.1
C구	21,895	24,363	46,258	46,378	-0.3	1087	1228	2,315	2,266	2.2
D구	22,164	23,160	45,324	44,764	1.3	954	1015	1,969	2,036	-3.3
E구	15,982	16,665	32,647	28,801	13.4	1002	972	1,974	1,734	13.8
A시	6,140	6,232	12,372	11,792	4.9	476	380	856	810	5.7
B시	1,050	891	1,941	1,930	0.6	95	71	166	177	-6.2
C시	3,300	3,519	6,819	5,862	16.3	284	273	557	530	5.1
D시	2,293	2,120	4,413	4,397	0.4	197	142	339	341	-0.6
E시	2,250	2,100	4,350	4,376	-0.6	170	158	328	383	-14.4
A군	2,203	2,284	4,487	4,489	0.0	204	207	411	376	9.3
B군	1,959	1,862	3,821	3,423	11.6	179	159	338	253	33.6
C군	3,012	2,956	5,968	5,672	5.2	225	167	392	425	-7.8
D군	645	492	1,137	1,124	1.2	75	37	112	95	17.9
E군	3,863	3,979	7,842	7,734	1.4	306	241	547	513	6.6
F군	2,556	2,456	5,012	4,420	13.4	253	175	428	411	4.1
G군	2,456	2,243	4,699	4,582	2.6	239	168	407	391	4.1
H군	778	770	1,548	1,705	-9.2	80	61	141	142	-0.7
I군	4,045	4,561	8,606	8,365	2.9	390	373	763	738	3.4
J군	2,342	2,395	4,737	4,776	-0.8	183	117	300	344	-12.8
K군	3,505	2,863	6,368	6,308	1.0	297	228	525	524	0.2
L군	2,820	2,137	4,957	4,560	8.7	219	151	370	352	5.1
소계	163,003	173,890	336,893	325,589	3.5	9,858	9,378	19,236	18,849	2.1

1) 친화도

친화도(Relevance index)를 산출하기 위해서는 환자원조사(patient origin study)를 선행해야 하고, 이를 위해서는 일정 기간 동안의 지역의 총입원환자수를 조사해 지역단위별로 산출한다.

- 친화도 $= \dfrac{\text{지역단위 특정 병원의 총퇴원(입원)환자수}}{\text{지역단위 총퇴원(입원)환자수}} \times 100$

2) 진료권 인구

진료권 인구(service area population)는 지역단위 인구에서 지역주민의 병원에 대한 친화도를 적용해 산정한다.

- 진료권 인구 $= \Sigma$(지역단위 인구×지역주민 병원 친화도)

3) 지역별 환자 분포비

지역별 환자 분포비(commitment index)는 환자의 지역별 분포를 나타내는 지표로, 병원의 지역 의존도를 파악하는 데 유용하며 병원을 경영할 때 반드시 필요하다.

- 지역별 환자 분포비 $= \dfrac{\text{병원에서 퇴원한 특정 지역 거주 환자수}}{\text{병원의 총퇴원(입원)환자수}} \times 100$

4) 거리별 환자분포율

- 외래환자 $= \dfrac{\text{해당 거리 내 외래실환자수}}{\text{총외래실환자수}} \times 100$

- 입원환자 $= \dfrac{\text{해당 거리 내 입원실환자수}}{\text{총입원실환자수}} \times 100$

5) 소요시간별 환자분포율

- 외래환자 $= \dfrac{\text{일정한 소요시간대 외래실환자수}}{\text{총외래실환자수}} \times 100$

[표 8-6] 시도별 지역친화도와 지역환자 구성비

시도	RI(지역 친화도)	CI(지역 환자 구성비)
서울	80.26	59.59
부산	82.28	76.49
대구	85.29	67.62
인천	65.21	78.08
광주	76.56	61.95
대전	78.26	61.56
울산	73.45	82.40
경기	64.35	77.25
강원	72.25	78.78
충북	64.82	77.21
충남	52.41	77.15
전북	80.25	83.03
전남	71.29	77.05
경북	61.33	78.98
경남	75.07	81.49
제주	75.66	91.08

• RI(Relevance index : 지역친화도)는 특정(j)지역 거주 환자의 총의료이용량 중에서 이용한 의료기관의 소재지별 의료이용량을 백분율로 나타낸 지표다. 자기 지역의 친화도를 자체충족률로 표현하며, 자체충족율 외의 값으로 지역별 유출 정도를 파악할 수 있다.

$$RIji = \frac{\text{i지역 소재 의료기관을 이용한 j지역 환자의 의료이용량(Uji)}}{\text{j지역 거주 환자의 총의료이용량(Uj)}}$$

• CI(Commitmant index : 지역환자구성비)는 특정(j)지역 소재 의료기관의 총의료제공량 중에서 환자의 거주지별 의료이용량을 백분율로 나타낸 지표다. 자기 지역에 대한 지역 환자 구성비를 제외하면 다른 지역의 유입 정도를 지역별로 파악할 수 있다.

$$CIji = \frac{\text{i지역 소재 의료기관을 이용한 j지역 환자의 의료이용량(Uji)}}{\text{j지역 의료기관의 총의료제공량(Uj)}}$$

• 제시된 값은 해당 지역별 자기 지역에 대한 산출값이며 상급종합병원, 종합병원, 병원을 분석대상으로 함.
• 자료 : 2009년 건강보험과 의료급여 입원환자 자료(재분석), 한국보건산업진흥원,
의료서비스 이용 및 공급 등에 대한 의료권 설정 연구(2011)

[표 8-7] 의료권역별 지역친화도와 지역환자 구성비

연번	시도	의료권명 (대표지역)	RI (지역친화도)	CI (지역환자구성비)	연번	시도	의료권명 (대표지역)	RI (지역친화도)	CI (지역환자구성비)
1	서울	서울	80.26	59.59	48		보령시	48.31	69.41
2	부산	부산	82.28	76.49	49		아산시	25.51	57.34
3	대구	대구	85.29	67.62	50		서산시	27.44	69.60
4	인천	인천	65.21	78.08	51	충남	논산시	25.64	59.75
5	광주	광주	76.56	61.95	52		부여군	26.68	47.85
6	대전	대전	78.26	61.56	53		홍성군	44.03	48.46
7	울산	울산	73.45	82.40	54		예산군	28.17	63.19
8		수원시	61.04	45.53	55		당진군	24.10	75.16
9		성남시	55.65	39.51	56		전주시	80.45	60.08
10		의정부시	54.49	40.28	57		군산시	39.53	72.61
11		안양시	43.50	49.84	58		익산시	68.01	56.95
12		부천시	59.94	50.39	59	전북	정읍시	50.16	74.39
13		광명시	23.90	58.02	60		남원시	42.61	57.93
14		평택시	46.50	65.72	61		진안군	-	-
15		안산시	63.32	66.34	62		김제시	38.65	54.09
16		고양시	59.08	44.90	63		목포시	71.26	75.33
17		구리시	32.22	29.66	64		여수시	60.44	78.59
18		남양주시	29.57	61.12	65		순천시	60.89	56.46
19		오산시	38.92	46.95	66		광양시	24.60	81.77
20		시흥시	29.40	65.69	67	전남	고흥군	45.07	74.15
21	경기	군포시	32.63	53.84	68		화순군	53.25	33.52
22		의왕시	9.82	12.17	69		담양군	32.37	34.51
23		하남시	14.85	61.22	70		영광군	42.55	54.73
24		용인시	21.78	43.30	71		해남군	50.94	74.12
25		파주시	25.40	69.34	72		포항시	60.36	79.89
26		이천시	26.88	48.17	73		경주시	49.77	66.83
27		안성시	29.18	58.57	74		김천시	52.19	58.29
28		김포시	45.14	51.53	75		안동시	64.98	58.83
29		화성시	8.90	67.55	76		구미시	49.45	62.68
30		광주시	2.41	14.81	77	경북	영주시	29.27	58.96
31		양주시	10.64	44.85	78		영천시	44.31	33.89
32		여주군	30.27	52.89	79		상주시	36.55	56.34
33		동두천시	22.15	63.77	80		경산시	38.37	55.43
34		포천시	28.30	73.72	81		의성군	20.34	59.94
35		양평군	13.57	70.46	82		칠곡군	20.07	40.73
36		춘천시	62.93	73.02	83		창원시	69.76	75.77
37		원주시	71.41	57.98	84		진주시	73.33	57.23
38	강원	강릉시	70.20	50.45	85		통영시	44.74	73.82
39		동해시	51.54	73.65	86		사천시	46.93	58.63
40		속초시	33.36	55.98	87	경남	김해시	56.25	67.24
41		영월군	24.21	66.26	88		밀양시	48.35	70.91
42		청주시	70.24	74.99	89		거제시	50.09	83.37
43	충북	충주시	52.95	66.47	90		양산시	48.96	33.11
44		제천시	35.73	59.72	91		거창군	40.03	67.70
45		옥천군	30.95	73.83	92	제주	제주시	73.56	70.91
46	충남	천안시	55.89	45.35	93		서귀포시	34.64	84.30
47		공주시	26.10	52.76					

• 입원환자= $\frac{\text{일정한 소요시간대 입원실환자수}}{\text{총입원실환자수}} \times 100$

진료권을 분석하는 이유는 진료계획을 다시 세우고 마케팅을 계획하는 데 효과적이기 때문이다. 대개 진료권은 500m, 1km로 설정하고 주 진료권과 부 진료권으로 나눈다. 진료권 분석은 진료차트 중에 드러난 내원환자의 지역분포로써 쉽게 결정지을 수 있으며, 진료권 분석의 결정 요인에는 다음과 같은 특성이 있다.

① 주거형태, 소득수준, 도로망, 교통망, 교통수단, 하천, 터널, 건널목, 육교와 같은 장애물 요소와 지역적인 요소에 의한 진료권 형성

② 지역적인 요소에 의한 진료권 형성

③ 주위에 비슷한 과목이나 같은 과목 병원으로 인한 진료권 형성

④ 지역정서, 생활패턴, 지역친화도, 지역환자 구성비

제5절 병원 건립계획 분석

1. 병상 규모 계획

1) 진료권 분석

진료권(service area) 분석은 지역사회에서 병원이 차지하는 중요성을 파악할 수 있을 뿐만 아니라 수요측정과 지역사회 의료계획의 기초자료가 된다. 여기서 진료권이란 병원을 이용하거나 이용할 주민들의 지역적 분포를 나타내는 것으로, 일반적으로 의료기관을 중심으로 내원환자의 지역구성도(Commitment inedx)와 지역사회를 중심으로 하는 친화도(Relevance index)에 의해 규명된다.

• 지역별 구성도= $\frac{\text{특정 병원에서 퇴원한 환자 중 단위지역에 거주하는 환자수}}{\text{일정 기간 특정 병원의 퇴원환자수}}$

• 친화도 = $\frac{\text{일정 기간 단위지역의 특정 병원에서 퇴원한 환자수}}{\text{일정 기간 특정 병원의 퇴원환자수}}$

2) 진료권 분석의 필요성

① 지역사회에서 병원이 차지하는 중요성을 파악하고,

② 의료수요의 기초자료 분석하고,

③ 지역 의료계획의 기초자료를 분석한다.

3) 진료권 분석 방법

① 지역단위별 인구를 파악(소재지별 시·군이나 동·읍별)해 분석한다.

② 환자원 조사(Patient-origin study)를 전국 또는 조사지역의 각 병원에서 일정 기간에 퇴원한 환자의 주소를 조사해 1년 단위로 조사하되 계절의 변동을 고려해 표본을 추출한다.

③ 친화도(Relevance index)를 산출한다. 지역별 구성도(Commitment inedx) 구분이 필요하다.

④ 각 지역단위의 계획 병원에 대한 예상 친화도에 의해 진료권을 결정한다.

[표 8-8] 주진료권과 부진료권

의료기관 종별	주진료권	부진료권	
		일반 입원진료권	특수 입원진료권
의원/병원	반경 600m 이내 도보 20분 이내	교통 20분 이내 반경 1,000m 이내	대도시 중심부, 지방 중심도시
전문병원	반경 1,000m 이내 교통 20분 이내	위치하는 행정구역 전체	도시 주변의 소도시/농촌지역
종합병원	반경 1,000m 이내 교통 20분 이내	위치하는 대도시, 주변 소도시	행정구역 전체 지역

⑤ 진료권 인구는 다음과 같이 산출한다.

- **예상 진료권 인구=지역단위별 인구×지역단위별 친화도**

병원 내원환자의 거주지역 분포를 기준으로 크게 주 진료권과 부 진료권으로 구분할 수 있으며, 병원과 의원에 따라 진료권에는 차이를 보인다. 특수 전문병원의 진료권은 일반병원보다 넓으며 일반 진료과에 비해 안과, 성형외과, 피부과 등은 진료권 지역이 광범위하다. 통상적으로 주 진료권은 내원환자의 60% 이상을 점하는 지역을 말하며 부 진료권은 나머지 40%의 내원환자가 거주하는 지역을 말한다.

4) 의료수요 추계

의료수요의 추계는 먼저 진료권 내의 인구를 추계하고, 진료권 내의 인구에 해당 병원에 대한 친화도를 곱해 진료권내의 실제 진료대상 인구를 추계한다. 진료권 대상인구가 정해지면 의료이용률을 적용해 의료수요를 추계하는데 이때의 의료이용률은 주로 과거의 자료를 이용하거나 관련 자료를 이용한 입원율을 적용함이 일반적이며, 의료수요가 연 입원환자수로 표시됨에 따라 재원일수를 고려하게 된다. 위와 같은 방법 외에도 다음과 같이 의료요구 또는 전문가 표준방법, 의료수요 또는 경제. 인구학적 방법, 서비스 목표 방법, 인구대비 비율 등이 있다.

(1) 의료요구(health needs), 전문가 표준방법(professional standards method)

전문가의 의견이나 판단에 따라 국민에게 필요한 의료서비스의 요구를 측정하고 이를 의료자원의 구성과 생산성 등을 고려해 수요를 추계하는 방법이다.

(2) 의료수요, 경제·인구학적 방법(economic-demographic method)

실제 의료수요와 이에 영향을 미치는 경제적 변수 및 인구학적 변수등과의 관계를 분석해 기대되는 의료수요를 추계하는 방법이다.

(3) 서비스 목표 방법(service target method)

건강수준, 우선순위 및 기술·행정·재정적 여건 등을 고려해 지역주민에게 요구되는 의료서비스의 종류와 수준에 대한 목표를 설정해 의료자원의 수요를 추계하는 방법이다.

(4) 인구 대비 비율법(resources · population ratio method)

인구대 의료자원의 양을 정한 후 인구수를 곱해 의료자원의 수요를 직접 추계하는 방법이다.

5) 소요 병상수의 결정

의료수요가 추계되면 이를 일평균 입원환자수(average daily census, ADC)로 환산해 소요 병상을 일평균 입원환자수(ADC)를 근거해 추정하는데 다음과 같은 방법이 있다.

① ADC에 1.2~1.3을 곱하는 방법

② 포아송(poisson) 분포를 이용하는 방법

ADC+ $2\sqrt{ADC}$ 또는 $3\sqrt{ADC}$, 적정 병상가동률(85%) 이용

6) 병상 규모의 결정

(1) 진료권 인구 추정하는 방법

① 수식 : 지역인구×진료권 의료기관에 대한 친화도

② 인구 : 과거 자료로 추세를 분석하거나 정부의 공식자료 이용

- 지역 개발정보 조사와 파악
- 가능하면 인구학적 특성(성별 · 연령 분포 등) 감안
- 가능하면 국민건강보험 · 의료급여 대상자 등으로 구분

③ 친화도 : 과거 자료로 추세 분석

- 상황 변동(교통여건, 진료능력, 수준 등)에 따른 조정

(2) 입원수요 추정

① 수식 : 진료권 인구×입원율×재원일수

② 입원율 : 과거 자료 분석과 요인(사회·경제·인구학적) 분석, 표본가구조사

– 국민건강보험 또는 의료급여 환자의 이용률 통계자료

③ 재원일수 : 과거 자료 추세 분석, 질병 구성의 분석 예측, 의료기술 변화 예측

(3) 소요 병상수 추정

① 진료권에 다른 의료기관이 없는 경우

– 소요 병상=일평균 재원환자수(ADC)+$2\sqrt{ADC}$ 또는 $3\sqrt{ADC}$

– 일평균 재원환자수(ADC)×1.2~1.3

② 진료권에 다른 의료기관이 있는 경우

– 소요 병상수=입원의료수요÷365÷병상이용률

병상이용률 : 적정하게 기대되는 병상이용률은 병원 규모에 따라 다르나, 병상 규모가 적을수록 낮고 클수록 높다. 진료권내 의료기관의 평균 적정 병상이용률을 감안해야 하고 병상 규모에 따른 적정 병상이용률을 산출해야 한다.

7) 신설병원 병상규모 추계 사례

다음의 사례는 과거 진료실적이 있는 기존 병원의 경우가 아닌 신설 병원의 입장에서 위의 과정을 응용해 병상 규모를 추계한 사례다. 즉, 기존 병원의 경우에는 친

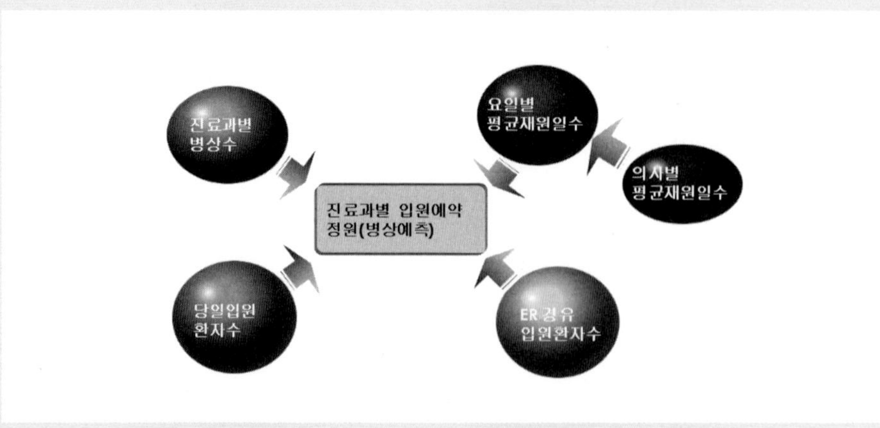

[그림 8–1] 병상 수요예측 시스템

화도와 구성도를 이용해 진료권을 설정하고 의료수요와 소요 병상수를 추계할 수 있으나 신설병원의 입장에서는 이것이 불가능한바, 다음과 같은 몇 가지 전제 조건하에서 추계한다.

① 환자 발생유형 및 입원형태는 다른 지역과 동일하다고 전제해야 한다.

② 병원의 특성화와 전문화로 진료권 내 모든 입원수요를 지역의 의료기관에서 흡수하지 못하고 전체 입원수요의 70~80%를 해소한다는 전제로 한다

③ 진료권내 입원율은 진료권내의 병원들의 평균 입원율을 기준으로 하되 인구 100명당 0.07을 적용하는 것이 통상적이다.

④ 평균 재원일수는 보건산업진흥원의 병원 경영실적을 참조해 평균 재원일수를 적용한다.

⑤ 소요 병상수의 추계는 연 입원환자수의 기준과 posson 분포기준 및 적정병상 가동률(85%)을 기준으로 한다.

2. 고가 장비 구입할 때 타당성 분석 절차

1) 의료수요의 조사

고가 의료장비를 구입한다면 이를 이용할 환자가 월평균 및 일평균 얼마가 될 것인가를 조사하는 것을 말한다. 의료수요를 조사하는 방법으로는 다음 세 가지를 들 수 있다.

첫째, 병원의 과거 진료실적을 분석해 해당 고가 의료장비가 있으면 이를 이용할 환자가 얼마나 있었는가를 역으로 추적하는 방법이다. 이 방법을 적용해 의료수요를 적용할 때 일부 의료인이 객관적인 자료나 통계를 제시하지 아니하고 주먹구식으로 그 장비를 설치만 한다면 하루에 몇 명 진단하는 것은 문제가 없다고 주장할 경우 이를 그대로받아 들어서는 절대로 안 된다는 사실이다.

둘째, 병상 규모가 비슷하고, 제공하는 의료서비스의 종류나 수준도 비슷한 고가 의료장비를 설치한 병원을 조사해 그 장비의 활용도를 조사하는 방법을 들 수 있다.

이것은 가장 쉬운 방법이지만 비슷한 병원의 자료를 구하는 것은 쉬운 일이 아니며, 또한 그 병원이 위치해 있는 지역이 다른 경우 의료이용률은 크게 다를 수가 있으므로 이와 같은 요인을 잘 감안해야 한다.

셋째, 병원이 위치해 있는 지역주민의 여러 가지 특성을 조사하고 이를 근거로 의료를 추정하는 방법이다. 이 조사에 포함해야 할 항목은 다음과 같다. 연령(15세 미만, 65세 이상, 15세~64세) 등과 같이 세분해 조사한다.

① 성별
② 주거지역 분포
③ 소득수준
④ 보험적용 여부와 그 비율(지역인구 중 보험종류별 인구비율)
⑤ 주요 질병
⑥ 취업인구와 기업체 등의 수

2) 의료수요의 결정

추정한 의료수요를 병원에서 100% 만족시킨다면 결정되는 의료수요량의 추정치와 일치한다. 그러나 병원이 있는 지역의 다른 의료기관에서 이미 일부 공급하고 있거나 공급할 예정이라면 이를 차감한 나머지가 병원의 공급 가능량이 된다. 이 경우의 공급 가능량은 현재 공급 가능량만을 의미하는 것은 아니다. 앞에서 의료수요 조사는 앞으로 몇 년간의 수요를 조사한 것이므로 공급 가능량도 앞으로 몇 년간의 공급량을 결정하게 된다. 이 경우 주의할 것은 앞으로 몇 년간 다른 의료기관에서는 해당되는 고가 의료장비를 설치하지 않을 것이라는 가정은 절대로 금물이다.

3) 현금 유입액의 계산

의료수요가 결정되면 현금의 유입액을 계산하는 것은 비교적 단순하다. 고가 의료기기에 투자하고자 할 경우의 현금의 유입액은 의료수요량, 즉 예상되는 진료건수에 건당 진료비를 곱해 산출한다.

3. 타당성 분석 사례

1) A병원의 수익성 분석

(1) 기본 가정

① 월평균 건수와 수입액은 분석 대상 기간 중 변동이 없다고 가정한다.

② 내용연수는 세법에 규정한 내용연수(5년)을 준용하지 아니하고 현실적인 사용 연수를 기준으로 6년으로 정한다. 단, 7년 후에는 잔존가치가 없는 것으로 본다.

③ 감가상각비는 정액법에 따라 계산한다.

④ 전기료는 월평균 1,500천원으로 가정한다.

⑤ 의료장비에 부과될 제반 간접비는 감가상각비를 제외한 나머지 비용의 25%로 가정한다.

⑥ 취득원가 472백만원, 월평균 수입액 24,114천원, 1건당 평균 수입액 145천원, 월평균 촬영건수 160건으로 가정한다.

(2) 연도별 손익계산서

손익계산을 위한 계산 근거는 다음과 같다.

① 의료수익 : 월평균 수익 24,114천원×12월=289,368천원

② 재료비 : 건당 평균 20천원×160건×12월=38,400천원

③ 인건비 : 월간 급여 2,000천원×12월 =24,000천원

④ 감가상각비 : 472,000천원/6년=78,667천원

⑤ 수리비 : 월평균 2,595천원×12월=31,140천원

⑥ 전기료 : 월평균 1,500천원×12월=18,000천원

⑦ 기타 간접비 : 감가상각비 외 금액 합계의 25%=24,639천원

⑧ 법인세 : A병원은 적자상태이므로 법인세는 없고, 연도별 이익은 74,522 천 원으로 계산한다.

(3) 현재 가치 계산에 의한 수익성 분석

현가 계산에 적용되는 이자율은 연12%로 가정했다. 이익은 0.5년 1.5년 2.5년과 같이 연도 중간에 유입되는 것으로 보았다. 이를 근거로 현재 가치 계산표를 작성하면 다음과 같다. A병원은 적자상태로 감가상각비의 법인세 효과가 없다.

[표 8-9] A병원 연도별 현금 흐름표(단위 : 백만원)

구분	0차년	1차년	2차년	3차년	4차년	5차년	6차년	합계
정상수익액	-	289	289	289	289	289	289	-
현재가치	-	273	244	218	195	174	155	1,259
경상지출액	472	136	136	136	136	136	136	-
현재가치	472	129	115	103	92	82	73	1,066

A병원은 6년간 매년 75백만원 정도의 이익이 예상될 뿐만 아니라 현금유입액의 현재 가치가 1,259백만원으로 유출액의 현재 가치 1,066백만원을 941백만원이나 초과하는 것으로 나타나 수익성은 물론 C/T 구입 결정은 옳았다고 평가할 수 있다. A병원은 이와 같이 수익성이 있는 것은 첫째, C/T를 비교적 저렴한 가격으로 도입했고, 둘째, 월간 평균 촬영건수가 160건으로 높아서 하루 평균 약 6.4건(160건÷25일)이나 된다는 점을 기인한다. 그러나 이 병원의 경우 법인세를 30%를 부담한다면 현금유출액이 늘어나 수익성은 크게 높지 않은 것으로 보인다.

2) A병원의 C/T 손익분기점

손익분기점을 산출하는 공식은 널리 알려져 있다. 이 공식으로 A병원의 손익분기점을 계산해보면 주어진 자료를 아래의 공식에 대입하면 쉽게 구할 수 있다.

• $Q = \frac{F}{(P-V)}$ 단, Q=손익분기 촬영건수, F=고정비, P=건당 진료비, V=변동비

A병원의 경우 재료비만을 변동비(V)로 보고 나머지 비용은 모두 고정비(F)로 보고 산출하면 손익분기점인 촬영건수는 1,412건으로 계산한다.

$$\bullet\ \text{손익분기 촬영건수} = \frac{176{,}446{,}000\text{원}}{145{,}000\text{원} - 20{,}000\text{원}} = 1{,}412\text{건}$$

단, F=고정비(176,446,000원), P=건당 진료비(145,000원), V=변동비(20,000원)

A병원은 월평균 160건, 연간 1,920건으로 손익분기점 촬영건수 1,412건을 초과해 이익을 창출했다고 판단할 수 있다.

4. 구입(현금)과 리스(임차)의 투자 결정

고가 의료장비를 자기 자금으로 구입할 것인가 아니면 리스로 할 것인가의 결정에 있어서 고려해야 할 항목으로는 4가지를 둘 수 있다.

① 고가 의료장비를 구입할 자기 자금이 있는가 여부이다. 만약 자기 자금이 없거나 크게 부족하다면 경제성 분석은 큰 의미가 없다. 이 경우는 리스로 구입하는 방법 밖에 없다.

② 해당 고가 의료장비의 내용 연수는 실제적인 내용연수, 즉 물리적인 내용연수와 법인세에서 정한 내용 연수로 나누어 볼 수 있다. 여기서 고려할 내용연수는 후자를 말하며, 이 내용연수의 장단에 따라 감가상각비에는 큰 차이가 있다.

③ 해당 병원의 부담세율이다. 적자인 병원의 경우 고가 의료장비를 설치해 이익이 발생하더라도 그 이익이 적자를 초과하지 않는 한 세금부담이 없다. 그러나 이익이 발생한 병원의 경우에는 고가 의료장비에 대한 감가상각비나 리스료가 세법상 비용으로 처리되어 법인세 또는 소득세 효과가 있게 된다. 법에 의해 법인세 등이 면제되거나 부과되지 않는 병원 또는 공공병원과 같이 5%라는 낮은 세율로 부과되는 병원의 경우에는 법인세 효과가 다르다.

④ 자기 자금을 보유하고 있으나 리스에 의존하는 경우에 자기 자금의 활용으로 높은 이율의 이익을 올릴 수 있는가의 여부이다. 이 문제는 판단기준이 불분명하므로 일반적으로 기회이익(opportunity profit)이라는 개념에 따라 공금리를 기회 이익률로 대입한다.

위에서 설명한 4가지 항목을 고려해 실제 사례를 살펴보자. 구입할 경우에 지불해야 할 가격이 1억 원, 법인세법상 내용 연수 5년, 리스기간 60개월, 월 리스료 의료기기 가격의 3.084%인 경우 이 고가 의료장비를 구입할 것인지, 리스할 것인지에 대한 경제성을 분석하면 아래와 같다.

[표 8-10] 현금 구입과 리스 경제성 분석(단위 : 천 원)

년	(1) 리스료 (1)	(2) 절세효과 (1)×27%−1)	(3) 순자금유출액 (1)−(2)	(4) 현가율 −2)	(5) 자금유출액 현가
0	0	-	-	1.00	0
1	37,008	9,992	27,016	0.9386	25,357
2	37,008	9,992	27,016	0.8234	22,245
3	37,008	9,992	27,016	0.7223	19,514
4	37,008	9,992	27,016	0.6336	17,117
5	37,008	9,992	27,016	0.5558	15,015
합계	185.040	49,960	135,080	-	99,248

① 세법상 과세표준이 2억원인 경우에 법인세 가중요율은 30%이다.

가) 법인세 200,000,000원×20%=16,000,000원

200,000,000원×27%=34,000,000원

=50,000,000원

나) 주민세 25.0%×0.075=1.875%

다) 종합세율 25.0%+1.875%=26.875%=약 27%

② 현가율은 연 14% 이자율을 기준으로 할 때의 할인율을 말하나, 리스료를 매월 지불해야 하니 다음 공식에 대입하는 n은 첫 해에는 0.5, 둘째 해에는 1.5가 된다.

- P=1÷(10.14)n

③ 감가상각율은 정율법에 의한 0.369로 한다.

위 표에서 나타난 바와 같이 리스의 경우 리스료가 법인세법상 이용으로 처리되어 리스료 지출액은 모두 185,040천원으로 법인세법 효과를 감안하면 순지출액은 135,080천원으로 줄어든다. 이 순지출액에 연도별로 중간 시점의 현가율(은행대출금리율－연 14%로 할인하는 것으로 가정)을 곱하면 현재 가치는 99,248천원이다.

현금으로 구입할 때는 감가상각비가 법인세법상 비용으로 처리되어 이를 현가율로 할인해 구입자금 1억원에서 차감하면 현재가치는 80,143천원으로 계산한다. 따라서 이 병원과 같이 이익이 나고 있으며, 27% 정도의 법인세가 부과되는 병원인 경우에는 현금으로 구입하는 것이 더 경제적이다.

제9장 학습목표

제9장을 공부한 후 보건지표와 사망지표 및 역학지표를 산출할 수 있어야 한다.

① 보건지표를 설명할 수 있다.

② 사망지표를 산출할 수 있다.

③ 역학자료를 산출하고 이해한다.

제9장

보건 역학 통계

제1절 보건 지표의 정의와 종류

1. 보건지표의 정의

보건지표(health indicator 또는 health index)란 국가나 사회집단의 보건과 이와 관련된 분야의 수준이나 특성을 나타내는 지표라고 할 수 있다. 이러한 보건지표는 정태적 사항과 동태적 변동의 크기를 나타낸다. 세계보건기구(WHO)는 인류의 건강을 위한 제반 사항의 진척과 보건상태를 평가하기 위해 보건지표의 형태를 다음과 같이 4개 분야로 구분하고 있다.

① 보건정책 관련 지표(health policy indicator)

② 보건과 관련된 사회·경제적 지표(social and economic indicators related to health)

③ 보건의료 공급관련 지표(indicators of the provision of health care)

④ 보건상태 지표

또한 국가 간 건강수준을 비교할 수 있는 평가지표로 세계보건기구는 평균수명,

조사망률, 비례 사망지수를 3대 종합건강지표로 추천하고 있으며, 개발도상국가에서 유용한 보건지표는 다음과 같다.

① 조사망률
② 10대 사인
③ 질병군별 사망 비율
④ 영아·신생아 사망률
⑤ 출생시 기대 여명
⑥ 의사 1인당 인구
⑦ 인구 1,000명당 병상수
⑧ 병원분만 비율
⑨ 위생 상수도 공급 인구 비율

지표의 율(rate)은 단위 인구당 어떤 사상이 발생할 확률을 말하는 것으로 분모는 그 사상을 가지나 가지지 않는 모든 인구(A+B)이며, 분자는 특정 기간에 그 사상을 가진 인구(A)다.

- 율$=\frac{A}{B}\times K$ k=10, 100, 1000, 1000, ...

비(ration)는 어떤 사상이 발생한 빈도(A)에 대해 발생하지 않은 빈도(B)를 나타낸다.

- 비$=\frac{A}{B}$

2. 사망지표

1) 보통 사망률(crude death rate)

보통 사망률은 인구 1,000명당 1년간 발생한 총사망자수로 표시하는 비율로, 조사망률이라고도 한다.

- 보통 사망률 $= \dfrac{\text{1년간 총사망자수}}{\text{연앙인구}} \times 1{,}000$

2) 연령별·성별 특수 사망률(age-sex specific death rate)

특수 사망률은 소집단별 사망률을 관찰하는 데 효과적이다.

- 연령별·성별 특수 사망률 $= \dfrac{\text{특정 연령별·성별 집단의 1년간 총사망자수}}{\text{해당 집단의 연앙인구}} \times 1{,}000$

3) 영아 사망률(infant mortality rate)

주어진 기간 동안에 출생한 출생아수 1,000명에 대하여 동일기간에 발생한 1세 미만의 사망자수이다. 기간은 주로 1년 단위를 사용한다.

- 영아 사망률 $= \dfrac{\text{동일 기간 중 1세 미만의 사망자수}}{\text{연간 출생아 총 수}} \times 1{,}000$

영아 사망률은 외인성 요인들이 어느정도 관리되고 있는가에 따라 영향을 받기 때문에 국가간 의료서비스를 비교하는 지표로 가장 많이 사용된다.

4) 신생아 사망률(neonatal mortality rate)

전체 영아 사망수가 신생아 사망수에 가까워질수록 해당 지역이나 국가의 건강수준이 높다고 할 수 있다. 이는 a-index에 의해 계산한다. a-index가 1에 가까울수록 건강수준은 높다.

$$\text{a-index} = \frac{\text{어느 해의 영아 사망률}}{\text{그 해의 신생아 사망률}}$$

5) 후기 신생아 사망률(post-neonatal mortality rate)

- 후기 신생아 사망률 $= \dfrac{\text{연간 생후 28일 이후부터 1세 미만의 사망아수}}{\text{연간 총출생아수}} \times 1{,}000$

6) 사산율(fetal death rate, still-birth rate)

사산율은 어느 해의 출생아수와 사산아수를 합한 분만수 1,000에 대한 그해의 사산아수로 계산한다. 그리고 사산비(Fetal death ratio, Still birth ratio)는 총사산아수 대 총출생아수의 비를 말한다.

- $\text{사산율} = \dfrac{\text{총사산아수}}{\text{총출생아수} + \text{총사산아수}} \times 1{,}000$

- $\text{사산비} = \dfrac{\text{총사산아수}}{\text{총출생아수}} \times 1{,}000$

7) 주산기 사망률(perinatal mortality rate)

주어진 기간의 총 출생아 수(태아사망 포함)에 대한 동일기간의 태아 사망자 수와 생후 1주일 이내의 신생아 사망자 수를 분자로 한 비율이다. 이때 주산기간 임신 23주부터 출생 7일 후까지를 의미한다.

8) 모성사망률(maternal mortality rate)

9) 비례 사망률(proportionate mortality rate ; PMR)

비례 사망률은 어떤 해의 사망자수 중 특정 질병에 의한 사망자수의 백분율이다.

- $\text{비례 사망률} = \dfrac{\text{연간 특정 질병으로 인한 사망자수}}{\text{연간 총사망자수}} \times 100$

10) 비례 사망지수(proportional mortality indicator ; PMI)

전체 사망자 중 50세 이상이 차지하는 백분율이다. 비례 사망지수가 클수록 건강수준이 높다. 세계보건기구(WHO)에서는 평균 수명, 보통 사망률과 함께 비례 사망지수를 지역이나 국가 간의 건강수준을 비교하는 지표로 사용하도록 권장한다.

- $\text{비례 사망률} = \dfrac{\text{연간 50세 이상 사망자수}}{\text{연간 총사망자수}} \times 100$

11) 표준화 사망률(standardized death rate)

표준화 사망률은 보정 사망률(adjusted death rate)이라고도 한다. 보통 사망률은 편리하기는 하나 신뢰할 만한 것이 못된다. 한편 연령별 특수 사망률은 매우 상세하기 때문에 전체 인구를 다루는 데는 적당하지 않다. 따라서 표준화 사망률은 보통 사망률과 특수 사망률의 단점을 보완하고 장점을 이용하는 지표로 사용한다. 지역별로 사망률을 비교할 때 지역 간 연령별 인구구성이 다르기 때문에 비교집단의 인구구성이 비슷하게 표준화되지 않으면 지역별 사망률을 직접 비교할 수 없다.

표준화는 상이한 연령별 특수 사망률을 표준 인구에 적용하는 직접표준화법과 표준 비율(표준 인구의 연령별 사망률)을 상이한 연령별 인구에 적용하는 직접표준화법과 표준 비율(표준 인구의 연령별 사망률)을 상이한 연령별 인구에 적용하는 간접표준화법이 있다. 이 두 가지 방법은 모두 기대 사망수를 산출한 후 표준화 사망률을 계산한다.

① 직접표준화법(direct standardization method) : 비교하고자 하는 두 집단의 연령 구성별 사망률을 알고 있을 때 이를 표준 인구에 투입해 기대 사망수를 구한 후, 이들 각 연령군별 기대 사망수의 총합을 표준 인구의 총수로 나눈 다음 단위 인구를 곱하면 단위 인구당 표준화 사망률이 된다.

② 간접표준화법(indirect standardization method) : 비교하고자 하는 두 집단의 연령 구성별 특수 사망률을 모르거나 두 지역 간의 인구수의 차이가 너무 클 때, 표준 인구의 연령별 사망률을 이용해 비교집단의 인구에 투입해 기대 사망수를 구한 다음 비교하고자 하는 각 집단의 실제 사망수를 기대 사망수로 나누어 표준화 사망률을 구한다. 간접표준화 방법은 규모가 작은 집단에서 소집단별 사건률을 얻을 수 없는 경우에 유용한 방법이다.

3. 출산력 지표

출산력(fecundity)이란 한 인구의 생물학적 기능, 즉 여자가 생물학적으로 아이를 임신하는 능력(가임력)을 말하나 실제로 여자의 생물학적 능력의 출산력을 측정하기는 어렵다. 따라서 한 인구의 출산력은 발생된 출산수에 따라 출산력을 측정한다.

출산율(fertility rate)은 한 인구에서 발생한 출산수의 빈도 또는 확률로 표현한 지수다. 출산은 여러 형태의 분만, 즉 정상 출생·사산·유산을 포함하는 경우이므로 출산율은 모든 형태의 분만 인구에 대해 상대적 발생 빈도와 지수다. 출생은 분만 중에서 정상 출생만을 의미한다. 따라서 출생률(birth rate)은 인구에 대한 정상 출생의 상대적 발생 빈도다.

1) 보통 출생률(crude birth rate)

연간 출생수를 인구 1,000명당으로 나타낸 것으로 조출생률이라고도 한다. 분모의 인구는 이론적으로 그 간의 평균 인구로 해야 하나 보통은 연앙 인구, 즉 7월 1일 현재의 인구를 사용한다.

- 보통 출생률 $= \dfrac{\text{연간 총출생수}}{\text{연앙인구}} \times 1,000$

2) 일반 출산율(general fertility rate)

가임연령의 여자 인구에 대한 특수 출생률을 일반 출산율(GFR)이라고 한다. UN에서는 가임연령을 15~49세로 정했으나 미국에서는 15~44세 본다.

- 일반 출산율 $= \dfrac{\text{연간 총출생수}}{\text{가임연령기 여성수}} \times 1,000$

3) 연령별 출산율(age-specific fiertility rate)

연령별 출산율(ASFR)은 어떤 해에 특정 연령의 여자 1,000명이 출산한 출생아 수를 나타낸다.

- 연령별 출산율 $= \dfrac{\text{그 해 x세의 여자가 낳은 출생수}}{\text{어떤 해의 x세 여자 인구}} \times 1,000$

4) 합계 출산율(total fertility rate)

한 여성이 일생 아이를 몇 명이나 낳는가를 나타낸 것이다. 이는 연령별 특수 출산율 f(x)를 합해서 구한다. 이 때 연령별 출산율이 n세 간격이면 f(x)의 합계에 n을 곱해야 한다. 이 지표는 국가별 출산력 수준을 비교하는 주요 지표로 사용되고 있다.

- 합계 출산율=$n \cdot \sum_{15}^{49} f(x)$

5) 총재생산율(gross reproduction rate)

재생산력을 고찰하는 경우에는 출생아 중에서 다음 세대에 모성이 될 수 있는 여아에만 착안하면 된다는 이론에서, 총재생산율(GRR)이란 한 여성이 일생 여아를 몇 명이나 낳는가를 나타낸 것이다. 이는 15~49세 연령층 여자의 연령별 여아 출산율의 합계다.

- 총재생산율= $\sum_{15}^{49} fx(F)$　fx(F) : x세 여자의 여아 출산율

6) 순재생산율(net reproduction rate)

여자가 가임연령에 달할 때까지 생존해 있어야 비로소 세대교체가 일어날 수 있다. 그러나 도중에 사망하는 여자도 있으므로 가임기간의 각 연령에서 여아를 낳는 연령별 특수 출산율 fx(F)에 여자가 그 연령에 달할 때까지의 생존율을 곱해서 합하면 순재생산율(NRR)이 된다.

- 순재생산율= $\sum_{15}^{49} fx(F) \cdot \frac{lx(F)}{lO(F)}$　lx(F) : x세에서 여아의 생존수, lo(F) : 여아의 출생수

4. 역학 통계 지표

역학이란 질병이 발생하는 원인 규명과 질병의 관리에 관한 학문이다. 역학에서 중요한 자료 중의 하나가 상병에 관한 것이다. 지역사회의 건강상태를 파악·분석하는 데 주로 이용하는 질병통계와 역학통계 방법에 대해 간단히 알아보기로 한다.

1) 발생률(incidence rate)

어떤 질병의 발생률은 단위 인구당 일정 기간에 새로 발생한 환자수를 표시한 것으로, 이 질병에 걸릴 확률과 위험도를 측정하는 것이다. 일정 기간이란 1개월이나 1년이 될 수도 있는데 일반적으로 1년을 많이 활용한다. 특정한 기간 동안에 특정 건강문제의 감수성이 있는 집단 중에서 건강문제가 발생하는 사람수(또는 사건수)를 말한다.

$$\bullet\ 발생률 = \frac{일정\ 기간\ 특정\ 질병에\ 걸린\ 수}{일정\ 기간\ 중앙\ 인구} \times 1{,}000$$

(1) 평균 발생률

$$\bullet\ 평균\ 발생률 = \frac{관찰\ 기간\ 동안\ 위험에\ 노출된\ 인구\ 중\ 새로\ 발생한\ 환자수}{관찰기간\ 발병\ 위험에\ 노출된\ 인구수} \times 1{,}000$$

(2) 누적발생률(cumulative incidence) : 일정 기간 질병에 걸리는 사람의 비율.

$$\bullet\ 누적\ 발생률 = \frac{일정\ 기간\ 특정\ 질병에\ 걸린\ 사람수}{건강한\ 전체\ 인구수} \times 1{,}000$$

▼ 예제 : 20년간 1,000명의 산업장에서 70명에게 직업병이 100건 발생했다면 누적발생률은 '단위 인구 100명당 7명, 10건의 직업병이 발생했다'라고 한다.

(3) 발생 밀도(incidence density) : 누적 발생률의 분모에 관찰기간의 개념을 적용한 발생률이다.

$$\bullet\ 발생\ 밀도 = \frac{건강에\ 문제가\ 생긴\ 사람수나\ 사건수}{대상\ 인구집단의\ 구성원이\ 위험에\ 노출된\ 전체\ 기간} \times 1{,}000$$

2) 발병률(attack rate)

발병률은 발생률과 같은 개념으로 어떤 집단에서 위험에 노출된 사람 중에서 발병한 사람의 정도를 나타낸다. 대상 집단이 한정된 기간에 어떤 질병에 걸릴 위험이 높을 때 대상집단에 새로 발병한 환자(건수)수의 비율을 말한다.

$$\bullet \text{ 발병률} = \frac{\text{발병한 환자수}}{\text{위험에 노출된 사람수}} \times 100$$

3) 2차 발병률(secondary attack rate)

2차 발병률은 감수성자 중 이들이 감염원에 노출되었을 때 발병 확률의 개념을 지닌다. 감염성 질환에서 그 병원체의 전염력을 간접적으로 측정하는 데 유용하다. 이 비율은 감염의 확산 정도를 측정하는 데 이용하며, 모든 구성원이 접촉하는 것으로 가정할 수 있는 가정이나 교실 같은 폐쇄적인 집단에 적용한다. 이 지표는 감염성질환의 원인인 미생물의 감염력과 병원력을 측정하는 데 유용하게 사용한다.

$$\bullet \text{ 2차 발병률} = \frac{\text{환자와 접촉한 감수성자 중 발병한 환자수}}{\text{환자와 접촉한 감수성 지수}} \times 100$$

여기서 감성지수는 접촉감염지수라고도 한다. 일반적으로 급성 호흡기계 전염병은 어느 유행에 있어서든지 미감염자, 즉 감성자가 전염원에 노출되었을 때 그 중에서 발병하는 율이 대체로 일정한데 이를 감성지수라 한다.

$$\bullet \text{ 감성지수} = \frac{\text{발병자수}}{\text{감수성지수}} \times 100$$

4) 유병률(prevalence rate)

유병률은 일정한 시점이나 일정 기간 동안의 인구 중 존재하는 환자의 비율을 의미한다. 발생률은 위험에 노출된 인구 중 어떤 질병에 걸릴 확률의 개념이지만 유병률은 인구 중 존재하는 환자의 비율이다. 따라서 발생률은 이미 면역이 되었거나 앓고 있는 환자를 빼고, 발병할 가능성이 있는 인구가 분모가 되지만 유병률은 이들을 모두 포함시킨 인구가 분모가 된다.

(1) 시점 유병률(point prevalence rate)

시점 유병률은 어떤 시점의 인구 중 질병을 가진 환자의 비율이다. 어떤 시점이나 일정 기간 동안에 특정 시점이나 기간의 인구 중 존재하는 환자의 비율을 의미하고 그 당시 존재하던 인구 중 존재하던 환자의 비례적 비율 또는 비중의 개념이다. 분자는 그 시점에서 그 질병이 언제 발병했느냐에 관계없이 그 질병을 가지고 있는 모든 사람이 포함된다. 이 율은 특히 만성질환을 연구하는 데 유용하게 쓰인다.

- 시점 발병률 $= \dfrac{\text{일정한 시점에 존재하는 환자수}}{\text{일정한 시점의 인구수}} \times 1{,}000$

(2) 기간 유병률(period prevalence rate)

기간 유병률은 어떤 기간에 중앙인구 중에서 그 기간에 존재하는 특정 질병을 가진 모든 환자의 비율로 나타낸다. 따라서 분자는 이미 앓고 있던 환자수와 그 기간에 새로 발생한 환자수의 합이 된다.

- 기간 발병률 $= \dfrac{\text{일정 기간에 존재하는 환자수}}{\text{일정 기간의 중앙인구}} \times 1{,}000$

[표 9-1] 인구 동태 통계

비율/비	공 식	흔히 쓰는 곱수
조출생률	1년간 생존 출생아수 ÷중앙인구	×1,000명
일반 출산율	1년간 생존 출생아수 ÷그 해 15~44세 여자 중앙인구	×1,000명 여자수
일반 결혼율	1년간 결혼한 수 ÷그 해 15세 이상 수	×1,000명 15세 이상자
일반 이혼율	1년간 이혼한 수 ÷그 해 15세 이상 수	×1,000명 15세 이상자
부양자비	20세 미만 65세 이상 수 ÷20세~64세의 전체 인구수	×100

일반적으로 어떤 질병이 전부터 있었는지, 새로 생긴 것인가에 대한 정보가 필요하므로 특수한 경우 외에는 활용도가 적어 주로 시점유병률을 활용한다.

5) 발생률과 유병률

기간 유병률을 변동시킬 수 있는 변수는 발생률과 이환기간이다. 즉 발생이 높거나 이환기간이 길거나 발생률이 높으면서 이환기간이 길면 기간 유병률은 높아진다. 반대로 발생률이 낮거나 이환기간이 회복이나 사망으로 짧아지거나 두 변수 모두가 적어지면 유병률은 낮아진다.

- 유병률=발생률×이환기간

6) 치명률(fatality rate)

치명률은 어떤 질병에 걸린 환자 중에서 그 질병으로 인하여 사망한 비율을 나타내는 것이다. 그러나 어떤 특정한 질병에 의한 사망률(disease specific rate)은 사망한 환자가 속해 있는 전체 인구 중에서 그 질병으로 사망한 비율이 되기 때문에 주의해야 한다. 치명률은 어떤 질병이 발생해 사망할 확률로 해석하기도 하고, 그 질병의 중증도(seriousness)를 나타내기도 한다.

- $\text{치명률} = \dfrac{\text{그 질병으로 사망한 환자수}}{\text{어떤 질병의 환자수}} \times 100$

[표 9-2] 사망통계

비율/비	공 식	흔히 쓰는 곱수
조사망률	1년간 모든 사망자수 ÷그 해 중앙인구	×1,000명(인구)
연령에 따른 사망률	1년간 특정 연령집단 사망자수 ÷특정 연령집단 중앙인구	×1,000명(인구)
원인별 특수 사망률	1년간 특성 질병 사망자수 ÷그 해 중앙인구	×100,000명(인구)
모성사망률	1년간 임신, 분만, 산욕 합병증 사망자수 ÷그 해 생존 출생아수	×100,000명 (생존자수)
영아사망률	1년간 생후 1년 이내 사망자수 ÷그 해 생존 출생아수	×1,000명 (생존자수)
신생아사망률	1년간 생후 28일 이내 사망자수 ÷ 그 해 생존 출생아수	×1,000명 (생존자수)
태아사망률	1년간 임신 20주 이상 태아 사망자수 ÷그 해 태아사망자와 생존 출생아수	×1,000명 생존자수와 태아사망자 수
출생사망비	특정 집단 생존 출생자수 ÷특정 집단 사망자수	×100
질병치명비	특정 질환 사망자수 ÷특정 질환으로 사망한 사례 보고된 수	×100

제10장 학습목표

제10장을 공부한 후 데이터 시각화에 대해 알아야 한다.

① 데이터 시각화 개념에 대해서 알 수 있어야 한다.

② 데이터 시각화 방법들에 대해서 설명할 수 있어야 한다.

제10장

보건의료통계 및 데이터시각화

제1절 데이터 시각화 개요

정보와 데이터를 도표, 그래프, 지도와 같은 시각적인 요소들을 사용하여 쉽고 효과적으로 이해할 수 있게 표현하는 절차 또는 기술을 의미하며, 단순 통계치나 복잡한 표로 만들어진 데이터는 이해하기가 쉽지 않을뿐더러 이를 기초로 한 신속한 의사결정을 내리기 어렵다.

데이터 시각화(data visualization)는 데이터의 의미나 분석 결과를 사용자가 쉽게 이해할 수 있도록 다음의 방법들을 주로 사용한다.

- **시간 시각화** : 시간에 따른 데이터의 변화를 시각적으로 표현하는 방법(예: 누적 막대 그래프)
- **분포 시각화** : 데이터를 전체 관점에서 부분들의 분포로 시각적으로 표현하는 방법(예: 원 그래프)
- **관계 시각화** : 데이터 세트 간의 유사성, 상관관계를 표현하는 방법(예: 산점도, 버블 차트)
- **비교 시각화** : 여러 가지 변수를 동시에 비교하는 방법(예: 방사형 차트)
- **공간 시각화** : 지도를 활용하여 시각화하는 방법(예: 통계 주제도)

효과적인 데이터 시각화를 위해서는 시각화된 데이터로 전달하려는 메시지가 무엇인지를 명확히 결정하고 불필요한 나머지 부분들은 생략하여 단순, 명료하게 정보를 전달해야 한다. 이를 위해서는 도구의 사용법뿐만 아니라 예술적 감각, 데이터로 소통하고자 하는 사람에 대한 이해와 관심 그리고 많은 경험이 복합적으로 필요하다.

데이터 시각화는 엑셀과 같은 사용자 도구에서 실행하는 방법과 서버에서 실행하여 사용자에게 시각화 결과를 제공하는 방식이 있다.

국제 전기통신 표준화 부문 ITU-T의 권고(Recommendations) Y.3605 빅데이터 참조 아키텍처(Big data - Reference architecture)에서는 서버에서 실행하는 데이터 시각화를 빅데이터 시스템의 중요한 공통 기능 요소 중 하나로 보고 통계 그래픽, 표, 다이어그램, 차트 및 리포트 등의 다양한 시각화 기능들과 사용자 인터페이스를 통한 문서화 기능을 제공하는 기능 컴포넌트로 정의하였다.

제 2절 데이터 시각화 방법

1. 막대형 그래프(bar chart and graphs)

막대 그래프는 명목척도 및 서열 척도와 같이 범주형 데이터를 빈도와 비율의 크기를 알아보기 쉽게 막대로 나타낸 그래프이다.

2. 누적 막대 그래프

빈도의 누적되는 값은 Y축에, 개별 측정값은 X축에 표시되는 그래프이며, 전체적인 경향과 개별항목의 비중을 같이 보여줄 때 주로 사용되는 그래프이다.

3. 관리도(control chart)

이는 주로 생산 공장에서 품질 관리를 위해 사용되는 그래프로 물건 생산 공정이 안정한 상태에 있는가의 여부를 조사하기 위해 또는 생산 공정을 안정한 상태로 유지하기 위해 사용하는 그림으로 관리 한계를 나타내는 한 쌍의 선을 그어 두고 이것에 생산품의 질 또는 생산 공정의 조건 등을 나타내는 점을 찍어가며 점이 관리 한계선 안에 있고 점의 정열법에 잘못이 없으면 공정은 안정한 상태에 있으며, 관리 한계선의 밖으로 나오든가 점의 정렬법에 잘못이 나타나면 관리 이탈이며 간과할 수 없는 원인이 있었던 것을 나타내는 그래프이다.

4. 런 차트(run charts)

질적 수준을 나타내는 특성을 장기간 관찰하여 간단히 표시하는 꺽은선 그래프이다. 선 도표는 시간 간격에 따라 데이터의 경향(트렌드)을 시각화하기 위해 종종 사용되는데 이를 시계열이라고 하며, 이에 따라 선은 시간 순서에 따라 표현되기도 한다. 이러한 경우에는 실행 도표(런 차트, run chart)라고 부른다.

5. 파레도 그래프(pareto chart)

문제를 해결하기 위해 우선순위를 결정하고 성과향상을 효과적으로 파악이 가능하도록 하는 막대그래프로 문제 원인을 파악하고 여러 요인들 상호간에 어떤 영향을 주는 지를 파악하는데 사용되는 그래프이다.

예) 검사 및 촬영 지연 사유별 비율을 이 그래프로 나타낼 수 있다.

6. 히스토그램(histogram)

등간척도 및 비율척도와 같이 연속형 변수의 분포형태를 보여주는 그래프로 같은 너비로 막대로 보여주고 있고 막대그래프와 다르게 막대와 막대사이가 떨어져 있지 않고 데이터의 중앙 위치를 파악할 수 있는 그래프이다.

7. 어골도(fish bone diagram)

결과에 영향을 주는 요인들을 파악하여 문제 해결방안을 도출하게 해주는 그래프이며, 결과에 영향을 주는 원인 들을 생선 가시 모양으로 제시해 주는 그래프이다.

8. 흐름도(flow chart)

업무수행 과정을 각 단계별로 도식화하여 일이 진행되는 실제 과정을 일목요연하게 파악할 수 있도록 하고 병목현상이 발생하는 부분을 확인할 수 있고 이를 해결할 수 있도록 하는 그래프이다.

9. 스캐터 도표(scatter diagram)

두 변수간의 관계와 상호 어떻게 작용하는가를 보여주는 그래프이다.

10. 원형 차트(pie chart)

범주형 데이터를 분류항목의 비율 크기로 알아보기 쉽게 원으로 나타내는 그래프이며, 각 항목의 측정값이 차지하는 면적이 상대적 크기를 나타내는 그래프이다.

11. 산점도(scatter chart)

두 변수가 연속형일 때 상관관계를 시각적으로 보기 쉽게 알어 보기 위한 그래프이며, 점들이 위와 우측에 존재하는 경우 양의 상관관계이며, 우하향일 경우 음의 상관관계로 한 변수 값이 증가할 때 다른 변수의 값은 감소한다는 것을 알 수 있는 그래프이다.

제 3절 데이터 시각화 도구

여러 가지 종류의 프로그램을 이용하여 데이터를 시각화하여 제시할 수 있으며, 데이터 시각화 사용되고 있는 도구는 여러가지가 있으며, 데이터 시각화를 위한 기술 및 도구들을 정리하기 위해 아래와 같이 분류할 수 있다.

1. 전통적 시각화 도구

- 리포팅 : Excel, Powerpoint, Google spread sheet
- 통계 분석도구 : SAS, SPSS, MATLAB
- 엔터프라이즈 : SAP Lumira, Oracle Analytics, IBM Watson

대표적인 리포팅 툴이자, 현재까지도 데이터 시각화 및 이용을 위해 가장 많이 사용하는 Microsoft의 Excel과 Powerpoint, Google spread sheet가 있다. 통계 분석 기법을 위해 사용한 SAS, SPSS와 엔터프라이즈 DW 제품으로 많이 이용하고 있는 SAP, Oracle에도 시각화를 위한 서비스를 사용자들에게 제공하고 있다.

2. 프로그래밍 시각화 도구

- 웹 기반 : HTML, D3.js
- 통계 분석 기반 : Python dash, R shiny

프로그래밍 환경에서는 시각화 서비스를 위한 제어 및 커스터마이징이 다른 솔루션 및 플랫폼 기반의 도구들보다 뛰어나다는 핵심적인 강점이 있다. 실제로 IT 인력 및 조직이 잘 갖춰진 기업들에서는 자체 개발을 통한 BI 시각화 도구를 사용하여 있기도 하다. 웹 개발 쪽으로는 자바스크립트를 기반으로한 D3.js가 대표적이다. 또한, 통계분석을 위해 많이 애용하는 R과 Python에서는 ggplot2, matplotlib 등 다양한 시각화 라이브러리를 활용하여 차트 시각화가 가능하다. 또한, R shiny와 Python

Dash 등을 통해 BI 도구들과 같이 인터랙티브 시각화가 가능한 대시보드를 개발 및 서비스할 수 있는 기능을 제공하고 있다. 특히 딥러닝 및 인공지능 분야의 연구가 많이 활성화 되면서, 다차원 시뮬레이션 및 신경망과 관련한 시각화 및 모델링 기법도 활성화되었다.

3. 빅데이터 시각화 도구

- 솔루션 : Tableau, Power BI, QlickSense, Looker
- 플랫폼 : Google Data Studio, Apache Zeppelin
- 클라우드 : Redash, Grafana, Kibana,
- 오픈소스 : Finereport

데이터의 빅데이터화와 함께, 클라우드 및 오픈소스 등의 기술들이 활성화되면서 좀 더 '시각화'라는 기능의 효율성과 기능성 측면에 집중하여 개발된 도구들이다. 가장 대표적으로 현재 국내 BI 및 시각화 시장에서 높은 점유율을 나타내고 있는 Tableau와 Power BI를 포함한 시각화 솔루션 제품들이 있다. 또한 플랫폼을 기반으로 한 서비스를 제공하는 Google Data Studio와 Apache Spark 기반의 Zeppelin도 많이 사용되고 있다.

4. 전문 시각화 도구

- 디자인 : Adobe Photoshop, Illustrator
- 도메인 기반 시각화 도구 : GIS tool(지리정보), CAD(설계)
- 3D, VR, 모델링 시각화 도구

마지막으로 전문 시각화 도구들이다. 이는, 앞서 이야기한 '데이터' 보다는 '시각화'라는 부분에 좀 더 중점을 둔 도구들이다. 대표적으로 디자인 업무에 활용되는 Adobe사의 Photoshop과 Illustrator가 있으며, 산업 도메인에서 활용되는 지리정보

(GIS), 설계(CAD) 등을 위한 시각화 도구들이 있다. 또한, 현재 가장 주목받는 기술 영역인 3차원 시각화 및 가상현실(VR) 미치 증강현실 분야에 활용되는 다양한 시각화도구들이 등장하고 있다.

제11장 학습목표

제11장에서 학습한 기술통계를 설명할 수 있어야 한다.

① 기술통계 개념을 이해한다.

② 기술통계에서 사용되는 용의를 정의하고 설명할 수 있어야 한다.

제11장
기술 통계

제1절 기술통계

1. 기술통계

기술통계란? 연구자가 연구하고자 하는 특정 집단의 전체적인 특성을 파악하기 위하여 표본을 분석한 결과를 바탕으로 표본의 특성을 그대로 설명하는 것으로 전수조사가 불가능하기 때문에 표본을 추출하여 분석하며, 이때 추출한 표본을 전체 집단을 대표할 만한 특성을 가져야 한다.

기술통계에서 가장 많이 사용되는 분석방법은 빈도분석으로 우선적으로 응답자의 응답에 대한 값들을 표현해 연구자가 보기 쉽게 분석결과를 제시하는 것으로 추출된 표본의 대표성을 판별하기 위해 기술통계가 필요한 것으로 이때 표본에 대한 일반적인 특성을 표현하는 분석방법으로 주로 사용하게 된다. 빈도분석에서 사용할 수 있는 척도에는 명목척도, 서열척도, 등간척도, 비율척도가 있다.

2. 기술통계량

수집된 데이터를 숫자, 그래프, 표를 이용하여 시각화하여 연구 전체집단의 특성을 파악하는 방법을 사용하지만, 더욱 효과적으로 데이터를 표현하는 방법을 사용한다. 이렇게 데이터를 하나의 숫자인 대푯값으로 표현하는 것을 기술통계량이라고 한다.

1) 데이터 시각화

① 도수분포도(frequency distribution table)은 특정 연구대상 전체 집단의 형태를 파악하기 위해 수집된 자료들의 계급 또는 도수형태로 요약한 표

② 그래프는 분포를 파악하기 위한 그림으로 히스토그램, 막대, 선, 꺽은선, 파이 등으로 표현하는 것

2) 중심경향성(central tendency)과 분산도(dispersion)

① 기술통계량에서 중심경향성(central tendency)과 분산도(dispersion) 관점에서 특성을 분석하여 전체적 데이터 모양을 파악 하는 것

② 중심경향성(central tendency)이란?

자료들이 평균으로부터 밀집되어 있는지를 파악하는 대표적인 지표로 평균, 중잉값, 최빈값 등이 있음

③ 분산도(dispersion)란?

자료들이 평균에서부터 얼마나 떨어져 있는지 와 자료들의 흩어진 정도를 파악하는 대표적인 지표로 범위, 분산, 표준편차, 표준오차 등이 있음

3) 중심경향 척도

중심값이란? 주어진 자료들에 대한 분포의 중심을 나타내는 것으로 자료의 중심적인 경향이나 자료의 중심위치를 말하는 것으로 평균, 산술평균, 중앙값, 중위수, 최빈값 등이 있음.

(1) 평균(mean)

- 산술평균(arithmetic mean) : 데이터들의 합계를 데이터 개수로 나눈값

(2) 중앙값

데이터를 크기 순으로 정렬할 경우 자료의 한 가운데 또는 중간 순위에 있는 값을 말하며, 일반적으로 데이터가 개수가 홀수 개수인 경우 한가운데 값이 되며(n+1/2)되고, 짝수 개수인 경우 중앙값이 2개가 됨에 따라 한가운데 있는 2개 값을 더해 2로 나눈값을 중앙값으로 본다.

(3) 최빈값(mode)

데이터 중에서 가장 빈번하게 제시된 값을 최빈값이라고 한다

4) 분산도(variation)

자료의 흩어져 있는 정도 또는 밀접정도를 나타내는 것으로 분산도의 수치값이 작을수록 자료들이 대푯값에 밀집되어 있고 수치값이 클수록 자료들이 대푯값을 중심으로 흩어져 있다고 볼수 있다. 분산도의 대표적인 측정방법으로 범위(range), 사분위수범위(interquartile range), 분산(variance), 표준편차(standard deviation), 변동계수(coefficient of variation), 왜도(skewness), 첨도(kurotosis) 등이 있다.

(1) 범위(range)

데이터를 크기순으로 나열할 경우 가장 작은 값에서 가장 큰 값까지 거리를 범위라고 하며, 최대값-최소값 = 범위

(2) 사분위수범위(interquartile range)

전체 자료들을 오름차순으로 정렬하여 순위를 정하고 사등분한 각점에 해당하는 값을 말한다.

(3) 분산(variance)

각각의 편차를 제곱하여 이를 산술평균한 것으로 자료의 중심(평균)으로부터

자료들이 얼마만큼 흩어져 있는가를 하나의 숫자로 나타내 주는 척도로 자료의 산포도를 나타내는 방법에는 여러 가지가 있다. 그중에서 평균을 대푯값으로 사용할 때, 변량의 흩어진 정도를 나타내는 것이 산포도이며, 어떤 자료의 각 변량에서 그 자료의 평균을 뺀 값을 각 변량의 평균에 대한 편차라고 한다. 즉, (편차) = (변량) - (평균)이다. 이때, 평균보다 큰 변량의 편차는 양수이고, 평균보다 작은 변량의 편차는 음수이다.

또, 편차의 절댓값이 클수록 그 변량은 평균에서 멀리 떨어져 있고, 편차의 절댓값이 작을수록 그 변량은 평균에 가까이 있다. 그러나 편차의 합은 항상 0이므로 편차의 합으로는 자료의 산포도를 알 수 없다. 이때, 각 편차의 제곱의 합을 구하여 전체 변량의 개수로 나눈 값을 산포도로 사용하면 평균을 중심으로 각 변량이 흩어져 있는 정도를 알 수 있다. 이 산포도를 분산이라 하고, 분산의 양의 제곱근을 표준편차라고 한다.

이상을 정리하면 다음과 같다.

$$(\text{분산}) = \frac{(\text{편차})^2\text{의 총합}}{(\text{변량의 개수})} \qquad (\text{표준편차}) = \sqrt{(\text{분산})}$$

일반적으로 분산 또는 표준편차가 작다는 것은 자료가 평균 가까이 모여 있음을 의미하고, 분산 또는 표준편차가 크다는 것은 자료가 평균을 중심으로 넓게 흩어져 있음을 의미한다.

(4) 표준편차(standard deviation)

편차 점수의 집중화경향치 값을 나타내며 분산 변량값에 제급근을 씌움으로서 얻어지는 분산의 대표적인 지표이다. 자료의 측정치와 자료의 평균치와의 차이의 제곱합을 측정치수로 나눈 평균치를 분산이라고 하며, 이 분산의 제곱근을 표준편차라고 한다. 표준편차의 값이 0이면 관측값 전체가 동일하다는 것을 의미하며 표준편차가 클수록 평균에서 떨어진 값이 많이 존재하게 된다. 이에 따라 데이터의 분산정도를 알수 있다.

(5) 변동계수(coefficient of variation)

표준 편차(σ)를 산술 평균($\bar{x}$)으로 나눈 것으로 상대 표준 편차(relative standard deviation, RSD)라고도 한다. 측정단위가 서로 다른 자료를 비교하고자 할 때 쓰이며, 두 집단 이상의 흩어진 정도를 비교하기 위한 산포도이고, 범위나 분산과 같은 산포도를 계산하는 것만으로는 충분하지 않아 상대적인 산포도를 비교해야 한다. 변동 계수의 값이 클수록 상대적인 차이가 크다는 것을 의미하며, 계산식은 $CV = \sigma / \bar{x}$ 이다.

제12장 학습목표

제12장에서 학습한 추론통계를 설명할 수 있어야 한다.

① 추론통계 개념을 이해한다.

② 모집단과 표본의 차이점을 이해한다.

③ 표본추출과 관련된 용어를 설명할 수 있어야 한다.

④ 표본추출 방법의 개념과 장,단점을 설명할 수 있어야 한다.

⑤ 자료의 종류와 변수의 종류와 개념을 알 수 있어야 한다.

⑥ 변수측정 척도와 분석 방법을 알 수 있어야 한다.

⑦ 추론 통계의 분석방법 의미와 분석을 할 수 있어야 한다.

제12장

추론 통계

제1절 추론통계 개요

1. 추론 통계 정의

추론통계(inferential statistics)는 표본집단의 통계량을 토대로 모집단의 특성을 추론하는 통계 기법이다. 번역에 따라 추리통계, 추측통계라고 불리기도 하며, 추론 통계를 하기 위해서는 기술통계가 선행되어야 한다. 표본조사를 통해 표본집단의 특성을 나타내는 통계량(statistics)을 구한 다음에(기술통계), 그것을 바탕으로 모집단의 특성, 즉 모수(parameter)를 추론하기 때문이다. 주로, 추론 통계는 1) 가설 설정 ➡ 2) 데이터 수집 ➡ 3) 귀무가설의 기각 여부를 결정하는 방법으로 이루어진다. 추론통계란 모집단에서 샘플링한 표본을 가지고 모집단의 특성을 추론하고 그 결과가 신뢰성이 있는지 검정하는 것이다.

2. 추측통계 특징

① 수집한 자료를 분석하는 이론적 근거 제시

② 근거가 합당한지 평가하며,

③ 분석된 자료나 정보를 통해 미치는 특성에 대한 결론을 도출하고,

④ 불확실한 사항에 대한 예측을 하는 과정 순으로 처리한다.

3. 추론 통계에서 유의해야할 사항

첫째, 표본집단은 모집단을 대표할 수 있는지?
모집단의 일부인 표본을 보고 모집단을 추정하기 때문에 표본의 특성이 모집단을 잘 반영하고 있어야 한다.
둘째, 표본의 확률분포는 어떠한지?
어떤 분포이냐에 따라 추정을 위한 기법이 달라지기 때문에 중요하다. 다만 표본의 수가 많아질 수록 정규분포에 근사하게 된다.
셋째, 추정된 결과는 신뢰성이 있는지?
추정된 결과를 활용할 수 있는지를 결정하는 요소이기 때문에 중요하다.

4. 모집단과 표본

1) 모집단(Population)

연구자가 알아보고자 하는, 관심의 대상이 되는 전체 집단을 의미한다. 예를 들어 우리나라 전체 성인 남성의 평균 혈압을 알고 싶다면, 모집단은 우리나라의 모든 성인 남성이 된다.

2) 표본집단(Sample)

모집단에서 특정 방법(Sampling method)을 통해 선발(Sampling)된 표본의 집단을 의미하며, 위 모집단 예에서 알아보려한 우리나라 전체 성인 남성의 평균 혈압을 조사하기 위해서 모집단의 전수 조사가 힘들기 때문에 나이대 별로 모집단의 일부를 통계적으로 유의할 만큼의 표본을 선발해 조사하고 이를 통해 모집단의 특성을 추론(Inference) 하는 것이다.

제 2절 자료수집 및 척도

1. 자료수집

1) 표본추출이란?

표본이란?

연구하고자 하는 전체 집단에서 추출된 일부를 말하며, 표본이 선택하는 과정을 표본추출(표집)이라고 한다.

표본추출에서 가장 중요한 것은 표본이 모집단(전체집단)을 대표할 수 있는지의 여부이다. 표본이 모집단의 속성을 대부분 갖고 있다면, 표본의 속성에서 도출한 결과를 모집단에서도 그대로 적용할 수 있으며, 표본에서 도출한 결과를 근거로 모집단의 속성을 추측하는 것을 모집단 추론(population inference)이라고 한다.

2) 표본추출 관련 용어

(1) 모집단

연구자가 실제로 연구하고자 하는 대상의 전체집단

(2) 모수

모집단의 속성, 특징을 나타내는 통계값

모수에는 모집단의 평균, 표준편차, 상관계수 등

(3) 표본

모집단에서 특정한 추출과정을 통하여 추출된 특정 집단

(4) 통계량

표본의 속성, 특징을 나타내는 통계값

통계량에는 표본의 평균, 표준편차, 상관계수 등

3) 표본추출 방법 종류

확률 표본추출과 비확률 표본추출로 나누어진다.

(1) 확률 표본추출이란?

모집단에서 표본을 추출할 때 뽑힐 확률이 일정한 경우

(2) 비확률 표본추출이란?

모집단에서 표본을 추출할 때 뽑힐 확률이 일정하지 않은 경우

4) 표본추출 방법

(1) 확률표본추출

확률표본추출은 모집단으로부터 표본을 추출할 때 무작위로 추출해내는 방법으로 표본추출 대상자는 모집단으로부터 동일하게 추출될 확률이 일정함.

① 단순 임의추출법(Simple Random Sampling)

모집단에 있는 모든 대상이 표본으로 추출될 동일한 기회를 갖도록 표본을 추출하는 방법

예) 모집단 5천만 명에게 일련번호를 부여하고 일정하게 표본을 추출 할 경우 추출될 확률이 일정하기에 이를 단순임의추출이라고 한다.

장점	• 모집단에 대한 사전 지식 불필요 • 표본의 대표성이 높음 • 편의가 없어 표본오차 계산 용이
단점	• 모집단에 대한 정보를 활용할 수 없음 • 표본 규모가 커야 함 • 층화추출 보다 대표성이 낮음

② 계통 무작위 표본추출 (Systematic Random Sampling)

모집단에서 표본을 추출할 때 일정한 간격을 두고 표본을 추출하는 방법

예) 5,000만명을 대상으로 조사한다고 가정 시 1,000명 단위로 나누면 1번부터 1,000번까지, 두 번째는 1,001번부터 2,000번 이런 방법으로 층화를 시

켜 첫 번째 층화에서 7번이 선택되었다면 2번째 층화에서는 1,007번, 세 번째 층화에서는 2,007번 등으로 각 층에서 7번째 표본을 추출하는 방법임

장점	• 표본추출 간편- 시간과 비용 절감 • 큰 표본에서 신속, 용이 추출 • 모집단 전체에서 고르게 추출됨에 따라 대표성이 높음
단점	• 주기적 특성이 편중현상 발생 • 표본의 대표성 저해 • 층화추출보다 대표성이 낮음

③ 층화 무작위 표본추출 (Stratified Random Sampling)

모집단의 특성에 따라 몇 개의 그룹으로 구분하고, 각 그룹에서 다시 소그룹으로 층을 나누어 표본을 추출하는 방법

예1) 모집단을 성별로 구분하고 다시 연령, 학력, 경제력, 결혼유무 등으로 세부적으로 나누어 각 층에서 표본을 동수 또는 비율로 추출하는 방식으로 모집단을 일정한 기준에 따라 2개 이상의 동질적인 층으로 구분하고 각 층별로 단순무작위추출방법을 적용하는 방법이다.

예2) 학생들을 대상으로 연구를 할 경우 초, 중, 고, 대학생별로 층화시키고, 학력별로 1/4씩 일정 비율에 의해 추출하는 방법

장점	• 여러집단을 골고루 표본에 포함 • 대표성이 매우 높음 • 동질적 대상은 표본 수가 적어도 대표성이 높음 • 각 층 특성 파악 가능
단점	• 층화를 위한 정보 필요 • 복잡한 층에 시간과 비용 증가 • 모집단에 대한 지식 필요

④ 집락 표본추출 (Cluster Sampling)

군집표본추출이라고도 하며 모집단의 대상들을 직접 추출하지 않고 모집단의 대상들을 여러 개의 집락(cluster)으로 묶어서 이 집락을 표본으로 추출하여 추출된 군집내의 대상들을 조사하는 방법이다.

예) 위 연구에서 초, 중, 고, 대학생을 대상으로 하는 경우 초,중,고,대로 층화시키고 이를 행정 단위별로 나누어 광역시에서 2곳 도에서 3곳으로 나누어 표본을 추출하는 방법

장점	• 모집단의 목록이 없는 경우 • 모집단이 광범위한 경우 용이 • 집략 특성 고려 모집단 속성 추측 가능
단점	• 이질적인 소집단 분류 어려움 • 표본오차가 커질 가능성이 높음

(2) 비확률 표본추출

비 확률표본추출은 모집단의 속성을 대표할 수 있는 가능성이 낮고 모집단에 있는 어떤 대상자가 표본으로 선택될지에 대한 가능성을 알 수 없기 때문에 표본추출 오류를 산출할 수 없다. 확률표본추출에 비해 비용이 적게 들고 실행하기 쉽다는 장점이 있다. 실제로 표집을 구하기 어려운 경우에 비 확률표본추출을 사용한다.

① **편의 표본추출 (Convenience Sampling)**

가정가까이 있어 손쉽게 접근할 수 있는 사람들을 표본으로 선택하여 추출한 방법으로 조사자나 면접원이 편리한 장소와 시간에 접촉하기 편리한 대상들을 표본으로 추출하는 것

예) 성인남녀들의 브랜드 인지도 조사를 위해 특정 장소에서 지나가는 행인에게 일정 인원만큼 표본을 선정하여 조사하는 방법이다.

장점	• 조사대상을 적은 비용과 시간으로 확보 • construct 개발, 설문지 개발 후 사전조사(pretest) 등에 사용될 수 있고 • 편의표본으로부터 엄격한 분석결과를 얻지 못함 • 조사대상들의 특성에 대한 개괄적 정보를 획득할 수 있음
단점	• 표본의 모집단 대표성이 매우 낮음 • 정확한 모집단의 추론을 내리는 것은 사실상 매우 어려움이 있음

② **할당표본추출 (Quota Sampling)**

인구통계적 특성(나이, 성별, 소득수준 등), 거주지 등의 측면에서 사전에 정

해진 비율에 따라 모집단 구성원들을 할당하여 표본을 추출하는 방법

예) "간호사에 삶에 질에 관한 연구"를 수행하고자 한다고 가정하면, 표본이 200명을 대상으로 하는 경우 200명중에서 간호과장이 몇%를 차지하는지 수간호사가 몇 %정도 차지하는지 등을 고려하여 사전에 그 %만큼만 표본을 수집하는 방법이다.

장점	• 모집단의 대표성이 단순무작위 표본에 비해 높음 • 표본추출이 쉽고 빠르고 비용이 적음 • 추출한 표본이 상대적으로 모집단의 속성을 좀 더 많이 반영
단점	• 할당표본추출을 위해 모집단의 특성에 대한 사전지식 필요 • 이를 전혀 모르는 경우 할당표본추출 불가능 • 모집단 분류에 있어 분류자의 편견이 개입 • 마지막 단계에서 작위적 표본추출로 오차개입 가능성이 높음

③ 유의 표본추출

조사자가 나름의 지식과 경험에 의해 모집단을 가장 잘 대표한다고 여겨지는 표본을 주관적으로 선정하는 방법으로 조사자가 조사목적에 적합하다고 판단되는 구성원들을 표본으로 추출하는 것으로 해당분야의 전문가들의 의견이 표적모집단의 대표성을 갖는다고 가정 하에 표본을 추출하는 방법으로 판단표본추출 또는 목적표본추출이라고도 불린다.

연구목적에 따라 적절한 해당분야 전문가나 특정한 조직이나 공동체 등 상대적으로 제한된 집단들을 대상으로 연구를 시도 할 때 유용한 방법이다. 유의표본추출은 편의표본추출처럼 적은 시간 및 경제적 비용으로 표본을 추출할 수 있다는 장점이 있으나 표본의 대표성을 보장할 수 없고 표본오차 계산도 거의 불가능하다는 단점이 있다. 편의표본추출은 본 조사 연구 이전에 실시하는 사전조사나 시험조사에 주로 사용한다.

장점	• 해당분야의 전문가로 판단되어 선정된 표본이 실제로 유용한 정보를 제공할 수 있다면 판단표본추출법은 매우 유용 • 적은 시간 및 경제적 비용으로 표본을 추출할 수 있
단점	• 해유의표본이 편의표본보다 더 대표성을 가질 것이라는 것은 가정이나 기대일 뿐, 실제로 모집단의 대표성 정도는 평가할 수 없음 • 표본 대표성을 보장할 수 없고 표본오차 계산도 거의 불가능함

④ 눈덩이 표본추출

이 방법은 특정 모집단의 구성원을 모집하기가 어려울 경우에 매우 유용하게 사용할 수 있는 표본 추출방법이다. 처음에는 1명 또는 소수의 연구 대상자를 선정하고 그들에게 또 다른 1명이상의 연구 대상자를 소개 받는다. 다시 그 연구 대상자로부터 소개를 받는 방식으로 연구 참여자를 모집하는 방법이다. 이 방법은 폐쇄적 집단에서 주로 이용되는 추출방법이다.

예) 마약, 알콜 중독자 등의 경우 모집단 구성원을 구하기가 어렵기 때문에 1명을 조사 한 후 이를 소개 받은 후 소개받은 사람에게 또, 소개를 받아 눈송이가 뭉치는 것처럼 표본을 추출하는 방법이다.

장점	• 하나의 연결망을 가진 사람들의 특성을 파악하고자 할 때 적절한 표본을 추출할 수 있고, 모집단을 파악하기 곤란한 대상을 표본 추출할 수 있음
단점	• 다른 비확률표집과 같이 결과의 일반화가 어렵고, 편견이 개입될 소지가 많음

2. 자료의 종류

자료의 종류에는 크게 질적자료와 양적자료로 구분된다.

1) 질적자료

① 숫자가 아닌 구분 개념

② 명목형과 순서형 자료 구분

① 범주형 자료(categorical data)라고도 함

② 숫자로 표시할 수 없는 자료(필요에 따라 숫자로 약속하여 표기)

예) 교육수준, 환자보험유형, 경제수준 등

2) 양적자료

① 자료 자체가 숫자로 표현 가능한 자료

② 연속형과 이산형 자료 구분

① 자료 자체가 숫자로 표현되어 있음

② 숫자는 질적자료와는 달리 자료의 속성을 그대로 반영

예) 환자의 나이, 키, 몸무게, 혈압 등

3. 변수 분류

변수: 사람, 물건, 사건 등의 특성, 속성을 의미하며, 이러한 것들의 특성, 속성이 한 연속상에서 둘 이상의 값을 가지는 개념

1) 질적변수(범주형 자료)

질적자료 값을 가지는 변수로 숫자 자체가 아니라, 그 숫자에 연구자가 부여한 속성이 중요한 변수로 평균, 표준편차 점수를 산정하지 않은 변수, 사칙연산을 사용하지 못함

예) 성별, 종교

2) 양적변수(연속형 자료)

연속되는 숫자 자체가 중요한 변수로 양적자료 값을 가지는 변수, 빈도와 백분율을 산정하지 않은 변수로 평균과 표준편차가 중요한 변수

예) 시험점수, 키, 몸무게, 시력 등

-. 이산변수: 측정하여 숫자로 표현되는 변수

예) 내원 환자수, 병상수

-. 연속변수: 측정을 통해 어떤 숫자 값을 취할 수 있는 변수

예) 맥박수, 혈압, 검사결과 수치

3) 5점 척도, 7점 척도 등 척도형 문항의 경우는 질적변수, 양적변수 모두를 사용 가능함.

각각의 보기의 빈도와 백분율을 보는 질적변수, 각 보기의 점수를 부여하고 평균을 보는 양적 변수

4) 독립변수(independent variable)

연구자가 의도적으로 변화시키는 변수로 다른변수에 영향을 받지 않는 변수로 다른 변수에 영향을 미치는 변수

5) 종속변수(dependent variable)

연구자가 독립변수의 변화에 따라 어떻게 변화하는지를 알고 싶어하는 변수를 의미하며, 독립변수에 영향을 받아서 변화하는 변수

※ 독립변수는 원인이 되고, 종속변수는 결과를 말하며, 독립변수와 종속변수의 관계를 인과관계라고 하며, 인과관계는 상관관계에 포함됨

6) 매개 변수(intervening variable)

- 직접적인 관계가 없는데, 두 변수가 간접적으로 관계를 갖는 것처럼 보이도록 하는 변수
- 독립변수와 종속변수 사이에 개입하여 두 변수를 연결하는 변수
- 매개변수는 독립변수의 결과변수인 동시에 종속변수의 원인이 되는 변수

7) 조절변수(moderating variable)

독립변수가 종속변수에 미치는 영향력의 강도, 세기, 방향을 조절하는 변수

예) 학교생활에서 집단따돌림이 자존감에 미치는 영향 (담임선생님의 지지의 조절 효과를 중심으로)

4. 변수의 측정 척도

척도란? 변수를 측정하도록 수치화한 것을 의미한다. 척도에는 크게 명목척도, 서열척도, 간격척도, 비율척도로 나누어진다.

1) 명목척도(nominal scale)

단어에 임의로 숫자를 부여한 범주형 척도로 상호 배타성을 갖고 있는 척도로 두 가지 조건을 충족해야 하는데 첫째, 상호배타성, 둘째, 총만라성으로 성별에서 남,

여 등으로 숫자의 의미는 '같다'와 '다르다'의 관계만 성립하고 빈도와 퍼센트만을 계산하고 평균은 의미가 없는 척도

2) 서열척도(ordinal scale)

측정대상을 순위화 또는 서열한 척도로 명목척도 속성에 순서적 의미가 부가된 척도로 빈도, 퍼센트, 중앙치 등 다양한 통계량에 이용되는 척도로 부등호 기호가 가능한 척도

예) 당신이 선호하는 자동차 회사는? 1) 1순위: 2) 2순위: 3) 3순위:

3) 등간척도(interval scale)

척도 간의 값이 동일한 간격을 갖는 척도로 절대적 원점(zero) 값이 존재하지 않은 척도로 측정값이 '0,이더라도 아무것도없다는 뜻이 아니며, +,-가 가능한 척도이다.

가장 많이 사용되는 척도로 리컷트 척도임.

4) 비율척도(ratio scale)

척도 수가 등간이고 절대 원점(zero)를 가지고 있는 척도이며, 채중,신장, 혈압 등이 있으며, 모든 산술적인 계산이 가능하며, 두 측정값의 비가 의미가 있는 값이다.

-. 질적척도 : 명목, 서열척도,

-. 양적척도 : 등간, 비율척도

변수 형태에 따른 통계분석기법

독립변수 (영향을 주는 변수)	종속변수 (영향을 받는 변수)	통계분석기법
질적변수 (범주형 자료)	–	**빈도분석** 성별분포, 학년분포 등
	질적변수	**교차분석** 학년별 성별분포
	양적변수	**독립표본 t-검정**(독립변수가 2집단:성별) **분산분석** (독립변수가 3집단 이상:학년)
양적변수 (연속형 자료)	–	**기술통계** 국어점수 평균, 표준편차 등
	질적변수	**로지스틱 회귀분석**
	양적변수	**대응표본 t-검정** 사전-사후, 수업 효과성 분석 **상관분석** (변수 간 인과관계 없음) **회귀분석** (변수 간 인과관계 있음)

5. 확률과 확률분포

1) 확률과 확률변수

(1) 확률의 정의

확률이란? 어떤 사건이 일어날 가능성확률이라고 하며, 이 값이 크면 사건이 일어날 가능성이 높고, 이 값이 작으면 일어날 가능성이 낮다는 것을 의미한다.

(2) 확률변수란?

실험에서 나올 수 있는 모든 결과를 대표하는 변수이고, 일정한 확률을 가지고 발생하는 사상에 여러 가지 값이 부여되는 변수를 의미하며, 이 변수가 취하는 값들은 실험결과를 특징지을 수 있는 수치로 실험결과의 수치를 부여하여 정의된 변수를 말한다.

(3) 확률분포의 정의

확률분포(probability distribution)은 확률변수가 특정한 값을 가질 확률을 나타내는 함수를 의미한다. 즉, 표본공간의 모든 결과들이 발생할 확률에 대한 분포를 말하며, 이산확률분포와 연속확률분포가 있다.

(가) 이산확률 분포(discrete probability distribution)

이산확률변수는 취할 수 있는 값이 유한하거나 셀수 있는 변수로 이산확률변수의 확률분포를 이산확률분포 라고 한다. 이산확률분포에는 이항분포(binomial distribution), 포아송분포(poisson distribution) 등이 사용된다. 이항분포란? 2개의 사상만 가지고 있는 실험을 여러번 반복했을 때 이용하며, 포아송분포는 일정한 시간, 구간 내에 이루어지는 사건의 확률값을 알아 볼 때 사용된다.

(나) 연속확률분포

범위 내에서 연속적인 값을 가질수 있는 확률변수를 연속확률변수(continuous random variable)라고 하며, 혈압, 온도와 같이 연속적인 실수 값을 갖는 변수를 말한다.

2) 정규분포(normal distribution)

통계분석 시 모집단의 정규분포를 정규분포라고 가정하에 통계분석을 하기 때문에 정규분포는 통계 이론에서 매우 중요한 확률분포이다.정규분포란? -∞, +∞ 사이의 모든 실수를 확률값 갖는 분포로 좌우 대칭의 종모양이며, 평균 근처에서 확률변수 값이 나타날 확률이 높고, 평균에서 멀어질수록 그 확률이 점차 감소한느 종 모양의 분포이며, 정규분포 모양은 평균과 분산에 의해 결정된다.

3) 추정

추론통계 목적은 표본에서 얻어진 정보를 토대로 모집단의 모수에 대해 예측하는 것으로 모수를 예측하는 방법에는 통계적 추정과 가설검정이 있다.
통계적 추정이란? 모수 값이 얼마인가를 표본을 이용하여 구하는 것이고, 모수에 대한 특정가설을 세워서 표본에서 계산된 통계량을 기초로 모수가 특정 값과 일치하는지 가설의 채택여부를 결정하는 것이다. 표본을 추출 한 후 표본평균, 표본분산을 계산하고 이를 토대로 모집단 평균과 분산을 추정하는 것으로 추정 방법에는 점 추정과 구간추정이 있다.

(1) 점 추정(point estimation)

모수에 가장 가깝다고 생각되는 하나의 값으로 모수를 추정하는 것이다.

(2) 구간추정(interval estimation)

모수의 참값이 포함되는 값을 구간으로 나타내는 것을 의미하며, 신뢰구간을 이용하여 모수를 추정하는 방법이다.

4) 가설 검정

모수의 특성을 무엇이다고 진술하고, 그 진술의 진위를 판단한 것으로 모수의 특성의 가설을 받아들일 기각할지를 검증하는 것을 말하며, 가설의 종류에는 귀무가설과 대립가설이 있다.

(1) 귀무가설(null hypothesis)

연구자의 주장과 반대되는 가설로, 실제로 연구에서 검증된 가설을 말하며, 귀무가설은 연구 대상 간에 '차이가 없다', 또는 '관련성이 없다'로 표현한다.

(2) 대립가설(alternative hypothesis)

귀무가설에 반대하는 가설로 연구자자가 연구하는 주장하는 내용의 가설이라고 할 수 있다. 이는 자료 증거를 기반으로 입증하고자 하는 가설로 두 변수간에 값의 차이가 있다는 것을 의미한다.

(3) 가설검정의 종류

선행연구를 기초로 정확히 제시된 대립가설을 제시할 수 있는 경우 단측검정을 시행하고, 선행연구 결과가 명확하지 못한 경우, 또는 귀무가설에서 설정한 평균값과 비교할 모집단의 평균값을 알지 못하는 경우는 양측검정을 사용한다.

① 단측검정(one tailed test)

기각 영역을 한쪽에 설정하고 가설을 검정하는 것으로 우측과 좌측검정 2가지가 있다.

② 양측검정(two tailed test)

기각 영역을 양쪽에 설정하고 가설을 검정하는 것을 의미하며, 대부분 연구에서 양측검정의 방법으로 검정한다.

(4) 가설검정 단계

1단계. 귀무가설 H0 와 대립가설 H1의 설정

2단계. 검정 통계 방법 설정 및 유의수준 α와 기각치 결정

3단계. 검정 통계량 계산

4단계. 검정 통계량에 해당하는 p-값과 유의수준 α의 비교

5단계. 통계적 의사결정 순으로 가설을 검증한다.

(5) 통계적 유의성

검정통계량으로부터 계산된 확률 p-값이 유의수준 α 보다 작은 경우 통계적으로 유의하다고 판단하며, 유의수준 α는 .01, 0.05, 0.01 등의 가ㅂt을 많아 사용하고 있으며. 유의수준이 5%에서 p-값 〈0.005일 경우 귀무가설은 기각되며, 통계적으로 유의하다라고 해석하고, p-값 ≥0.005일 경우 귀무가설은 채택되어 통계적으로 유의하지 않다 라고 해석한다.

※ p값과 기각영의 관계

가설검정에서 p값과 유의 수준 α와는 다음과 같은 관계가 있다.

- p값 ≥ α : 귀무가설 채택

- p값 〈 α : 귀무가설 기각

p값이란 귀무가설하에서 섬정통계량의 값이 나타날 가능성을 측정하는 확률로서 귀무가설의 채택 여부를 결정하는 기준인 우의수준 α와 직접적인 관계가 있으며, 검정에서 p값이 α보다 작으면 귀무가설은 기각되고, p값이 α보다 크면 귀무가설이 채택된다.

(6) 가설검정의 오류

가설검정에서는 두가지 가설 H_0 와 H_1을 설정하고, 표본관찰을 통하여 둘 중 하나를 채택하게 된다. 이와 같이 가설 검정 단계에서 두가지 오류가 발생할 수 있다.

귀무가설 H_0이 옳은데도 불구하고 H_1을 기각하는 오류가 발생될 수 있는 오류를 1종 오류라고 하고, 귀무가설 H_0이 옳지 않은데도 불구하고 H_0을 채택하는 오류 즉, 대립가설이 옳은데도 귀무가설을 채택하는 오류를 2종 오류라고 한다.

정확한 사실 / 가설검정 결과	H_0를 채택	H_0를 기각
H_0이 사실임	옳은 설정(1-α) 신뢰수준	제1종 오류(α) 유의 수준
H_0이 사실이 아님		옳은 결정(1-β)

제 3절 통계분석

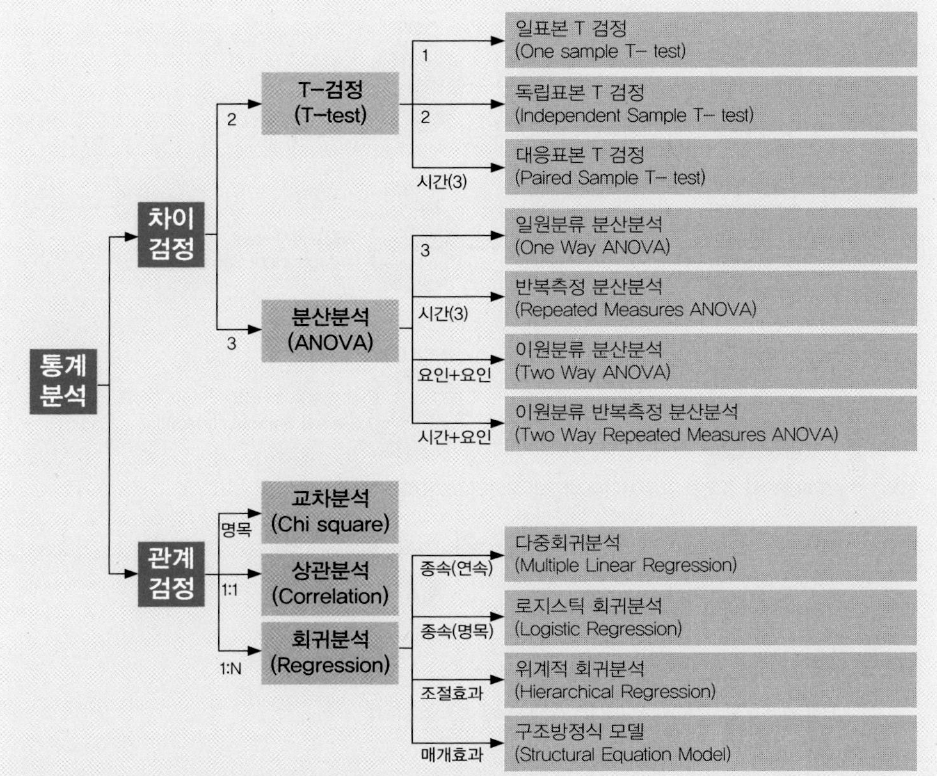

출처 : SPSS/AMOS를 활용한 간호·보건통계분석, 한나래 아카데미

[그림 12-1] 통계분석 방법

1. 두 집단의 평균 비교

1) T-검정

평균은 모집단의 특성을 가장 잘 나타내는 방법으로 실험연구의 대푯값으로 가장 많이 사용되는 것으로 평균을 비교하는 방법에는 Z-검정(Z-test), T-검정(T-test), F-검정(F-test)이 있다.

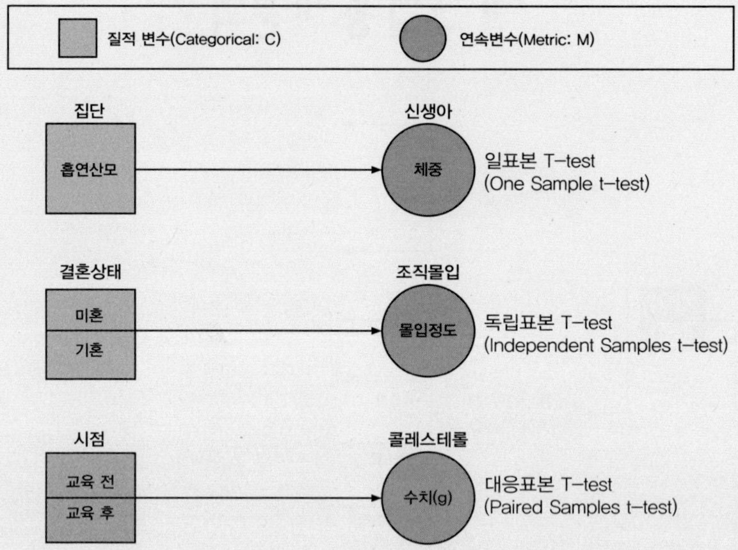

출처 : SPSS/AMOS를 활용한 간호·보건통계분석, 한나래 아카데미

[그림 12-2] T-검정

(1) Z-검정

대상자가 많을 경우(N=120 이상)에 활용하며,

(2) T-검정

집단의 수가 2개일 때 사용하여 분석하는 방법이며, 일표본 T-검정, 독립 T-검정, 대응 T-검정으로 구분할 수 있다. 일반적으로 T-검정은 독립 T-검정, 대응 T-검정을 주로 활용함에 따라 SPSS를 이용한 T-검정 방법에서 이 2가지를 중심으로 설명하고자 한다.

T-검정을 사용한 경우

① 독립된 2개의 표본의 평균값 차이 검증

② 두 집단 간의 평균이 통계적으로 유의한 차이가 있는지를 검증할 때 사용

③ 분석하고자 하는 표본이 2개의 집단일 때 사용

④ 모집단으로부터 주출된 표본수가 30개 이하인 경우 T-검정을 사용하고 표본수가 30개 이상인 경우 Z-검정과 T-검정 중 선택해서 사용

(3) F-검정

분산분석으로 3개 이상의 집단일 경우 사용하는 분석방법이다.

2, 교차분석(cross-tabs analysis)

1) 교차분석 개념

- 범주형(명목 척도, 순서 척도) 자료에서 두 변수간의 관계를 알아보기 위하여 사용함
- 적합도 검정, 독립성 검정, 동질성검정에 활용됨
- 카이제곱통계량을 활용하고, 카이 제곱 검정은 교차 분석으로 얻어진 교차 분할 표를 대상으로 유의 확률(p-value)을 적용하여 변수들 간의 독립성 및 관련성 여부 등을 검정하는 분석 방법임

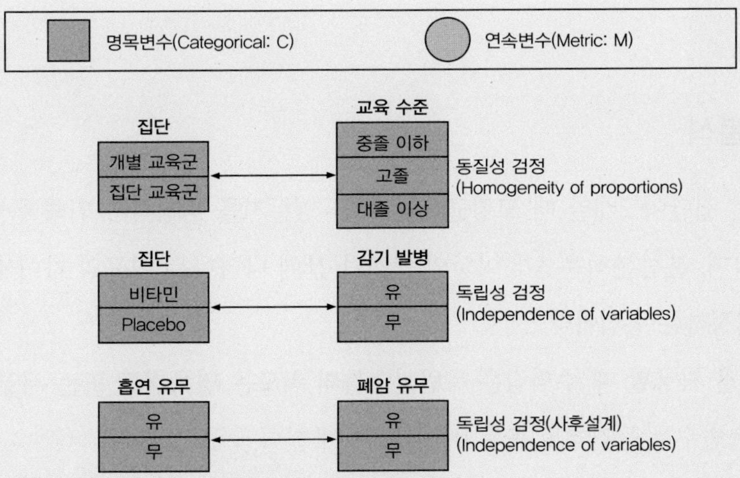

출처 : SPSS/AMOS를 활용한 간호·보건통계분석, 한나래 아카데미

[그림 12-3] 교차분석

2) 적합도 검정

- 관측도수와 범주의 기대 도수가 적합한지 확인하기 위한 검정

ex) 귀무가설 : 남자일 확률 50%, 여자일 확률 50%이다., pvalue 값이 5% 미만이면, 기각

3) 독립성 검정

- 두 변수간의 상관성이 있는지 없는지를 확인하기 위한 검정

ex) 귀무가설 : 두 변수 사이에는 연관이 없다, pvalue 값이 5% 미만이면 연관있음

4) 동질성 검정

- 모집단에서 표본을 뽑았을 때, 모집단의 분포와 표본 집단의 분포가 동질성을 갖는지 확인하기 위한 검정

ex) 모집단에서 추출한 표본과 모집단의 분포는 동질성이 있다. pvalue 값이 5% 미만이면 연관 없음

결론적으로 교차 분석은 두 집단간의 동질성을 판단하는 분석 방법으로, 기대 했던 값과의 적합도 검정, 변수들간의 적합도 검정, 모집단과 표본간의 동질성 검정에 활용된다.

3. 분산분석

독립적인 집단이 2개일 때 모평균에 차이가 있는지를 검정하기 위해 독립 T-검정을 사용하며, 분산분석은 3개 이상의 모집단 간에 나타나는 평균의 차이에 대한 유의성을 검정하는 방법이다.

분산분석을 사용할 때 주의점은 독립변수들의 척도는 명목척도 또는 서열척도여야 하고, 종속변수는 등간척도 또는 비율척도여야 한다.

분산분석의 기본적인 가정은 T-검정과 같다.

첫째, 집단 사이에 독립성이 유지되어야 한다.

둘째, 표본평균의 분포가 정규분표를 이루어져야 한다.

셋째, 집단들은 같은 분산을 가져야 한다.

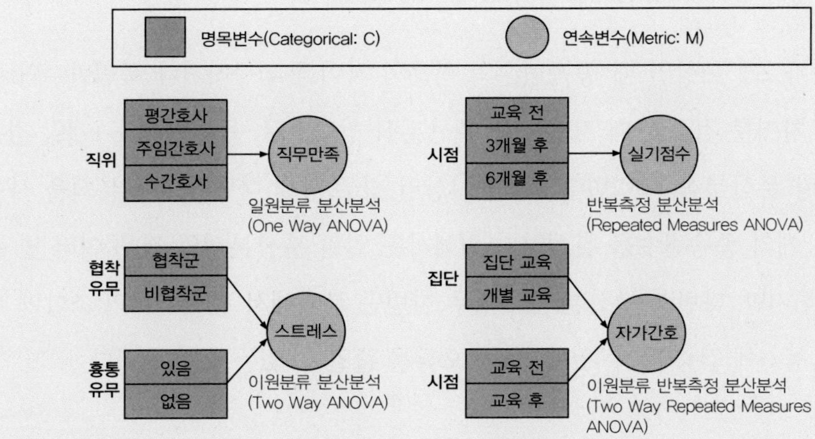

출처 : SPSS/AMOS를 활용한 간호·보건통계분석, 한나래 아카데미

[그림 12-4] 분산분석

분산분석에는 독립변수가 1개인 일원분산분석(one-way ANOVA), 독립변수 가 두개인 이원분산분석(two-way ANOVA), 독립변수가 여러 개인 다원분산분석(Multivariate ANOVA)로 나누어진다.

1) 일원 분산 분석(one-way ANOVA)

일원 분산 분석은 1개 독립변수와 1개 종속변수가 있을 때 사용되는 분석 방법이다.

구분	단변량 변수			다변량 변수
	일원분산분석	이원분산분석	공분산분석	다변량 분산분석
독립변수	1개	2개	독립변수 1개 외상변수 1개	1개 이상
종속변수	1개			2개 이상

2) 이원 분산분석(two-way ANOVA)

독립변수가 2개이고 종속변수가 1개일 때, 잡단간 차이가 유의한지 검증하고자 하는 통계기법으로 독립변수의 범주는 명목척이어야 하고, 종속변수는 등간척도나 비율척도이어야 한다.

3) 다변량 분산분석(Multivariate analysis of variance)

종속변수가 2개 이상일 때 종속변수의 평균의 차이를 검증하거나 독립변수의 종합된 값의 차이를 검증할 때 사용되는 분산분석 방법으로, 독립변수가 1개일 경우 일원 다변량 분산분석, 독립변수가 2개 이상일 경우 다원 다변량 분산분석을 사용한다. 여러 개의 종속변수를 분석하기 위해서는 일원 분산분석의 경우 여러 번 분석하여야 하지만, 다변량 분산분석의 경우 한번만 분석해서 종속변수의 조합에 대한 효과를 동시에 검증 할 수 있어 제1종 오류를 줄일 수 있는 장점이 있다.

4. 상관분석 (Correlation analysis)

2개의 양적 변수 간의 관계를 선형적으로 파악하는 방법으로 인과관계 규명이나 예측할 때 사용하는 것이 아니라 단지 두 변수 간의 관계를 파악하는 것이다. 즉, 두 변수 간의 관계여부와 강도만 나타내는 것으로 인과간계를 나타내는 것은 아니다.

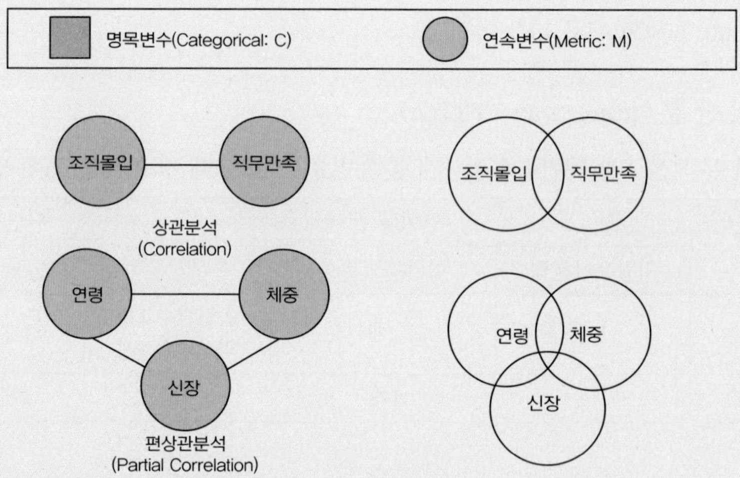

출처 : SPSS/AMOS를 활용한 간호·보건통계분석, 한나래 아카데미

[그림 12-5] 상관분석

1) 특징

- 두 변수간에 선형적인 관계를 분석한다.
- 원인과 결과가 없다.
- 상관계수를 이용하여 측정한다.
- 공분산은 두 변수 관계의 강도는 확인할 수 없으나, 상관계수는 확인가능하다.

2) 상관계수(r)

- r이 -1.0과 -0.7 사이이면, 강한 음의 상관관계
- r이 -0.7과 -0.3 사이이면, 뚜렷한 음의 상관관계
- r이 -0.3과 -0.1 사이이면, 약한 음의 상관관계
- r이 -0.1과 +0.1 사이이면, 거의 무시될 수 있는 상관관계
- r이 0이면 상관관계가 없다
- r이 +0.1과 +0.3 사이이면, 약한 양의 상관관계
- r이 +0.3과 +0.7 사이이면, 뚜렷한 양의 상관관계
- r이 +0.7과 +1.0 사이이면, 강한 양의 상관관계

3) 피어슨 상관관계(Pearson correlation coefficient)

한 변수가 다른변수와 관련성 여부 및 어느 정도의 관계인지를 파악하고자 할 때 사용되는 n분석 방법으로, 한 변수의 측정값이 변화할 때 다른 변수의 측정값이 변화량을 설명하는 것이며, 변수는 서열척도나 명목척도인 경우 스피어만(spearman)의 서열상 관계수나 켄달(kendall)의 일치도 검정을 분석해야 한다.

5. 회귀분석 (regression analysis)

1개 또는 그 이상의 독립변수와 하나의 종속변수 사의 관계를 파악하기 위한 분석방법으로 종속변수의 변화에 영향을 미치는 여러 개의 변수를 이용하여 다른 변수의 변화를 예측할 수 있는 분석방법이다.

회귀분석의 변수 척도는 독립변수, 종속변수 모두 등간척도나 비율척도이어야 하며, 독립변수가 명목척도인 경우 더미변수로 변화하여 분석하여야 한다. 회귀분석에는 독립변수의 수에 따라 단순선형 회귀분석과 다중 회귀분석 2가지 방법이 있다.

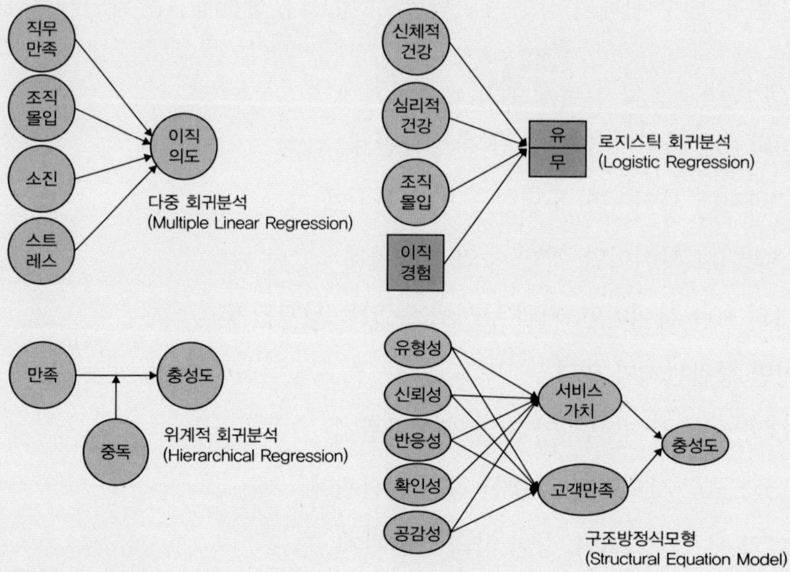

출처 : SPSS/AMOS를 활용한 간호·보건통계분석, 한나래 아카데미

[그림 12-6] 회귀분석

1) 단순 선형 회귀분석

종속변수를 예측하는데 사용할 독립변수의 수가 1개일 경우 사용하는 분석방법으로 단순 선형 회귀분석은 'Y=aX+b'와 같은 1차 함수식으로 나타낼 수 있다. 여기서 Y=종속변수, a=회귀계수, b=상수이다.

2) 다중 선형 회귀분석

다중 선형 회귀분석은 종속변수가 1개이고 독립변수가 2개 이상일 경우에 사용되는 분석방법으로, 이 분석방법의 장점으로 모형에 포함된 종속변수에 대한 원인변수들의 영향력을 검정할 때, 독립변수들 간에 복합적인 작용을 서로 통제하여 개별 변수들의 실질적인 영향을 모수로 측정할 수 있는 장점이 있다.

6. 척도와 분석방법과의 관계

예제)	독립	종속	분석방법
- 음주여부와 간암발생과의 관계	음주여부 (범주)	간암발생 (범주)	교차분석
- 운동유무에 따른 BMI 차이분석	운동유무 (범주)	BMI (연속)	t-test분석
- 근무부서에 따른 직무만족도 차이분석	근무부서 (범주)	직무만족도 (연속)	분산분석
- 행복지수와 수명과의 관계	행복지수 (연속)	수명 (연속)	(다중)회귀분석
- 흡연정도가 폐암발생에 미치는 영향	흡연정도 (연속)	폐암여부 (범주)	로지스틱회귀분석

제13장 학습목표

제13장에서 학습한 보건의료정보사 통계업무와 역할에 대해서 알 수 있어야 한다.

① 보건의료정보사 업무를 알 수 있어야 한다.

② 보건의료정보사 역할을 이해한다.

③ 보건의료정보관리사 부서 통계업무를 산출할 수 있어야 한다.

④ 보건의료정보관리사로 진료 및 경영통계를 산출할 수 있어야 한다..

제13장

보건의료정보관리사의 통계업무 및 역할

제1절 보건의료정보사

1. 보건의료정보사 법적 근거

의료기사 등에 관한 법률에 근거한 보건의료인 중 하나로 의료기관에서 환자진료 과정에서 발생한 의무기록에 관한 기록 및 정보를 유지, 관리하고 이를 확인하는 업무를 수행한다. 의무기록은 추후 의료 사고에 대처할 수 있는 중요한 법적 근거가 되기도 하기 때문에, 전문성을 갖춘 인원들, 즉 보건의료정보관리사 국가고시 면허증을 소지한 자에 한해서만 업무를 수행할 수 있도록 규정하고 있고,

의료기사 등에 관한 법률 제1조의2(정의)

2. "보건의료정보관리사"란 의료 및 보건지도 등에 관한 기록 및 정보의 분류·확인·유지·관리를 주된 업무로 하는 사람을 말한다.

의료기사 등에 관한 법률 시행령 제2조, 별표1(업무 범위)

7. 보건의료정보관리사

가. 의료기관에서의 의료 및 보건지도 등에 관한 기록 및 정보의 분류·확인·유

지·관리에 관한 다음의 구분에 따른 업무

1) 보건의료정보의 분석

2) 보건의료정보의 전사(轉寫)

3) 암 등록

4) 진료통계 관리

5) 질병·사인·의료행위의 분류

나. 그 밖에 의료기관에서의 의료 및 보건지도 등에 관한 기록 및 정보의 분류 · 확인·유지·관리에 관한 업무

2. 보건의료정보관리사의 업무

대한보건의료정보관리사 협회에서는 보건의료정보관리사 업무를 아래와 같이 제시하고 있다.

1) 의무기록의 질 관리 및 신뢰성 보장

- 의료기관 의무기록관리 정책 수립, 모니터링, 통제 및 관리
- 의무기록의 정확성 및 완전성 관리
- 의무기록의 정정관리
- 의무기록서식 및 분류·용어·약어 마스터DB 구축 및 관리
- 의무기록 전사

2) 표준기반의 정확한 질병·사인·행위 및 POA 분류

- 주·부진단 선정의 정확성 관리
- 질병·사인·의료행위·종양 및 POA 분류

3) 개인건강정보의 보호 및 이용·보존관리

- 의무기록 접근권한 관리
- 의무기록 및 의료정보의 이용 및 제공 관리
- 의무기록 및 의료정보에 대한 정보보호

4) 가치 있는 보건의료정보의 분석과 활용 지원

- 암등록·퇴원환자 분석·특정 질환별 정보 분석
- 국가단위 보건의료통계 및 질병 조사 정보 제공
- 다양한 연구 및 분석 정보 제공 및 연계

5) 보험청구·심사 및 평가 관리

- 의료기관인증평가에 따른 의무기록 및 의료정보관리
- 의료적정성 및 의료질 평가에 따라 질환별 의무기록 완전성 관리

3. 보건의료정보관리사의 역할(HIM ROLE)

대한보건의료정보관리사 협회에서는 보건의료정보관리사 역할을 아래와 같이 제시하고 있다.

1) 보건의료정보 관리자

양질의 보건의료정보가 안전하고 효율적으로 생성, 저장, 활용되도록 관리함

2) 보건의료정보 표준 전문가

보건의료정보의 컨텐츠와 기술의 국제 표준을 준수하고, 국가 보건의료정보의 신뢰성 확보 및 정보교류와 효율적 활용을 촉진함

3) 보건의료정보 분류전문가

보건의료정보의 국제 표준을 준수, 분류하여 가치있는 정보생성 및 활용에 기여함

4) 보험정보 관리자

의무기록을 근거로 정확하고 윤리적인 보험 청구 및 평가 데이터의 생성, 분석, 연계를 제공

5) 개인정보보호 관리자

보건의료정보의 전생애 주기적 관리로 인한 안전한 정보 보호 관리 체계를 구축

6) 보건의료정보 분석전문가

최신의 분석기술을 활용, 보건의료정보를 다양하게 분석, 부가가치 높은 지식과 정보 생산

7) 보건의료정보 정책자문가

국가의 미래지향적인 보건의료 정책을 세울 수 있도록 발전방향을 제시하고 협력

4. 의료정보관리의 중요성

의료기관에서 환자에게 의료서비스를 제공하고 그 기록을 작성 보관 후 환자에게 양질의 의료를 계속적으로 제공하기 위해서는 의료정보가 매우 중요한 역할을 수행한다.

(1) 의료정보(의무기록)는 환자에게 연속적이고 일관성 있는 치료를 제공하기 위한 효율적인 정보교환의 수단으로 사용

(2) 의학발전을 위한 연구 및 교육에 필요한 기본적인 자료로 이용

(3) 치료내용에 대한 법적 문제가 발생할 경우 환자, 의사 및 의료기관을 보호하는 증거자료로 사용

(4) 진료비를 산정하기 위한 근거로도 이용

(5) 사망률, 암발생률, 감염병 통계 등 보건의료통계를 위한 기초 자료, 환자에게 제공한 의료의 질을 검토하는 데 필요한 평가 자료로도 이용

5. 보건의료정보관리 부서 주요 내용

환자에게 제공되는 진료서비스와 관련한 모든 진료기록을 관리, 분석하는 역할 수행하며, 세부적 역할은 아래와 같다.

(1) 미완성 의무기록 관리

재원기간 중 발생된 환자의 진료기록을 점검하여, 빠른 시일 내에 진료내용을 누락없이 완전하고 정확하게 기록되어지도록 지원

(2) 의무기록 질병, 수술/처치 분류

의무기록 전체 내용을 검토하여 진단명에 관한 질병분류를 하고, 수술의 경우 수술 처치 및 검사 분류

(3) 암 등록 업무

암환자들의 각종 정보를 양식에 맞춰 조사하고, 암등록 업무를 통해 우리나라 암 관련 통계를 생성

(4) 진료 및 연구, 교육용 자료제공

진료기록을 정확하게 검색할 수 있도록 관리하여 진료, 연구 등 요구가 있을 때 정보 지원

(5)서식 생성 및 개정관리

진료에 필요한 서식을 생성 및 개발하며, 필요에 따라 개정 관리

(6) 진단명, 수술명 생성 및 업데이트 관리

의료진이 전산으로 사용하는 임상용어사전, 질병/수술분류 기준정보 등을 생성하고 추가 보완

(7) 이미지 서명 및 공동인증서 관리

의료진의 서명과 공동인증서를 관리하여 의무기록 작성의 책임이 있는 의료진만이 의무기록을 작성할 수 있도록 함

(8) 국가보건통계 및 조사자료의 등록 관리

국가에서 시행하는 환자조사사업, 모성사망 등 각종 국가 보건의료 통계 생성을 위한 조사자료 작성

(9) 의료정보보호 및 보안 관리(열람관리)

권한이 있는 의료진만이 의무기록을 열람할 수 있도록 하며, 열람이력을 모니터링하여 환자의 의료정보보호

(10) 의무기록 사본 발급 관리

환자본인의 동의 여부를 확인, 환자 진료내용을 사본으로 발급

(11) 의무기록 EMR 스캔관리

환자의 동의서, 타병원기록지 등 출력된 서식에 대해 스캔, 보관/관리

(12) 의무기록 정질, 정량분석

의무기록의 핵심내용을 분석하여 향후 가치있는 정보로 사용할 수 있도록 자료의 질 관리를 하며, 질병, 수술, 진료실적, QI 등의 통계자료를 산출

(13) 의료정보위원회 활동

의료정보와 관련된 사항들을 의료정보위원회를 통해 검토하고 논의하여 처리 등의 역할을 수행한다.

6. 보건의료정보관리 부서 통계업무

보건의료정보관리부서의 통계 업무는 크게 퇴원 통계 생성 및 제공, 외래 및 응급 통계의 생성 및 제공, 병원통계 생성 및 제공, 외부보고·평가용 통계 생성 및 제공의 역할을 수행한다.

1) 퇴원통계 생성 및 제공 -본 교과서 제 4 장 참고

① 퇴원환자 분석 항목 및 기준의 정의

② 퇴원분석 항목에 따라 퇴원분석 DB 생성

③ 퇴원분석 통계를 생성, 검정, 활용, 보고

④ 퇴원분석 항목 및 이력 관리

2) 외래 및 응급 통계의 생성 및 제공 - 본 교과서 제3장 참조

① 외래, 응급환자 통계 용어 정의

② 외래, 응급통계 생성, 검정, 활용, 보고

③ 외래, 응급통계 항목 및 이력관리

3) 병원통계 생성 및 제공 - 본 교과서 제 2장 참조

① 병원통계 용어 정의

② 진료실적 통계 생성, 검정, 활용, 보고

③ 병원 경영분석 지원 통계 생성, 검정, 활용, 보고

④ 병원통계를 목적에 따라 제공

⑤ 병원통계 보고와 이력 관리

4) 외부보고·평가용 통계 생성 및 제공

① 외부보고·평가용 통계 생성 및 제공

② 관련법에 따른 외부기관 조사 및 통계 생성, 검정, 활용, 보고

③ 외부보고·평가용 통계 보고 및 이력 관리

제 2절 진료 및 경영통계

1. 진료통계 월보

1) 월보자료는 전월, 전년, 전전년 월 평균을 비교하여 자료를 도출하고 보고한다.

2) 산출 통계 자료

(1) 진료과별 외래환자 관련 통계(초진, 재진, 합계, 일평균 초.재진환자수, 신환율, 구환율, 외래환자 입원률, 외래환자 구성비, 100병상당 환산 통계 등)

(2) 진료과별 입원환자 관련 통계(실, 연인원, 100병상당 재원환자 수, 일평균 재원환자수, 병상이용율 등)

(3) 진료과별 퇴원환자 관련 통계(실, 연인원, 평균재원일수, 병상회전율, 병원이용율 등)

(4) 진료과별 응급실환자 관련 통계(응급환자 입원율, 응급실 경유 입원율 등)

(5) 진료과별 수술, 마취 관련통계(수술 후 사망, 마취 종류별 등)

(6) 진료과별 사망 관련통계(조사망,순사망 등)

(7) 진료과별 협진 관련 통계

(8) 신생아, 분만(출생) 관련 통계(모성,신생아 관련 사망률 등)

(9) 중환자실 관련 통계

(10) 거주지별 과별 환자통계(외래, 입원)

(11) 주요 의료기기 관련 진료수익 관련 통계

(12) 의료수익 손익분기점 관련 통계

2. 경영실적 통계

1) 진료실적과 관련된 경영통계로 일, 월, 년별로 정형화된 통계가 산출되며, 주로 진료수익과 관련된 통계이다

2) 산출 통계 자료

(1) 진료과별, 환자종류별 외래 관련 수익통계

(2) 진료과별, 환자종류별 입원수익관련 통계

(3) 진료과별, 환자종류별 수익비 관련 통계

(4) 100병상당 외래, 입원 수익 관련 통계

(5) 외래, 입원환자 수가항목별 수익 관련 통계

(6) 외래 및 입원환자 1일당 평균진료비 관련 통계

(7) 의료미수금 관련 통계

(8) 진료과별, 환자 종류별 월 수익관련 통계

(9) 수가종목별 환자 종류별 수익관련 통계

(10) 직종별 인력 관련 통계

(11) 대차대조표 관련 통계

(12) 손익계산서 관련 통계

(13) 병원 생산성 관련 통계

(14) 수익성 경영 분석관련 통계

3. 암 등록 통계

1) 암 등록된 환자 현황을 1년 주기로 산출하고 보고한다.

2) 산출 통계 종류

(1) 암 등록 환자 현황

(2) 암 등록 원발부위별 10대 현황

(3) 치료(수술, 항암, RT 등) 및 이탈여부 현황

(4) 진료과별 암환자 이탈현황

(5) 진료과별 암 치료율(%) 및 이탈률(%)

(6) 주요 원발부위별 암 이탈 현황 등을 산출하고 있다.

보건의료정보관리사 국가고시 실전문제

※ 아래를 읽고 문제에 답하시오.

A병원의 2018년 통계연보이다. 이병원의 병상은 성인과 소아 850병상, 신생아 50병상이다.

항목	건수	항목	건수
퇴원실인원수		**사망환자**	
성인과 소아	18,260	성인과 소아	
신생아	1,365	48시간 이내	42
퇴원환자 연인원수		48시간 이후	267
성인과 소아	172,355	신생아	
신생아	6,789	48시간 이내	21
재원환자 연인원수		48시간 이후	9
성인과 소아	182,365	수술 후 9일이내 사망	8
신생아	7,235	수술 후 15일에 사망	3
외과	2,368	산과	
산과		분만	2
분만(출생아)	1,896	유산(산모)	2
유산	298	사산아	
미분만(산전)	56	중기	2
미분만(산후)	28	만기	1
수술환자	1,624	마취사망자수	6
수술건수	1,703		
수술 후 감염	9		
제왕절개	76		
마취환자수	1,624		
마취건수	1,703		
타병원 분만	5		
병원원내감염자	19		
협의진단환자수	2,985		
협의진단건수	3,125		
부검수	12		
법적문제 이송 사체	3		
다른병원 사망자 부검의뢰	2		

1. A병원의 모성사망률은?

① 0.09% ② 0.12% ③ 0.18%
④ 0.20% ⑤ 0.25%

➔ 모성사망률 : $\frac{\text{1년간 임신, 분만, 산욕에 의해 사망한 모성사망의 총 수}}{\text{기간 중 산과 퇴원환자 수(사망포함)}} \times 100$

모성사망률 : $\frac{4}{1,896+298+56+28} \times 100 = 0.18\%$

2. A병원의 조사망률은?

① 0.18% ② 0.19% ③ 0.44%
④ 1.69% ⑤ 1.73%

➔ 조사망률 : $\frac{42+267+21+9}{18,260+1,365} \times 100 = 1.73\%$

3. A병원의 순사망률은?

① 0.32% ② 1.41% ③ 1.47%
④ 2.21% ⑤ 2.36%

➔ 순사망률 : $\frac{267+9}{(18,260+1,365)-(42+21)} \times 100 = 1.41\%$

4. A병원의 신생아 사망률은?

① 0.13% ② 0.44% ③ 0.67%
④ 2.20% ⑤ 9.70%

➔ 신생아사망률 : $\frac{30}{1,365} \times 100 = 2.20\%$

5. A병원의 사산율은?

① 0.04% ② 0.16% ③ 0.22%
④ 0.73% ⑤ 9.10%

➔ 사산율 : $\frac{3}{1,896+3} \times 100 = 0.16\%$

6. A병원의 수술 후 사망률은?

① 0.05% ② 0.18% ③ 0.43%
④ 0.49% ⑤ 0.52%

➔ 수술 후 사망률 : $\frac{8}{1,624} \times 100 = 0.49\%$

7. A병원의 마취사망률은?

① 0.35% ② 0.37% ③ 0.43%
④ 0.45% ⑤ 0.58%

➔ 수술 후 마취사망률 : $\frac{6}{1,624} \times 100 = 0.37\%$

8. A병원의 수술 후 감염률은?

① 1.12% ② 1.17% ③ 1.53%
④ 1.69% ⑤ 1.85%

➔ 수술 후 사망률 : $\frac{19}{1,703} \times 100 = 1.12\%$

9. A병원의 원내감염률?

① 0.05%　② 0.10%　③ 1.12%　④ 1.17%　⑤ 1.23%

➔ 원내 감염률 : $\frac{19}{18,260+1,365} \times 100 = 0.05\%$

10. A병원의 조부검률은?

① 0.06%　② 0.74%　③ 3.54%　④ 4.13%　⑤ 5.60%

➔ 조부검률 : $\frac{12}{42+267+21+9} \times 100 = 3.54\%$

11. A병원의 순부검률은?

① 2.68%　② 3.57%　③ 4.13%　④ 4.17%　⑤ 4.76%

➔ 순부검률 : $\frac{12}{339-3} \times 100 = 3.57\%$

12. A병원의 병원 부검률은?

① 3.52%　② 3.55%　③ 4.11%　④ 4.14%　⑤ 4.92%

➔ 병원부검률 : $\frac{12+2}{339+2-3} \times 100 = 4.14\%$

13. A병원의 제왕절개율은?

① 4.00%　② 4.46%　③ 4.68%
④ 5.57%　⑤ 1.12%

➔ 제왕절개율 : $\frac{76}{1,896} \times 100 = 4.00\%$

14. A병원의 협의환자율은?

① 1.57%　② 1.67%　③ 15.21%
④ 15.92%　⑤ 16.17%

➔ 협의환자율 : $\frac{2,985}{19,625} \times 100 = 15.21\%$

15. A병원의 일평균 재원환자수는?

① 53.8명　② 490.8명　③ 514.0명
④ 621.5명　⑤ 648.4명

➔ 일평균 재원환자수 : $\frac{180,365+7,235}{365} = 514.0$명

16. A병원의 성인.소아 평균재원일수는?

① 9.1일　② 9.4일　③ 9.6일
④ 10.0일　⑤ 10.6일

➔ 성인.소아 평균재원일수 : $\frac{172,355}{18,260} = 9.4$일

17. A병원의 병상이용률은?

① 54.53% ② 55.55% ③ 57.71%
④ 58.78% ⑤ 59.12%

➔ 병상이용률 : $\frac{182{,}365+7{,}235}{900 \times 365} \times 100 = 57.71\%$

18. A병원의 신생아 병상회전율은?

① 4.38회 ② 4.66회 ③ 6.42회
④ 6.79회 ⑤ 27.3회

➔ 병상회전율 : $\frac{1{,}365}{50}$ = 27.3일

19. A병원의 병상회전기간은?

① 2.5일 ② 3.9일 ③ 13.4일
④ 16.7일 ⑤ 17.0일

➔ 병상회전기간 : $\frac{900}{19{,}625} \times 365$ = 16.7일

※ 아래를 읽고 문제에 답하시오.

A병원의 사례이다.
2018년 11월 29일 자정 시점환자 수
- 성인 및 소아 : 716명
- 신생아 : 12명
2018년 11월 29일 자정 이후 환자 현황
- 성인.소아 입원환자수 : 89명
- 신생아 출생아 12명 중 5명 입원
- 성인.소아 퇴원환자 수 : 56명
- 신생아 퇴원환자 수 : 3명
2018년 11월 29일 당일 입원했다 퇴원환자 수 : 3명
2018년 11월 29일 응급실 입원전 사망수 : 2명
DOA환자 : 2명

20. A병원의 11월 30일 시점재원환자수?

① 758명 ② 760명 ③ 761명
④ 763명 ⑤ 766명

➔ 시점재원환자수 : (716명+12명+89명+5명)-(56명+3명) = 763명

21. A병원의 11월 30일 재원환자수?

① 758명 ② 760명 ③ 761명
④ 763명 ⑤ 766명

➔ 30일 재원환자수 : (716명 +12명+89명+5명)-(56명+3명)+3명 = 766명

22. 어느 환자가 2018년 12월 16일 입원하여 2019년 2월 5일에 퇴원하였다. 이 환자의 재원일수?

① 50일 ② 51일 ③ 52일
④ 53일 ⑤ 54일

➔ 재원일수 계산 : 31일-16일+31일+5일 = 51일

23. 어느 병원의 병상운영은 다음과 같다.
3월 1일부터 3월 23일 까지 690병상으로 운영하였고, 3월 24일 부터는 4월 30일까지 740병상으로 운영하였다. 이 병원의 평균 운영 병상수?

① 690.0병상 ② 702.9병상 ③ 715.0병상
④ 721.1병상 ⑤ 740.0병상

➔ 평균 병상수 : $\frac{(23일 \times 690병상)+(38일 \times 740병상)}{31일+30일}$ = 721.1병상

24. 산욕기의 기간은?

① 분만 시까지
② 분만 후 2주 이내
③ 분만 후 4주 이내
④ 분만 후 6주 이내
⑤ 분만 후 8주 이내

25. 사산과 유산에 대한 설명으로 옳지 않은 것은?

① 사산은 수태에 의한 생물이 임신 20주 이상, 또는 태아체중 500g 이상인 상태에서 그 모태로부터 완전히 만출 또는 적출되기 전에 사망한 경우
② 유산은 생존 가능성이 없는 태아가 자궁 내에서 사망하든지 또는 만출될 때
③ 유산은 태아가 임신 20주 이전에 사망한 경우
④ 습관성 유산이란 3회 이상 계속 반복된 유산
⑤ 불완전유산이란 임신 전반기에 사망한 태아가 자궁 내에 4~8주 이상 잔류한 경우

➔ ⑤ 계류유산이며, 불완전유산(incomplete abortion) : 임신 10주 전의 유산은 태아와 태반이 모두 같이 배출되는 경우가 많으나, 그 후는 각각 배출되거나 태반이 자궁내에서 잔류한다. 그 결과 출혈이 계속되는 것을 불완전유산이라 한다.

26. 측정치가 (4, 5, 6, 10, 15, 19, 22, 26)일 때 중앙값은?

① 13 ② 15 ③ 17
④ 19 ⑤ 21

➔ 중앙값은 측정한 개수의 중앙에 위치한 값을 의미하며, 측정치 개수가 짝수일 경우는 중앙에 있는 두값을 더하여 2로 나눈값이 되며, 홀수인 경우는 측정치의 중앙에 위한 값이 중앙값이 된다.

27. 산후기(postpartum period)의 정의는?

① 분만 후 28일 이내
② 분만 후 42일 이내
③ 분만 후 365일 이내
④ 임신 22주 이상 분만 후 7일 이내
⑤ 임신 22주 이상 분만 후 28일 이내

28. '수술 후 사망'은 수술 후 며칠 안에 사망한 환자로 정의하는가?

① 7일 ② 10일 ③ 15일
④ 20일 ⑤ 30일

29. 다음의 사례에서 퇴원환자의 평균 재원일수는?

- 가동병상 수 : 500병상
- 퇴원환자 수 : 3,500명(사망 100명 포함)
- 총 재원 일수 : 42,000일
- 재원환자 연 인원수 : 49,000명

① 7일 ② 10일 ③ 12일
④ 14일 ⑤ 15일

➔ 평균 재원일수 : $\frac{42{,}000\text{일수}}{3{,}500\text{명}} = 12\text{일}$

30. 다음 병원의 순사망률은?

• 총 퇴원환자 수 : 1,400명
– 48시간 이전 사망 수 : 10명
– 48시간 이후 사망 수 : 28명
• 사산아 수 : 4명
• DOA 수 : 3명

① 0.7% ② 2.0% ③ 2.5%
④ 2.7% ⑤ 3.2%

➔ 순사망률 : $\frac{28명}{1,400명-10명} \times 100 = 2.0명$

[31－32] 다음은 A병원의 2018년 9월 진료 현황이다. 아래 각 문항에 대하여 가장 적합한 답을 고르시오.

• 가동병상 수 : 100병상
• 재원환자 연 인원수 : 2,900명
• 총 퇴원환자 수 : 400명
– 수술환자 수 : 80명
– 수술건수 : 100건
– 수술 후 감염환자 수 : 2명
– 수술 후 감염건수 : 4건
• 총 재원일수 : 3,500일

31. 2018년 9월 병상회전수는?

① 4회 ② 7회 ③ 29회
④ 35회 ⑤ 50회

➔ 병상회전수 : $\frac{400명}{100병상} = 4회$

32. 2018년 9월의 수술 후 감염률은?

① 1%　② 2%　③ 3%　④ 4%　⑤ 5%

➔ 수술 후 감염률 : $\frac{4건}{100건} \times 100 = 4\%$

[33-34] 다음은 B병원의 2018년 6월 진료 현황이다. 아래 각 문항에 대하여 가장 적합한 답을 고르시오.

• 병상수
– 일반병실 : 성인.소아용 520병상, 신생아용 30병상
– 중환자실 : 성인.소아용 20병상, 신생아용 10병상
– 분만실 : 10병상
– 수술실 : 10병상
• 총 퇴원환자 수(사망 포함) : 2,250명
– 성인.소아 : 2,100명
– 신생아 : 150명
• 퇴원환자 재원 연일수 : 18,357일
– 성인.소아 : 17,960일
– 신생아 : 397일
• 재원환자 연인원 수 : 15,900명
– 성인.소아 : 15,450명
– 신생아 : 450명

33. 2018년 6월 성인.소아의 일일평균 재원환자 수는?

① 510명　② 515명　③ 530명　④ 599명　⑤ 612명

➔ 일일평균 재원환자 수 : $\frac{15,450명}{30일} = 515명$

34. 2018년 6월 성인.소아의 병상이용률은?

① 91.4% ② 92.0% ③ 95.4%
④ 98.1% ⑤ 99.8%

➔ 병상이용율 : $\frac{15,450명}{540병상 \times 30일} \times 100 = 95.37\%$

35. 다음의 사례에서 11월 30일의 재원환자 수는?

• 11월 29일 자정 재원환자 수
– 성인.소아 : 554명
– 신생아 : 56명
• 11월 30일 현황
– 소아 입원환자 수 : 31명
– 신생아 출생 수 : 9명
– 퇴원환자 수(사망 포함 :20명

① 600명 ② 610명 ③ 620명
④ 630명 ⑤ 640명

➔ 재원환자수 : 554명+56명+31명+9명−20명 = 630명

36. 외래 초진환자 입원율의 산출식은?

① $\frac{초진환자\ 중\ 입원환자\ 수}{입원환자\ 수} \times 100$

② $\frac{초진환자\ 중\ 입원환자\ 수}{연\ 외래환자\ 수} \times 100$

③ $\frac{초진환자\ 중\ 입원환자\ 수}{초진환자\ 수} \times 100$

④ $\frac{초진환자\ 중\ 입원환자\ 수}{총\ 재원환자\ 수} \times 100$

⑤ $\frac{초진환자\ 중\ 입원환자\ 수}{재진+초진환자\ 수} \times 100$

37. 다음의 자료를 퇴원분석 테이블에 입력할 때 데이터 무결성에 위배되는 환자는?

환자번호	환자명	퇴원과	퇴원일	전화번호
00001534	김달자	EN	2018-10-28	032-111-222
00120018	정찬	OS	2018-10-28	010-111-3333
00000251	오미자	GYN	2018-10-28	010-222-3333
AA526051	나미리	GS	2018-10-10	010-333-4444
11101251	신수달	GI	2018-10-28	

퇴원분석 테이블명세서

Field Name	Data Type	Field Size	Null허용
환자번호	텍스트	8	No
환자명	텍스트	6	No
퇴원과	텍스트	2	No
퇴원일	날짜		No
전화번호	텍스트	15	Yes

① 정찬 ② 김달자 ③ 나미리
④ 신수달 ⑤ 오미자

38. 다음의 SQL문으로 알 수 있는 결과는?

```
SELECT DischgDept, Avg(LengthStay)
FROM MID_table
WHERE (DischgDate Between '2018-01-01'And
'2018-01-31')
And (P_age >=19)
GROUP BY DischgDept
```

테이블명 : MID_table

필드명	설명	데이터형식
MPI	환자번호	텍스트
P_name	환자명	텍스트
P_age	나이	숫자
DischgDept	퇴원과	텍스트
DischgDate	퇴원일	날짜
LengthStay	재원일수	숫자

① 2018년 1월의 퇴원과별 성인환자별 재원일수
② 2018년 1월의 퇴원과별 성인환자의 총 재원일수
③ 2018년 1월의 퇴원과별 성인환자의 평균 재원일수
④ 2018년 1월 1일과 2018년 1월 31일의 퇴원과별 환자 수
⑤ 2018년 1월 1일과 2018년 1월 31일의 성인 퇴원환자 명단

정 답									
1	③	2	⑤	3	②	4	④	5	②
6	④	7	②	8	①	9	①	10	③
11	②	12	④	13	①	14	③	15	③
16	②	17	③	18	⑤	19	④	20	④
21	⑤	22	②	23	④	24	④	25	⑤
26	③	27	②	28	②	29	③	30	②
31	①	32	④	33	②	34	③	35	④
36	③	37	⑤	38	③				

찾아보기

참고문헌

강동주 외, 『병원회계재무』, 도서출판 대경 2011.

강성홍 외, 『보건정보관리학』, 2001.

강창렬 외, 『원무관리, 현문사』, 2012.

강창렬 외, 『병원경영분석』, 현문사, 2004.

고응린, 『진료통계 용어의 정의와 통일』, 대한의무기록협회, 1990.

남은우, 『병원경영전략』, 고려의학, 2003.

대한병원협회, 『건강보험 요양급여비용』, 2012.

대한의무기록협회 출판부, 『보건의료통계』, 2006.

대한병원협회, 『국민건강보험법령집』, 2011.

문상식, 『병원인적자원관리』, 보문각, 2012.

보건복지부, 『보건의료기술연구개발사업 최종보고서』, 「보건의료통계용어 표준화를 위한 방안 연구」, 2004.

보건복지부, 『의료기관평가인증원, 의료기관 인증조사 기준집』, 2011.

양동현 외, 『병원경영분석』, 2008.

의료경영학회, 『병원경영개론』, 서원미디어, 2010.

원무관리연구회, 『원무관리』, 계축문화사, 2011.

이정우, 『원무관리』, 보문각, 2011.

이상재, 『병원원가분석 모델』, 현문사, 1998.

이건철, 『보건통계학』, 현문사, 2011.

이성란, 『핵심 병원통계』, 신광출판사, 2006.

안재억, 『의학·보건학 통계분석』, 한나래, 2010.

정기선, 『병원경영분석과 진단』, 정우서적, 1999.

정두채, 『병원관리』, 강의자료, 2000.

정상진, 『병원통계실무』, 2005.

한국보건의료관리연구원, 『병원경영분석지표 해설』, 1998.

한국보건산업진흥원, 『병원경영통계』, 2010.

한국보건산업진흥원, 『병원경영분석』, 2011.

한국보건산업진흥원, 『의료자원통계 핸드북』, 2012.

홍준현, 『의무기록정보관리학』, 2011.

C병원, 『중장기 발전전략 보고서』, 1996.

http ://www.moleg.go.kr. / http ://www.mw. go.kr. / http ://www.kha.or.kr. / http ://www.kostat.go.kr. / http ://www.khidi.or.kr. / http ://kosis.kr.